杏林耘耤

胡国俊　胡世云　著

学苑出版社

图书在版编目（CIP）数据

杏林耘稨/胡国俊，胡世云著. —北京：学苑出版社，2016.11
（2018.5 重印）

ISBN 978 – 7 – 5077 – 5107 – 9

Ⅰ. ①杏…　Ⅱ. ①胡…　②胡…　Ⅲ. ①中医临床 – 经验 –
中国 – 现代　Ⅳ. ①R249.7

中国版本图书馆 CIP 数据核字（2016）第 229924 号

责任编辑：黄小龙
出版发行：学苑出版社
社　　　址：北京市丰台区南方庄 2 号院 1 号楼
邮政编码：100079
网　　　址：www. book001. com
电子邮箱：xueyuanpress@ 163. com
销售电话：010 – 67601101（销售部）67603091（总编室）
印　刷　厂：北京画中画印刷有限公司
开本尺寸：890 × 1240　1/32
印　　　张：10.875
字　　　数：254 千字
版　　　次：2016 年 11 月第 1 版
印　　　次：2018 年 5 月第 2 次印刷
定　　　价：58.00 元

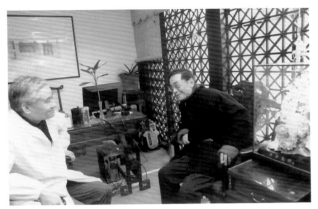

胡国俊 2013 年在合肥与国医大师陆广莘先生促膝交谈

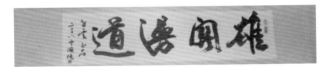

胡国俊 2006 年在广州为其子胡世云题字

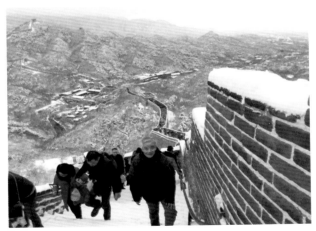

胡国俊 2015 年 11 月在北京攀登八达岭长城

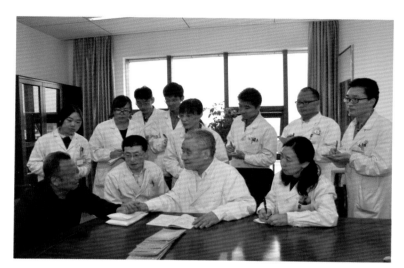

胡国俊在门诊带教

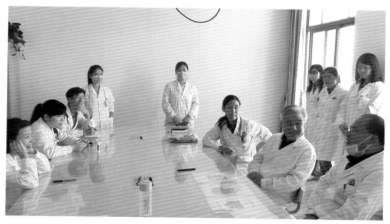

胡国俊查房后在示教室内与医生学生们互相交流病案

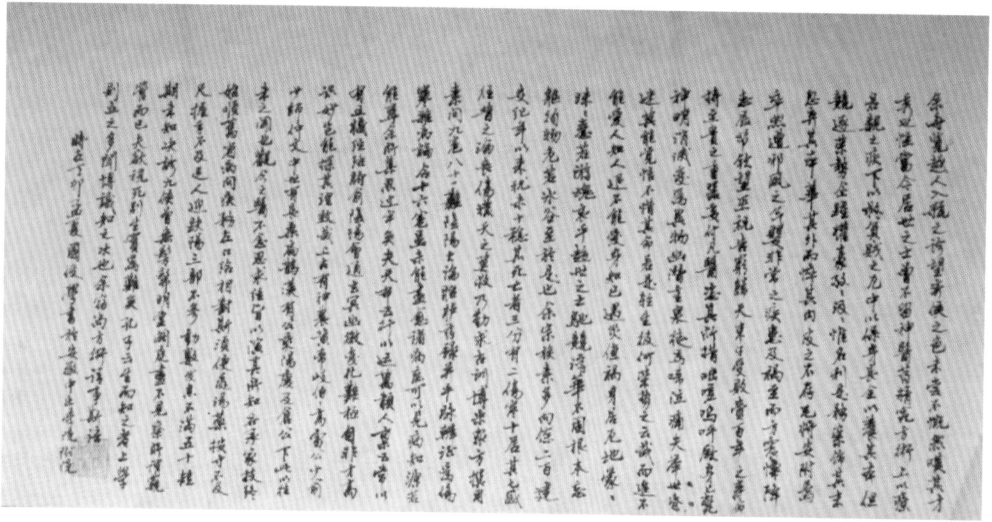

胡国俊书法作品：《伤寒论》原序

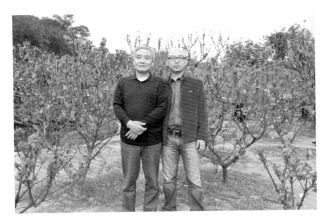

2010 年春胡国俊与胡世云在广州留影

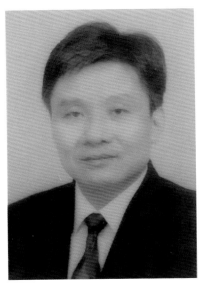

胡国俊先生年轻时留影

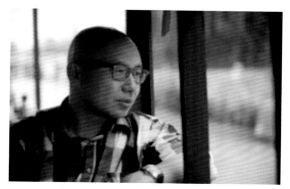

中医学博士、主任医师胡世云近影

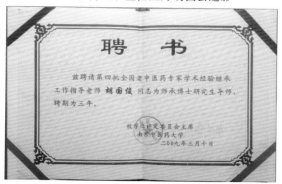

2009 年胡国俊被南京中医药大学聘为第四批师承博士研究生导师

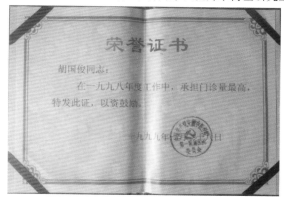

胡国俊 1998 年因门诊量高所获荣誉证书

序

　　皖南地区自古名医辈出，并逐渐发展形成了以著名的"新安医学"为代表的地域性医学流派群体。他们通过师徒授受，父子相袭，祖孙相承等传承模式，形成众多医学世家。国俊同志的祖籍歙县，就是"新安医学"的重要发源地之一，其父胡翘武是安徽名老中医，曾师从新安名医汪泽民先生。国俊同志师出名门，自幼受家庭熏陶，加之聪慧好学，刻苦钻研，不到20岁就通过出师考核，独立应诊，1979年参加中医选拔考试，更是以芜湖地区第一名的成绩被选调至我院内科，可谓继业有成。

　　胡翘武先生20世纪70年代受聘来我院。他是我颇为敬重的师长。我与之朝夕相处，受益良多。而国俊同志中医信念坚定，矢志临床，亦颇有建树。我与他在学术上多有交流互进，有很多共识，面对当前中医院中医不强，中医大内科层面濒临断层的危机都是心忧不已。中医大内科是理论运用到临床的重要桥梁学科，从事内科者，首先要掌握全科知识和临床技能，并富有一定的经验，然后根据不同的情况，分别予以定向，如此临证时才能思虑周详，思路开阔。中医分科是必要的，但当前随着学科的发展，无论医院还是学校，均按照西医的模式来分科，造成中医大内科名存实亡，形成了中医只专一科的现象。这种局面如果延续下去，中医学术如何得到全面继承与提高，是值得深思的。保留大内科的层面，以支撑专科的发展，这既是促进中医药本身发展的需要，也符合国家培养基层全科医生的政策。

国俊同志新著《杏林耘耡》一书，我已通读多次。耘耡者，深耕之意也，诚如新安名医程钟龄所言"思贵专一，不容浅尝者问津；学贵沉潜，不容浮躁者涉猎"，学医者唯有沉潜深入，持之以恒，才能悟得医学之奥，国俊同志就是这样一位医者。是书从谈医、说理、论药、话疗四个不同角度，将他从医50年之临床心得体会娓娓道来，谆谆育后。书中对疾病的见解多有独到之处，正是他久经临床的心悟所得，值得同道珍视；对当前中药品价所存在乱象的痛心疾首，亦足见其对中医的赤诚心迹。国俊同志虽已年至七旬，但从他这本书中所言所论，尤能看出他当年那股为中医当仁不让的豪情，馀勇可贾，其心可嘉，当为后学者所仰。

今其新著即将付梓，嘱我作序，自是欣然应允，唯恐笔墨粗浅，言难尽意。我相信《杏林耘耡》一书的出版，定可为"新安医学"再增新篇，嘉惠后学，乐为之序。

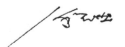

安徽省中医药大学教授，国医大师徐经世
丙申初春

耘耤杏林　乐道求真
——胡国俊先生简介及其学术思想

　　父亲胡国俊先生 1946 年出生于皖南新安中医世家，幼承庭训，少长尽得我祖父胡翘武先生之真传。业医 50 余载，现为安徽中医药大学第一附属医院（省中医院）主任医师，全国第四、五批老中医药专家学术经验继承工作指导老师，南京中医药大学师承博士生导师，安徽省首届国医名师，安徽省名老中医传承工作室指导老师，全国名老中医传承工作室指导老师，安徽中医药大学新安医学教改试验班一、二届指导老师，安徽中医肺病专业委员会名誉主任委员。学术上主张医宗经典，旁及各家，结合古今，把握时空，擅长内科、儿科，尤对呼吸系、消化系顽难病证的辨治独具匠心，具有鲜明的学术特色。

一、闭门开窗　矢志岐黄

　　我的祖父胡翘武先生乃医林耆宿，新安名医，20 世纪30 年代即悬壶于皖南建平。父亲在十分浓烈的医药气氛中长大，耳濡目染，对中医有了一定的理解。祖母汪雅琴先生，乃歙县富堨汪氏宗族的千金，知书达理。父亲自幼即受家庭良好学风之熏陶。学龄前，在祖母之谆谆教诲下，父亲对《三字经》《百家姓》《千字文》《幼学琼林》及《千家诗》等启蒙读物，及其他经典古诗文皆熟读能诵。这些奠定了父亲良好的古文功底和志学于中医的信念。

1961年父亲初中毕业，因受祖父一些莫须有的历史罪名影响不能继续升学。正是求知上学之年，却辍学在家，又目睹那些同班的学友进入高中，心里难受的滋味是无法形容的。虽然残酷现实给了父亲无情的打击，关闭了他入学深造的这扇大门，上帝却给他打开了另一扇窗。恰逢当时有抢救中医、号召名中医带徒的政策，经县卫生主管部门推荐并上报芜湖地区批准后，父亲与伯父胡国堂先生一起随祖父学医。在极其艰苦的条件下，他们白天亲临一线，侍诊抄方，耳闻目睹每一个病例的诊治经过，认真记录在册。晚上青灯做伴，由祖父教授经典及诸家学说，并对白昼临证的一些疑难案例进行剖析解惑，将理论与实践紧密结合。日复一日，冬去春来，没有寒暑假，没有星期日，他们既是父子，更是师徒。父亲和伯父兄弟二人在严格规范的要求下，把《汤头歌诀》《药性赋》《内经知要》《伤寒杂病论》《温热经纬》《外感温热论》《温病条辨》等都熟诵于心。其他金元四大家的论著，明清《景岳全书》《临证指南医案》等，及近现代的名医名著也不无研读。他们四年如一日地完成了师承学习的任务。1965年7月经地区卫生局出师统一考核考试，兄弟二人均以优异成绩获得了出师证书。我父当年即分配至郎溪县幸福人民公社卫生院，开始了中医职业生涯。

二、勤学躬耕　小荷初露

幸福人民公社是当时全县比较贫穷艰苦的一个地方。

公社卫生院由当地一个祠堂改造而成，处在港口生产小队村庄之中，没有集镇，没有街道，什么商场、客栈、学校也都没有。年仅19岁的父亲初到医院，好像进入了一个清静宁谧的世外桃源。周围群众包括来院就诊的患者都不能接受这个小中医，所以很少有人找他看病，父亲只得耐性清坐，以书为伴，研古览今，以充其腹。在随后几个月里，父亲用小建中、理中合香砂六君子三方化裁治愈了该院院长多年的胃溃疡顽疾；用《金匮要略》之桂枝芍药知母汤，《医学衷中参西录》之活络效灵丹，及《外科全生集》之阳和汤化裁加上45克川乌让外地的一位久雁坐骨神经痛的患者症状大减，步履恢复了正常。此后，父亲声誉鹊起，就诊者也日益增多。门可罗雀的卫生院在父亲的影响下，较他去之前不知道要繁忙多少倍，一些兄弟公社及邻县的病患也络绎不绝地来院求诊。

父亲没有任何不良嗜好，不抽烟，不喝酒，跟我祖父一样喜欢看书、喝茶。白天看病，晚上除了有时出诊外（因农村晚上出诊是经常的事，大多与西医医生一道），空闲之时，就如饥似渴地研读大量新安医家典籍，如汪机《石山医案》、吴谦《医宗金鉴》、孙一奎《赤水玄珠》、汪昂《本草备要》、陈嘉谟《本草蒙筌》、程国彭《医学心悟》、吴澄《不居集》、方有执《伤寒论条辨》等。父亲对"新安伤寒三条辨"最有情感，对"脾阴"学说最有见地，对"固本培元"最为推崇，对轻灵派最为亲近，对温病理论方药运用十分精广。

那时父亲俊朗的外形，优秀的品质，以及刻苦求学的毅力已经渐渐地打动了他的同事，即后来我的母亲杨翠华医师的芳心。大家都很不理解，特别是她的那些同学们，一个正规医学院校毕业的医生，且又是当时该院的全科骨干医师，怎么会看上一个初中毕业的中医学徒呢？后来事实证明了我母亲的那双慧眼是独特的。在我的记忆中，每年夏季，天气酷热再加上蚊虫肆虐，父亲挑灯夜读时，经常把脚放在水桶里。这样既可以降温又可以躲避蚊虫的叮咬。别的同事请他喝酒、打牌，父亲总是婉言拒绝。我母亲为不让我和弟弟干扰父亲的学习，总是将我俩安排在她的身边，让他在工作之余及晚间有一个清静安宁的环境，能专心致志地读书学习。几易寒暑，始终如一，父亲的医学理论及临床实践皆与日俱增，不但为医院赢得了社会效益，还为医院赢得了经济效益。功夫不负有心人，在1979年的全国选拔中医考试中，父亲以芜湖地区第一名的成绩被选调至安徽中医药大学第一附属医院中医内科工作。

三、心无旁骛　执一而终

按照父亲自己的说法，一个穷乡僻壤的"三无"基层医生一下子调到省级最高中医学府的附属医院工作，惊喜之余更是惶恐。那里论资排辈，等级森严，重学历，讲文凭，更重视职称，在这种环境里工作容易吗？首先，父亲为自己的行医端正了方向，坚持以中医为根本，能中不西。他认为中西医两种医学体系之间存在着很大的差异，盲目地滥用西医理论去解释中医，或用中医的病证去套西医的理论，甚至专恃检验指标数据为依据，去辨中医之证，求疾病之因，套用西医常规法理去处中医之方药，这种非中非西、不伦不类之"中西结合"，无怪乎鲜效者多，偾事者也或不少，严重地影响了中医之疗效，自觉不自觉地降低了中医的声誉。其次，父亲努力提高自己的现代医学知识，较好地掌握了现代医学的病理生理知识和呼吸系统的读片，衷中参西，以便更好地为患者服务。再次，父亲工作之余，仍执着于读书，水到渠成之后，便笔耕不辍，不单将先辈们丰富的临床经验和治医的学术思想整理了出来，自己的学习心得、诊疗体会及临证经验也常笔录于本，反刍诊疗得失。因勤于著述，迄今为止父亲共发表医学论文100余篇，并著有《中医临证三字诀》《老中医经验集·胡翘武专辑》《内科临证精华》及《橘井一勺》等4部中医著作。

　　凭借深厚的中医功底和流畅的文笔，20世纪80年代父亲在医院就有了一定影响，曾被借调到省中医药管理局工作近两年。局长对他的工作能力、作风以及为人青睐有加，千方百计想把他留下，以充实加强中医药局的管理工作。父亲淡泊名利，不为世俗所扰，义无反顾地回归临床。这是好多人梦寐以求而难以得到的工作，但他却再三谢绝。试想一下，如果父亲留在中管局工作，或许只会多了一个庸官，而少了一个良医啊！也在那段时间前后，父亲被中国科技大学的博士生导师张秉伦教授看中，希望父亲能读他的研究生，从事他指纹方面的研究。张教授曾多次亲自上门做父亲和祖父的工作。父亲权衡利弊以后，还是谢绝了张教授的好意。对于一个"三无"的医务工作者来说，能有这种机遇真是千载难逢的好事啊，但父亲还是心无旁鹜，不为动心，尽管没有文凭，还是执意坚守临床，从事中医的医、教、研工作，为之奋斗终生。

几年后，父亲的努力得到了回报，门诊量每年总在全院名列前茅，为医院赢得了较高的社会声誉和一定的经济效益。20 世纪 90 年代后，经常受省委干部保健委员会的邀请，为省委各级领导同志治病，并曾为来皖视察工作的国家领导人诊治过疾患。2004 年父亲是唯一以副主任职称的身份被医院遴选为十三位之一的名医，进入了医院的名医堂。

四、学思相济 与时俱进

清代名医赵濂在《医门补要·自序》中提出的治学格言："医贵乎精，学贵乎博，识贵乎卓，心贵乎虚，业贵乎专，言贵乎显，法贵乎活，方贵乎纯，治贵乎巧，效贵乎捷。知乎此，则医之能事毕矣。"父亲常常与学生共勉。他博览群书，熟谙经典，尤喜运用伤寒、温病经方，崇尚东垣脾胃学说及新安汪机固本培元之说。"尽信书不如无书"，父亲坚守这样的信念，认为研究古代医学，不仅是要深入浅出，得其精髓，更重要的是要通过对古代医学的整理、学习和借鉴，来提高今天的医疗水平，既要一脉相承，更要推陈出新。父亲认为当今去古甚远，方土物候、起居服食殊异，且"三废"污染、温室效应、生态失衡也古之罕见，由此所罹之疾，其时鲜矣；认为现在热病多于寒病，实证多于虚证。再如新医所列之病，及其医源药源而致之疾更为典籍之无稽，面对前无古鉴，后少今验接踵求治之恙，现代中医只得潜心岐黄，探赜索微，于变易中求不变之律，不变中觅简易之法，始能执简驭繁，见微知著，先其所因，防患未然，古为今用矣。

新安医家用药多以轻灵取胜，最具代表的人物为时方家叶天士，其虽徒吴，但其父叶朝采、祖父叶紫帆皆为新安名医，其他如程国彭、程芝田、叶馨谷等皆为之代表，影响直到现今，成为江南中医辨证遣药的一大特色。父亲对新安医家的诸多理论谙熟于胸，行医论药信手拈来，用药轻灵，看似平淡无奇，却着实灵验效著。看到近年来市医不从辨证论治、选方遣药方面去讲究，而竟以大方重剂相沿成风，而且大、重得不可思议。父亲认为这样肆者惜药材之浪费，病者叹药价之昂贵，重病危疾尚且可宥，轻病弱体岂可效尤，特别是一些非朝夕为功，需长期缓图之慢性病员，怎能承受得了这种大方重剂的经济负担。杯水车薪固无济于事，星火车水纯属浪费。尝见某地一老医，动手便洋洋洒洒满纸药味，少则十七八味，多则二三十种，每药均在 30 克以上，甚至 50 克至 80 克者亦非罕见，砂、蔻仁也不少量，鸡内金常为 25 克，一连数月，耗资可观也。公费者国家受损，自费者无法尽剂。窃思仲景以降，名医者代不乏人，处方用药皆酌之又酌，力求精简，如桂枝汤、四逆汤、六味地黄丸、补中益气汤及吴鞠通、叶天士所制之方剂，危重垂笃之病不过数味取胜，内伤杂病之疾皆以轻灵见功，效甚宏伟。而今之医者或谓现行中药效价太低，或谓小剂于疾无济，或谓大剂愈病迅速等等，故大方重剂之风与日俱增。因畏惧中药价昂，求治中医者日渐减少，中医诊疗日少，其经验何来？中医之发扬光大又从何谈起？简、便、验、廉的处方用药乃吾中医一大特色，故在振兴中医，保持中医特色的今天，不必要之大方重剂须当戒也。

五、天道酬勤　实至名归

在五十年如一日的岐黄生涯中，父亲注重实践，坚持临床，亦勤于思辨，对精博深邃的医理不乏探讨，因而能有一些自己的见解。父亲诊病除四诊合参，八纲辨证外，尤重时空之变迁，区域之差异，工作之环境及西医诊断之内容，前医所处之方药，详求病因病机，故处方之精，疗效之显，非他人之可及；再有对诊脉察舌也有自己的一些独特见解，如本书中之"切脉之难说"与"舌诊求真一得"，均为在实践中的真实体会；更喜质疑求真，知难而进，在"学贵知疑则进"之中也有阐述。因学验俱丰，疗效确切，每日诊务之忙也非他医之可比。不同级别的如博士、硕士、学士之学生，外院进修医师，及国家与省级地市师承之学徒都争先恐后地进入他的诊室，坐、围在他的身边，聆听目睹父亲诊病疗疾、处方用药的全过程，这些都是书本上难以学到，课堂里无法看到的鲜活知识。在如此繁忙的诊务中，他还坚持看书，偷闲笔耕。他虽学历不高，但凭借着他超凡地刻苦勤奋，辛勤地一线耕耘，在半世纪杏林之耘耦中获得颇多的真知灼见。那百余篇文字优美、精辟质高的医学论文，篇篇都分别为各家中医期刊优先录用，并已有四部医学著作问世，尚有两本在待作之中。

近十余年来，他以副主任医师职称被遴选入医院最高级别的医疗殿堂——名医堂，毫无异议；他获医院门诊量第一的殊荣也是不争之事实；他被省委领导特批为正高职称，体现了省委领导对人才之发现、爱戴、重视之英明举措；他被遴选为全国第四、五批学术经验继承工作的指导老师，是评选专家们慧眼识珠；他被南京中医药大学聘任为中医师承博士生指导老师，也是名正言顺；他被遴选为省级国医名师，国家及省级名老中医工作室指导老师也是当之无愧……

父亲通过自己的务实求真，一丝不苟地为病人服务，在治疗实践中，赢得了百姓之爱戴，病患之企盼，学生之敬重，同仁之认可，领导之重视，社会之赞誉。在多次学术研讨会上，他总是不厌其烦的呼吁："坚持中医这块阵地，并使之经久不衰，无愧于先人，有益于来者，疗效是关键之关键。因为疗效是中医生存之本，疗效是中医发展之源，疗效是中医科研的基础，疗效是中医教学之见证，疗效是社会效益之前提，疗效是经济效益的保证，疗效是巩固中医阵地的坚强磐石，疗效是经久不衰的辉煌战旗。总之疗效是中医之生命，更是中医之灵魂，有疗效就有一切，疗效是硬道理。"说得多么具体深刻，多么形象逼真。父亲胡国俊先生为中医事业做出了一些贡献，并还正在不懈努力地学习着、工作着，他学而不厌、务实求真，他勤奋不怠、克己忘我，虽天道酬勤，实至名归，但为往圣继绝学，为岐黄承传扬，虽烈士暮年，仍壮心不已。

胡世云
2015 年国庆谨记于广州

目　录

谈　医

说　　理

论药（方）

话　疗

谈 医

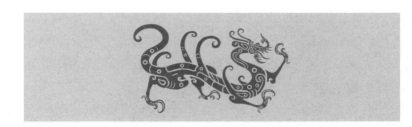

名医之路必由"民医"
"明医"为之铺垫

　　纵观历代医家在成名之前，无不为脚踏实地、出入基层、深入民间、最接地气的民众医生。他们或肩负行囊，走村窜户，或在乡村设点，无分昼夜，常见病、慢性病、小儿病、妇科病及急重险恶病证皆随叫随诊。日晒雨淋，从不推辞；涉水翻岭，不知辛劳；处方配药，力求精简；加工炮制，常亲临现场；少贵重之方，无高价之药；百姓承受得起，且疗效显著，民众念爱不忘。其医者本人在如此大的环境中不仅练就了一身识病断疾及简便廉验处方用药的本领，中药辨识，加工炮制，一些丸、散、膏、丹也都亲手制炼，成为一位名副其实的全科医生、民众医生。这样的医生与人民打成一片，民众爱之、敬之、信之，病人视之为亲人一般，有病求治时，不走冤枉路，不花冤枉钱，少受病痛折磨之苦。他们无虚伪做作，皆真实坦荡行为，其医术才干在实践中不断提高，在临症中亦日渐获益。他们并无名医的奢望，只一心为患者解除病痛为己任，此诚为"民医"之典范。

　　随着其医疗技术的不断提高，社会效益的进一步扩大，来诊者也必与日俱增，除常见病、多发病外，疑难、危重病证求治者也不少见，这必使"民医"在荣誉感的前提下更应肩负起责任心，要使那些前来求诊者看到希望，故在原有自身的医技水平上更要精益求精、与时俱进。在纷繁忙冗的事务中，要保持清醒头脑，去应对每一位病人，在错综复杂病症中要条分缕析，探赜索微，勿被假象所迷惑，求出病因病机之所在。认真四诊合参、八纲辨证，将所学所见的基础理论、各家学术、自我实践及历代医案标记心中，浮现脑际，融会贯通，去伪存真，取舍得宜，擅识独处之藏奸。在求得病源机因的基础上，更应巧配方药，是单方独斗还是复方并进，是寒温兼施还是表里同治，是阴中求阳还是阳中求阴，是先祛邪再扶正还是先扶正后祛邪，抑或虚实兼顾等等，在极短的时间内，即应了然心中，作出判断。与那些见热即清、见寒即温、遇虚即补、见塞即泻之医所异者，他必须探求热之因、寒之源、虚之何为、实之所在。热有阳浮与外、阴不恋阳、气虚不摄之异，非实热之一途；寒有阳郁不达、湿浊困遏及血瘀络阻之别，也非仅虚寒之机；虚也有至虚有盛候，邪实病久致虚；实也有大实有羸状，病久体虚致实等，怎能不加思索见症就投方药，这与庸医屡治无效又有何异。凡此之疾，大多病程久远，症状繁多，又经不合理的治疗，使向本复杂之机因，更为杂乱。若仍按一般常理去识证，常法去处方，有悖医理，也失医德，更违病员之心愿，一位千里投诊病员岂不等于空跑一趟，一周半月之苦水也等于白喝。此时之医一定要心明如镜，目明似泉，对所治病症之机因，久治乏效之差错一定要弄得一清二楚，再按证投方以冀获效，虽未能迅速奏捷，也诚是一位"明医"也。

凡此之医，若能对每位病人都能如此之精心细辨，弄明白病证之前因后果及其机转变化，虽未获名医之称，但离名医之位已不远，或在人民心中早占其位了。是故名医之成才之路一定要躬身践行，实地耕耘，在勤求精研古训同时，还应旁及各家，对村妇乡翁之单方、秘方、不起眼的验方亦应兼收并蓄，研讨待用。经过漫长的"民医"阶段的锤炼，岐黄之道已灌脑铭心，对常见病、多发病的理法方药已了如指掌，是位名副其实的全科医生了！疑难病证的识辨、应辨、深辨能力已基本形成，不应仅停留在热清、寒温、虚补、实泻的初级阶段；一旦进入诊务繁冗、难病日多的诊疗时期，则应在识证思辨、处方用药上更下功夫；还应结合时空的变迁，了解现代病的特点，学会处理一些书本上少见、课桌上未闻、老师未教、自己未遇的病证。一定要透过现象窥探本质，抓住疾病的症结所在，真正成为一位心知肚明的医师，千万不要被那些一时虚伪之名搅的昏昏兀兀，不知天高地厚了，希在某个医学领域、某些专科专病上再创辉煌，为中医事业的创新发展、发扬光大贡献出自己最后的聪明才智，不求名医之名，但求名医之实吧！

读"中以保身长全，以养其生"有感

医之为业，诚为仲景在《伤寒杂病论》自序中所云："上以疗君亲之疾，下以救贫贱之厄，中以保身长全，以养其生。"其保身长全以养其生则为自诊自疗，自己治自己病痛之铭语，这在历代名医成长过程中屡可闻及。诊疗他人之疾全由医者之望闻问切，也即现代医学之视触叩听之四诊去寻求病者之症状，再从这些症状中去分析病因，探索病机而做出诊断，拟出方药，观察服后之疗效，为下次诊断及处方用药提供可靠依据。其服药之口感、胃中之反应及药后病情变化等等，只有病者自己清楚，其反馈给医生的内容有些含糊其辞，并不清楚透彻，或隐瞒了一些真相，或添加一些额外病情，或轻者说重，有效亦说无效，医者全听患者之口述，窥视患者之表情，总之没有自身感受来得真切。如医者自己染病，无论是急性重病，抑或是慢性久病，在诊治服药的过程中其体验尤深，对自身病痛之病因机理及处方用药甚或服药后的各种反应感受最清。一个如此反复自身体验病痛并经治疗后的医者再去诊治病人就会与以前有所不同，他身感同受，了解患者之痛苦及服药后的一些不良反应；他就明白一些疾病该做什么检查，不该做什么检查，哪些药物胃肠道反应重，哪些药气味特重难进口易引起呕恶，饮食忌宜情绪调节等。余与同学们尝言："为医者除了给别人看病外，也应给自身多看些病，在自我疗治中得到的体验是最真切的。用自身的体会去了解疾病，体恤患者，再去疗治病人，就会产生不一样的效果。这如同新闻记者、作家去基层，到最艰苦的地方去采风体验生活一样，下去的多，体验的多，写出的作品就不一样。"同学们听后也为之新鲜。如旋覆花服后胃中嘈杂有泛泛欲吐的反应，生半夏口嚼有万箭刺喉之反应，大黄久煮少泻下作用，附子久煮毒性几无等服药之感受。再如慢性胃病属脾胃虚寒型、营阴暗耗型及湿热错杂型，因脾胃功能差、运化弱，处方用药稍有不慎则胃痛立显，胀满不已且嗳气吞酸连绵不断。特别是外感客邪，风寒者辛温解表为上，风热者辛凉清透则优，实际临床中许多感冒都介于风寒风热之间者，单纯辛温、辛凉未必奏效，于苦寒败毒方中辅以辛温宣透之品，常收一剂知、再剂已之佳效。这在医者的自身体验中屡试屡验，施治他人也非常有效，常收到病家之赞美。再如慢性疾病的长期治疗中，自身的感受又不一样，初诊效否，再方怎样，以后在随证加减方药中的反应如何，则更为真切。如果医者能将这些有效无效甚或不良反应铭记于心田，对类似这样病人的诊断调治定会起到更优的选择。四诊参合之诊断，八纲复杂之辨证，方药配伍，剂量轻重都会永远印记于脑海，大开了方便简捷之门。如本人胃疾多年，引起该病的原因可溯及饮食不节、寒温失调及情志怫郁诸多方面，既已成病，想在很短时间将其治愈并非易事，故在汤剂、散剂、丸剂等各种方药剂型的交替治疗之中，得出一个除药物治疗外一定要节洁饮食、适宜寒温、忌食冷凉及豁达开朗的体验。纵使症状全无，一切趋于正常，也得继续巩固治疗半到一年方可谓真正痊愈，且散剂为慢性胃病之最佳选择，既少汤剂之荡涤一泻而下，也无丸药之坚硬不易消化。这都是自己病后切身治疗的体验总结。临床上许多慢性胃病患者从年轻患病一直到老不见好转，或转甚加重，屡见不鲜，就是稍有效果就停止治疗，或饮食、寒温、情志失于调节，使刚得缓解之病灶失却巩固连续疗治的机会而又恢复原灶或有所加重。如此年复一年多次反复，胃病只会加重不会减轻，其病灶也只会向重深方向发展，大多数患者只得负疾延年，直至终了。胃病的治愈不但本人体验深切，先父也更有感受，他从一个胃病深重垂危之人，胃及十二指肠溃疡及慢性胃炎，经常小量慢性出血并大出血一次，经自我调治而到一切正常，食纳恢复如初，再无胃痛胃胀之症状，可谓奇迹。因此，经他治疗过的胃病患者也都症状逐日递减，病灶渐渐弥合而至痊愈。此诚医者自疾医疗后的切身体验惠及患者的治疗就有别于一般经验之谈了。

阴中求阳与阳中求阴的临床实用

人至老年，精血亏耗形体羸弱，阴阳不无偏虚，由其而致的病证涉及脏腑着实不少，求诊之叟妪也多少知道一些中医知识，或自购一些成药及汤膏之方，或请一些医家诊治调补，阴虚者滋阴，阳虚者温阳，医患皆知不失中医的治疗法则。在入冬进补膏方盛行的今天，一些堆砌成方的养阴之品或温阳之剂分别一一入目，如此一边倒的配方，滋阴壮水填精补液之品对阴虚者应是以制阳光，方可药到病除；温阳益火壮肾强督之剂对阳虚者不无以消阴翳，而效如桴鼓。但服膏之后阴虚之人非但水未壮、阴未充，反有纳差脘痞、便溏、神疲体倦，甚则形寒畏冷之感；阳虚之人也有阳未补体未健，反有营阴暗耗，口干舌燥、寐差、便秘及心烦意乱等症状。此"壮水之主"非但专制阳光，反戕伤了馁弱之肾阳；"益火之源"非但未消阴翳，甚至暗耗了不足之肾阴，如此专方专药的调治，皆事与愿违，令医者茫然，病者失信。因阴阳互根、相互消长、相互资生，火衰日久必致阴亏，水亏时长可使阳微，又何况年迈多年之老年患者。故明代医家张景岳在医疗实践中提出"善补阳者，必于阴中求阳，则阳得阴助而生化无穷；善补阴者，必于阳中求阴，则阴得阳升而泉源不竭"。这样的千古绝论，诚幽室一灯、航海一塔，指出调补阴阳时必遵之大法。

考年迈体弱之躯阳生阴长之机日趋衰退，其阴虚者阳也有不足，阳弱者阴也在暗耗，只不过在阴虚偏显时掩盖了阳虚一面症状，或阳虚为主时掩盖了阴虚一面症状而已。肾为先天之本，为元阴元阳所藏之脏，在历经沧桑数十年的岁月里，其元阴元阳之暗消日耗自不待言，但随着个体禀赋及病证之差异或以阴虚为显，或以阳虚为著。在阴虚为主的病证中，不足之阳虚早已存在，故滋阴剂中勿苦寒阴冷过甚，应少佐以温阳助阳之品，因纯阴之剂最易戕伤不足之元阳。若长期使用，似一潭阴静之水，无阳之推动，无阳之气化，阴精营液就不能周全身、灌五脏，此实为阴未得充阳已伤害，得不偿失，贻害无穷，药如生地、龟板、枸杞子、阿胶、天冬、玄参、黄精、怀牛膝、山药、熟地、黄柏、知母、肉桂、附片、仙茅。然在阳虚为显、阴已暗耗的病证中，温阳之品也切忌过于辛热燥烈，应少辅以养阴滋液之味，则有利于不伤残阴的前提下，温补偏虚之肾阳，阳得阴滋有似温煦之阳光，和暖之清风，万物始有欣欣向荣之象，药如淫羊藿、巴戟天、菟丝子、鹿角胶、狗脊、肉桂、补骨脂、骨碎补、仙茅、生地、熟地、龟板、天冬、女贞子等。

例一：江某，男，69 岁。素体阳虚，形寒肢冷，入冬畏寒颇甚，腰脊痠痛，大便偏烂，多于五更入厕，头昏耳鸣，夜尿频，溲时涩而不畅，舌淡有痕，苔薄白，脉沉细。肾督阳虚，阴寒内盛，然古稀之年不足之下元，虽阳虚显见，但元阴不无亏耗，温肾强督之中应少佐滋填阴精之品则佳，既补不足之元阳，又可防燥热伤阴，方奏阳得阴助而生化无穷。

骨碎补 10g，补骨脂 10g，肉桂 6g，淫羊藿 10g，巴戟天 10g，熟地 20g，山药 30g，白术 15g，菟丝子 10g，川断 10g，杜仲 10g，独活 10g，鹿角片 20g，山萸肉 10g，龟板 10g，十五剂。

本方在一派温阳补肾强督方中，辅以熟地、山药、龟板，作填精养阴并制温药之燥烈，以助阳之生化，半月后上症皆有减轻，后予原方出入制膏方调治二月，临床诸症悉减八九。

例二：陈某，女，65 岁。患高血压病多年，近来头目晕眩，颊时或潮红烘热，夜寐善多梦易醒，易汗出，心烦时悸，胸闷气短，口干苦唇燥但不喜饮，或背冷，尚有小便失禁之症，舌淡红，苔薄白微黄，脉沉细数。一派肝肾阴虚，虚阳上越之象，法当滋水清肝、补益肾阴为其疗治之大法。但罹疾多年，降压西药及中药之清肝泻火之剂也常服不辍，血压虽已控制，但常服清肝泻火之剂不无暗伤原有不足之元阳，治应于清滋方中稍佐温养之品则可万全。药如：生地 20g，桑葚 15g，龟板 30g，黄柏 10g，怀牛膝 10g，旱莲草 30g，女贞子 20g，玄参 15g，天麻 10g，生龙、牡各 30g，柏子仁 10g，菟丝子 10g，杜仲 15g，五味子 6g，肉桂 3g，七剂。

本案在大队滋阴壮水、清肝潜阳方中，佐以杜仲、菟丝子、肉桂等温而不燥助阳之品参于方中，有助于液运津布，阴得阳升泉源不竭之用，七剂果效。后予此方出入调治月余，临床诸症基本向愈。虚及诸多慢性疾病，在需要调补、康复或抗衰缓老之膏、丸、酒的制剂方中，定要宗景岳之阴中求阳、阳中求阴之大论，方可收不偏不倚、两者兼顾、阴平阳秘之佳绩。

专医当先博，博后专更精

随着中医现代化，中医医院的管理模式越向西医管理模式靠拢，医院中的分科越来越细，这标志着临床医学的进步和发展。如建国后至二十世纪末，各地中医院陆续兴建的同时，中医分科就有了内、外、妇、儿、骨伤、针推、眼科等。进入二十一世纪后，特别是中医三甲医院的创建，中医内科又由原来的大内科分成心内、呼内、消内、肾内、内分泌、风湿、神经及脑病等科。这种细分出如此众多的专科，无疑是使专科专病的诊治更加规范化、专业化，更能使医务人员专心致志、一心一意地去专攻本系统本专科的疾病，而使之向纵深发展，精益求精。也化解了大内科医师的工作压力，把他们从纷繁复杂的学术、科研、临床、教学中解放出来，放在专科专病的医、教、研的位置上，希其为本科或专病做出更大的医学成就与贡献。

但中医对各种病证的辨证论治，除在理法方药上作深入细致的研讨外，特别强调的是整体观，认为五脏六腑虽各有分工，但不可一朝一夕的离开协作，其气血阴阳息息相关，脏腑生克承制有序。如阴阳一旦失衡，气血出现逆乱，生克承制失却正常调控，一脏有疾必累他脏，他脏有恙也可累及配腑，从"五脏六腑皆令人咳，非独肺也"一句经文中就可以窥及。咳嗽如斯，其他诸症也都该如斯，故一脏一腑之恙定会涉及他脏、他腑，甚至全身整体，这就是强调整体观的缘由。中医专科医师如只专攻本科的学术而疏他科、轻整体，要想取得较好满意的治疗效果可就难了。

古往今来，凡是造诣深、成就大的医学家们，无不在知识的海洋里吸取营养，搜罗百氏，勤求古训，博采众长，以广博的学识作翔实的基础。在这翔实的基础上，再重点攻研，务求精专，就可以见病知源，机理洞悉，方药纯熟，投之辄效，此岐黄之欣、病家之幸也。伟大的物理学家爱因斯坦在讨论研究科学时认为，科学研究的专业化是不可避免的，但专业化不应忽略整体观点。他说："如果人体的某一部分出了毛病，那么只有很好地了解整个复杂机体的人，才能医好它，在更复杂的情况下，只有这样的人才能正确的理解病因。"（《爱因斯坦文集》一卷 518 页）

专科建设后，临床医师们在精研本专业的同时，一定要再读经典，涉猎群书，在回读经典时，一定有新的感悟与领会，更有新的启发，将会为你的基础又注入钢筋水泥，在涉猎群书中，可以借他山之石以琢磨你这块即将完美之玉，为在坚实基础上的高楼增光加彩。

心血管疾病与其他内脏关系十分密切，如只知道用现代医学去对心脏疾病之诊断而运用中医心内专科的理法方药去治疗，则将显然永远不够，因心系之疾可涉及他脏，他脏之疾也可恙及心脏。如肺心病、胆心病等则可由呼吸、消化两系统而涉及；又如心脏病可引发神经系统的脑病，又可恙及内分泌系统诸疾等，在西医方面就要另科治疗或请相关科属专家会诊，但在中医方面就可作为一个整体病证，去分析病因，剖析病机，数科多种病证往往可以一道诊治。如属痰热内蕴、络脉瘀阻而引起的胸闷心悸、面浮足肿、咳喘气急、脉结代、舌红苔黄，心电图、彩超明确诊断为心系疾病，但胸透、CT 又不排除肺系之恙，如此心肺同病，且心系之疾可由肺系之病而有所加重，或在某一阶段为肺疾所累，若心内专科仅按心系病证或活血化瘀或益气强心入手，其效从何而来。如能心肺兼顾，整体调治，重以宣肃太阴、清化痰热，辅以益气养阴、活血通络之法，数剂后常收足肿消、胸闷减、心悸除、咳喘少作之佳效。

再如更年期综合征之典型患者，临床之症可涉及妇科、内分泌、神经、心血管和消化等诸科，求诊时常可看到患者拿出厚厚的一本病历，上面记述了各种症状、诊断、方药，有时病人将包里各科所服之药拿出可放满一桌，整天就是服药，吃了这种的，又吞那种的药，忙个不停，但效非如愿。如能在翔实广博的基础上又专精本科，用中医的整体观去辨证，将数科之患一道论治，往往也是一诊见效，再诊得安。此临床诚不乏其例，如曾治一高某，女性，51岁。形瘦面晦，神倦乏力，头昏耳鸣，腰背痠痛，夜寐不安多梦，汗出阵阵，一日多次，面颊时有潮红烘热，心烦心悸，惊恐易热，口干舌苦，纳谷无味，大便秘结，舌红苔薄黄，脉弦细数。此证虽涉多脏多腑，但肝肾阴虚、阳失阴恋、心肾失交、虚火上扰为其病机之所在。她曾去多科查治，所服方药有针对神经系统的重镇安眠之药，有专治心血管的清心宁神之品，更服补气血、温脾肾的膏方半年之久。疗此之恙治当滋阴降火、交泰心肾、潜纳浮越之虚阳，方拟：龟板30g，生地20g，旱莲草30g，女贞子20g，生龙、牡各30g，瓜蒌仁30g，川连10g，肉桂3g，怀牛膝15g，知母10g，珍珠母30g，大黄6g。七剂后初见成效，再半月基本向愈，后予此方出入调治一月即愈。

通过上面病例之辨治，说明中医的专科医师要想把自己本科专病搞的有声有色，一定要打下强实的中医基础，广博的岐黄之学，在精深广博之后，再专心致志地去攻研你的专科专病。将专病与整体结合，专病与辨证结合，专病与天人结合，你将成为爱因斯坦所言的"只有这样的人才能正确的理解病因"的那种高明睿智之中医大师。

也谈独处藏奸

　　病之有证，犹案之有情，循情可知案之原由，辨证能晓病之原委。案情之简单，办案人员一问便知，犹证之显见，诊疗医生一看便明。然尚有许多案情复杂之案件，情隐事晦，头绪纷乱，陈述不一，案情与事实出入过大，令办案者头痛，煞费周章，一时很难窥探出事实真象而予以判断处置。一些疑难复杂之疾病，或病程久远、或寒热错杂、或虚实并见、或内外交困、或涉多脏腑。尚有一些疾病，虽症状单一，也甚常见，但就是查无结果，屡治无效，或无从入手，弄得病者负疾海求。但其机因何在，症状又如何解释，医者茫然无措，黔驴乏技，但不能因无解之"法"而就不了了之吧。我相信一个临床多年的医生肯定会遇到过一些这样的病例，事实上这样的病证一旦查找出其致病之由，探窥到独处所藏之奸时，就像疑案一朝破获其真相大白一样，恍然大悟，如释重负。下面举两例病案以飨同仁。

　　十多年前曾医治一十岁左右男孩，咳嗽阵作反复发作三月余，屡治少效，查也无什么特异，中西药常服不辍。来诊时形瘦面黄，发枯少神，咳嗽阵作，咽痒，痰清稀，纳可，大便或溏，舌淡苔薄白，脉浮细。此殆脾虚失运，风痰恋肺，按常规处置，两诊半月无效，后又予镇咳敛肺之品也仍然无验。视其以前其他医院治疗方药，结合本人之诊治所用之方药不下十数种，其理法也在意理之中，就是罔效。在百思不得其解之时，听其母言其偶有腹痛、便蛔一次后，突悟其咳殆即虫为其

"奸"，再细察其面确有虫斑之隐隐，下唇内侧也可见微隆起的白色细粟状颗粒多枚，常有鼻痒齘齿之作，遂改易上方，拟健脾驱虫，止咳化痰为法，方拟：党参 10g，炒白术 10g，茯苓 10g，法半夏 10g，榧子 15g，使君子 15g，雷丸 10g，槟榔 10g，百部 15g，炙甘草 10g。七剂后，咽不痒咳不作，并排出三条蛔虫。后予上方去雷丸、使君子，加山楂 15g，建曲 10g，大贝 10g，七剂善后遂已。通过此案，告知我们，不管什么病证，只要有症状就会有原因，原因之多寡、隐显虽各不相同，但只有找出原因，才能除其隐藏独处之"奸"，"奸"一旦被揪出清除，所有疑难之症也就迎刃而解了。

再就是不明原因的发热，也是临床习见而颇伤脑筋的病证。曾治一位老妪，年六十有余，不明原因发热竟长达三年，各大医院住院、门诊无数，均以不明原因发热，或发热待查为诊断告知病者，以查无结果、治无寸效而返家。经全家商量后改投中医治疗，以作最后一试。来诊时见其形体瘦削，面黄神疲，身困乏力，遍体灼热，以午后为甚，但体温常在 38℃ 上下，口干黏，纳差脘痞，便秘溲黄，手心灼热，舌淡红苔薄黄腻，脉浮濡。初以湿热内蕴，伤及脾胃，邪留气分论治，拟三仁汤、甘露消毒丹连进半月无效。在第三诊时，发现其不但口干而且味苦，干哕泛恶，发热前总有畏寒肢冷之作，汗出热退，瞬时再冷后又有发热汗出之症，上午尚可，午后较重，一日几度寒热交替，但于夜半又退，翌日如此再作，舌淡偏红，苔黄腻微厚，两脉濡滑数。忽悟此妪病证很似吴又可《温疫论》达原饮方所主之症。此殆湿热交结盘踞膜原，邪正反复交争，既不出，也不入。宗其意以透达膜原，清化湿热拟方试用之。方拟：荷叶 15g，薏苡仁 30g，藿香 10g，草果 10g，川朴 10g，蚕沙 30g，茵陈 20g，柴胡 10g，槟榔 10g，黄柏 10g。三剂后发热未作，七剂神健纳昌，便畅。后于清热化湿、益气养阴善后向愈。

此案湿热之"奸"一直深藏膜原，如只按感冒发热、阴虚发热、湿热发热或西医的对症处理，是无法解决这深藏潜伏作祟害体之"奸"的，因其既不在表，又不在里，又非一般化湿清热之剂所能奏效。有些疾病之机因，其实并不复杂，但其表现症状却让人难以捉摸、无法理解，在未窥探出其独处所藏之奸时，按一般常规之理、法、方、药，诚难取得理想之效。所谓"独处藏奸"，只不过是其致病之因深潜隐蔽，不易被发现而已，若一旦遇到智猎高手时，它还是躲无藏身之处，将会暴露无遗。

治病救人与存人治病

卢某，男，约 60 余岁，系一部级高校副校长，老干部。支扩三十余年，咳痰咯血，终年不断，于文化大革命期间，症状尤重。八十年代初期因病体虚，支扩的感染反复发作，一年之中有三分之二时间在医院度过。由于咯血量大，病势又急，总是急诊入院，抗感染止血为第一要务，一住就是一个多月不得出院，待症状缓解身体稍有恢复出院不久，上述症状再次出现，又急诊入院。因多年长期使用西药治疗，抗生素对他已不敏感，支扩次数发作益频，症状越来越重，身体也日益虚弱，丧失了治疗信心。曾赴北京 301 医院住院治疗，其诊断、处理也不过如此。在西医确实乏效、无计可施的情况下，省卫生厅领导又是老同事的关怀建议，嘱其改换门庭，看看中医。

1983 年初诊，见其形瘦如削，神色疲惫，贫血面容，气不接续，胸闷心慌，纳少寐差，大便或秘或溏，时有发热出汗，痰多色黄且稠，咯血时常盈碗而出，使用最好的止血剂亦难奏效，稍瘥出院，舌红苔黄垢，两脉沉细滑数。此痰热久蕴，灼伤肺络，且久病血瘀加之离经之血未尽排出，也为瘀阻之由，亟拟清化痰热，宁络止血，辅以行血祛瘀，冀炎消血止，而治病救人。用千金苇茎、生脉、葶苈泻肺及失笑散化裁合方，外用中药贴敷涌泉。一周后血止痰少，纳增，神清气爽，谓这么多年来从未有过如此的轻松神健感觉。又原方，一周后症情再度轻减，且未用西药，自觉病已得救，离死亡边缘远了，看到了重新生活的希望。随后治疗就是按中医的理法方药去对病人进行综合调治，或益气养阴，或健脾补肺，或金水并治，或再予清化痰热佐以行血化瘀，或益气固表，身体日益康复，病情也日益减轻。后卅年从未咳吐过血，痰浊甚少，纳寐二便也逐趋正常，原先接诊过的西医们、单位同事、家中亲属及其亲朋好友，无不为其能有这样的效果而称奇，惊叹中医学之伟大。

近治一肺癌女性患者，六年前右肺癌在沪手术后，西医建议中医综合调治以巩固疗效，并对其夫说，存活率可在五年左右。回合肥在余处作中医药的系统治疗竟五年，且一切都恢复正常，宛如病前之人，自认已达到五年期的存活率，也非常满意。岂知一年后右残肺又罹恶变，赴沪原医院接受右残肺的全切，谁知留下了支气管胸膜漏，又切开插管保持引流，且易反复感染，发热难退，一般抗生素无效，其管终日不离身躯，出门睡觉皆得提摄那引流之瓶，保护那引流之管，并云引流管要长期带着，可能伴随终身。患者在沪无奈接受这种治疗，但感染发热仍无法控制。由沪返合肥后再求中医治疗，见其手提引流瓶并拖挂两根长长的皮管，走到哪里带到哪里，睡觉也带在床边，且只能一种姿势，可想而知，诚不堪其苦。但感染发热仍缠绵其身，身困神疲，纳减寐差，自不待言，神思之焦虑苦闷，不言而喻，曾有轻生之念。如此日复一日，何日是尽头，自己不知，医者不晓。我安慰她、鼓励她，说与她共同努力，攻克难关，以树立其信心。在一个月的治疗下，果真热退神健，看到了一线曙光。我告诉她，只有把人留下来，才能好好调治，希望总会有的，这叫做"存人治病"，她也欣然接受我的这种治疗理念。岂知一日插管突然脱落，急诊入肺科医院，他们不接受治疗，急赴上海原手术医院治疗，认为还得手术切开插入，否则别无他法。此时感染又重，发热再起，是对症治疗还是切开引流，患者选择了第一种。在沪住院半月，没有结果，看不到希望，执意回合肥寻求中医治疗，西医们听后不屑一顾，发出轻蔑之音说："什么？请中医治疗，那怎么可能？"患者回来后身虽没有带瓶的拖累，但困顿之神色、无奈之表情及那种绝望的感觉一望便知。此时的病证，不但肺癌术后的肿瘤细胞有转移恶变一直威胁着她，就支气管胸膜漏之症情，随时随地都有将其彻底打垮之可能。我还是按原先的说教开导她、鼓励她，并说这种插管脱落非但不是坏事，从某种意义上来说还是件好事，脱落后我们就按中医治疗疮疡的理法方药去辨治，总会有效果的。患者此时别无选择，将中医中药视为唯一的希望。我将本人治疗理念及一些实例告诉她，以增强其治疗信心。治疗三个月后，一切尚属平稳，突然一日憎寒高热，体温在40℃，原插管处十分疼痛，翌日忽突起一脓包，里面已灌满了欲破溃的脓液，节外生枝，又增险恶之候，余视之后认为是阳性疮疡，说明其正气未衰，尚有抗争之力，也是佳兆，可按疮疡处理，将脓包切开，排出脓液，并加清热解毒、扶正祛邪，促其疮愈热退。一周后脓尽热退，疮口渐渐平复，再守原法，仍按疡科的治疗大法，排毒消肿，补血益气，收敛生肌，以期正复毒（即漏中之液）排，疮敛口（即内漏之口）收。二月后一切皆按中医之理法进行，切口早已平复。那种不引流、不插管就无法治疗、预后不佳的治疗规则已被打破。近日查体各项指标基本正常，唯右胸壁上尚有一包裹性积液，待后作进一步治疗。这种治病救人与存人治病的典型病例，可见中医能使如此危重的病证得到理想之疗效，甚至使其重获新生，自有其精湛医理在焉。

人为病机 调经适事

女子之经汛一般是四周或一月一次，且皆准时、经常，故名称月经，又名"月事""月信"。每次持续 3 – 5 天结束，经量中等，无其它症状，视为正常。如若周期或前或后，经量或多或少，伴有其它症状，如腹痛，寒热，腰骶痠楚，乳房胀痛及情绪变化等，皆为月经不调，当予调治，按证辨治，变异常为正常，此为女子所求之治也。然在日常生活中，尚有因特殊事件，须要将正常按期而至的月经周期稍为变故，使其设法提前或退后，以达到临时之需要。自己无法实现，求医为之可能，这在我行医数十年之生涯中曾遇及两例。接诊首例时我莫之所措，医者治病，只是为患者消除病痛，如将不正常的月经周期调治至正常周期为己任，也为患者之所企盼，哪有将正常的月经周期调至非正常的呢？该例患者为本院一同事之女儿，元月六日要参加研究生考试，那时正好是其月事的潮汛之日，因其在经行之期总有心烦意乱感觉，平时无所顾忌，但在考研期间岂不给考试带来不利，影响发挥，有损成绩，想将此次月经提前一周，问我能否实现。从其言谈之中，看来是非常急切的，我思虑片刻说，此"病"从未治过，既然有要求，那我就试试吧。月经先期大多为血海有热，迫血提前而至，何不按其病理去处方用药呢？在诊得该女无什么特殊异样的四诊时，拟：当归 10g，川芎 10g，鸡血藤 30g，红花 10g，川牛膝 15g，益母草 20g，桂枝 10g，细辛 6g，艾叶 10g，桃仁 10g，香附 15g，吴茱萸 6g。3 剂。上方一是煦温血海，二是活血行血，两层意思之合方，意在冀血沸的同时又有行血之品之催下作一保险。三剂服完，正是新年元旦之日，晨间见我，喜形于色，曰今天开门红！我不知何意，她又说我的月经来了，我也为之高兴。因考研无月事之干扰，其成绩优秀，被南京中医药大学录取。

事隔半年之暑假，无独有偶，一病友之外孙女，年甫 14 岁，想趁暑假随母亲外婆出国旅游，那几天正是该女孩月经来潮之日，既影响外出旅游，更无法下海游泳，特来问讯能否将其月经调至旅游结束，能让她下海游一次泳。当时我就想起了半年前成功调治的先例，说可以试试，但她想推后，而不是提前，正好相反。根据该少女的四诊所得，拟方以凉血固涩为大法，造成一个血海寒凝的临时病机，并辅收敛固涩之品，以助其保险系数。方为：生地 10g，乌梅 10g，五味子 10g，黄柏 10g，知母 10g，水牛角 20g，海螵蛸 15g，生龙、牡各 20g。七剂。考虑外出草药不方便，就改成颗粒剂随身携带，至目的地也能冲服。10 日后回国，三代人高兴之至，其母特来告知曰：此次旅游非常愉快，下海畅游数次，小女月经未至，回国后的第二天即潮。

以上两例之治，是我从医 50 年的仅有治验，从一例要先期，一例要后至的治疗结果来看，中医治病一定要有其独特的思维与理念，按中医的基础理论去求变适事，变通其正常与非正常之间的关系，或可人为病机，按其机理去处方用药，才能治到好处，最终达到随机适事的目的。

谈一点内伤杂病之辨治技巧

内伤杂病大多病程长，症状多，机因复杂，且所涉脏腑多，牵及经络广，病人主诉不清，医者辨识困难，不知孰主孰次，何重何轻，不要说伏其所主，就连先其所因，一时也无从下手。初涉临床及阅历尚浅的年轻医师们，遇到这样的病人往往茫无头绪。如一例年过半百的从业妇女，诉己遍体不适三年余，一身痠痛，恶风畏寒，手足欠温，夜寐不安，易惊醒，且多恶梦，口干苦，纳少，不思饮食，中脘时痛时胀，嗳气频频，头目昏眩，两而鸣响，溲黄，便结，时或心悸怔忡，胸膺憋闷，心烦易怒，多汗出，舌淡红苔薄黄，脉沉细弦数。此患之症可涉神经、消化、心血管、内分泌诸系，但从中医辨证入手，可示她既有内热又有外寒，既有阴虚又有阳弱，既有肝经郁热又有脾胃不和，既有痰热内蕴又有心气不宁……如此错综复杂，千头万绪，阴阳、寒热、虚实一体之病证，辨证应抓主因，用药可予兼顾。首先应从患者年龄入手，年届七七之妇，天癸已绝或应绝，营阴亏虚，精血不足，为其必然之因，由此并可产生阴不恋阳，阳易上越。肝失肾水之涵养，势必燥扰怒张；心火少肾水平制也易躁动难宁，是故内热诚由阴虚所致；外寒恶风肢冷，遍体疼痛实乃营卫不和，经脉失濡而成。如此分析探求，不难得出病证之大概，机理之所在，处方用药也可随之而出。可予大补阴丸、桂枝龙牡汤、二至、甘麦大枣汤化裁，不无显效。此病辨证之技巧首先从患者的性别、年龄入手，再从四诊所得，脉舌是有力的依据，其他症状皆为从主因派生出之细支。至于选方用药，也应围绕主因兼顾其他，方无顾此失彼，唯此而无他，造成此未顾及而他症尤重的局面。上证之方主旨在补阴填精，滋肾柔肝，调和营卫，养心安神。

再如一女，29 岁，经商多年，二三年来总感胸闷气短，咽部不适，稍动多言则上气不接下气，气不接续，咽有异物堵塞感，尚有喘促症状，头昏耳鸣，纳少，食不甘味，两胁胀满，心烦焦虑，畏寒肢冷，口微干且苦。夜寐时一合眼则恶梦纷纭，整夜皆然，二三年来症状时重时轻，无一日之安宁，十分苦恼，神疲面黄，且多黄褐斑块。曾多次住院查治，并去京沪求诊，或诊为抑郁症，或诊为咳嗽变异性哮喘，或诊为神经衰弱，或诊为咽喉异感综合征，不一而足，患者不知所措，医者也根据自己的诊断用了一些相关药物，但总以无效而告终。来诊时形疲气弱，神色紧张，讲话有气无力，舌淡红苔薄白，脉沉细弱。不管西医作如何诊断，结合四诊，得知其从商多年，辛苦奔波，劳心伤神，近年来营业亏损，资金短缺，其心郁气滞，肝气不畅，可想而知，加之过度辛劳，夜思日想，脾虚胃弱，宗气下陷也为其必然。气虚且滞，脾虚肝郁是其病机之所在。除四诊所得之外，又从询问其从业近况及其语感神色测得，此辨证之一巧也。用药可据西医的上述诊断，心知其意而不为其所囿，立健脾益气升陷，柔肝疏气解郁，两者兼顾为其大法，在缓图中辄可奏效。

曾治一翁年逾七旬，主诉大便秘结，腰背痠痛，夜寐欠安，双下肢乏力，步履不适，时感痠痛且凉，性情低落又易激动，大便一日不解则日夜难安，或自用开塞露，或饮润肠通便之成药，二年来症情不减，而有日增之势。来诊时满面愁容，又多苍黧之色，口干唇黯，舌淡暗红苔薄黄，脉沉细涩，曾中西诸药投之罔效。此翁形体清癯，情绪抑郁，窥其所服之中医方药，大多为通便润肠、补肾养阴加重镇安神之品，从其乏效之因思之，所用之方非不对症，但仅是对症用药，治标之举，尚未求其所因，而乏治本之法。余从上述乏效之方法中，再结合病久体瘦，唇黯，断其久病血瘀化热伤阴阻络为其潜在之病机。如大便通畅，下肢有力，只要心情舒畅其他兼症亦会迎刃而解。经下肢血管彩超果系动脉血管硬化有血栓形成。法主清润、通络，一边清解郁化之热，一边通濡久结之瘀，不出一月，诸症向愈，愁容黧黑也一扫殆尽。此病之辨治，余从前医失效之方药中找出失验之教训，避免再走弯路，结合脉证，直接从久病热化络脉必瘀立法，果能药合病机，诸疾痊愈。

从上述三例复杂的内伤杂病中，其辨治之巧，全在医之意想、思悟，从临床的各个方面去探求致病之因。除四诊所得的客观指标外，如患者之年龄、性别、职业、环境、秉性、体质及他医治疗之成败方药等都是觅源求因的思路与途径。有些病机确实就在你思悟意想推理之中，再选方用药也要洽合病机，选方用药之中一定要兼顾其他，方无顾此失彼之虞。有些处方看似庞杂，但仍有序，从临床之效果就能得以证明，如仲景之薯蓣丸就是一个非常典型的代表方剂。"医者理也，药者瀹也"，我深有体会。

话衡平则安疗胃恙

胃居中州，与脾相邻，彼此既相互依存，又相互监制，在相辅相成、制则生化中共同纳腐运化，俾进出有序，转输水谷精微奉养全身。

当下胃之有恙者为最常见病证之一，每个医院的消化内科皆门庭若市，男女老幼、宿恙新症咸至。它不但受饮食之困，寒热之袭，更受精神情志之扰，凡此三者无不影响冲和之胃气。在逆乱失和，难以健运的同时，还得承受每日三餐谷物、蔬菜及酒肉之消化工作，其负担之沉重可想而知。求治者想急速见效，在反复的治疗中，除经常借胃镜检查排除恶变外，中西诸药则不绝于口，有的能得暂安，有的毫无寸效，病程长的有数十年之久，短的也有二三月之扰。余临证以来，疗此疾甚多，在长期的医疗实践中深受吴鞠通"治中焦如衡，非平不安"之启益颇多。此言虽是对外感中焦温病而设，对于内伤杂病之胃恙来说，也有很好的指导价值。

考太阴湿土，得阳始运，阳明燥土，得阴则安，脾喜燥恶湿，胃喜润恶燥。脾胃之升清降浊可廓清脏腑，斡旋上下能调运四旁，化生气血滋充先后二天，故有胃气则生，无胃气则死，对人之生命莫大于此者。胃之遭恙，无不累及阴脾，因其有不可分割的内在联系。胃虽为阳土，痰热、湿热、瘀热偏重，但受阴土脾之牵连，气虚、阳弱、寒冷等病变也时可遇及，故胃之气阳不足不无少见。脾虽为阴土，但脾之营阴也时有亏，是故在调治胃疾之时，一定要顾及脾之阴阳、胃之阴阳及脾胃之间的阴平阳秘，方可无顾此失彼之弊，无伤对方之阴或阳，无损本脏腑之阴或阳。其胃健脾运，全在阴阳平秘，衡平则安，其纳谷转运之职即可恢复正常，临床症状即可逐渐趋向缓解而痊愈。

胃之营阴，易耗难复，如温热辛辣之品过食，或情志怫郁，内火炽盛，或温补香燥之药常服不辍，无不伤阴耗液。故在调治胃疾时，如慢性浅表性胃炎、慢性萎缩性胃炎及胃、十二指肠溃疡等尤当注意。如中阳式微、中气不足之证在运用温阳益气方中，毋过多择用辛热香燥之品，即使要用，也应辅佐一些甘润之味以制约其燥烈之性。如理中汤或香砂六君子汤等方，暂时短时间服用那也无妨，如需长期调治，一定要考虑其是否会伤害到另一面营阴，可予上方中加一些甘温柔润或甘凉益气之品，如太子参、白芍、旱莲草、百合、石斛等，择选一二味参于其中，平衡阴阳，协调中土。

如确系燥土内热、胃阴不足之证型，在选用清热养阴、滋润燥土之治疗方案时，有的虽可获暂安之效，但若长久服用辄有困遏湿土、伤及太阴健运之虞，可于清滋濡润之沙参麦冬饮、益胃汤等方剂中辅以甘温芳香之甘松、乌药、苏梗、陈皮等药，根据症情选择一二味佐之，则无凝重碍运之弊。

纵有痰热壅盛、气滞络瘀之病机存在时，清热化痰也勿过于苦寒，行气化瘀也避辛燥急烈。因过苦寒易损脾阳，过于香燥易耗胃液，活血逐瘀偏激时更损伤胃气，切记胃之纳腐除胃之冲和外离不开脾之襄助，因两者相辅相成，只有阴阳相和，才能真正完成后天一切功能。所有胃恙之治，应宗吴氏"非平不安"之旨，毋伤脾之健运，勿损胃之冲和。

病案一：张某，女，48 岁。胃及十二指肠球部溃疡多年，曾中西屡治少效，刻下形体清，神疲乏力，畏寒，纳少，胃痛隐隐，得食可安，反酸嗳气，大便或溏，舌淡苔薄白，脉沉细弱。显中阳式微，脾失健运，胃失冲和。治当温阳益气，健脾和胃。拟黄芪建中汤、理中汤化裁：黄芪20g，桂枝10g，干姜6g，炒白芍15g，炙甘草10g，炒白术10g，党参10g，海螵蛸10g，吴茱萸6g，三七6g，红枣5枚。15剂。半月后临床症状大为减轻，但微有口干便秘，舌有淡红之变。二诊时于上方加百合15g，旱莲草20g，蒲公英30g，大贝10g，生姜三片，去乌药、吴茱萸，以免再伤胃液，有碍运化，守上方连服四十余剂，非但症状痊愈，胃镜检查也不见溃疡之迹象。此案在二诊时以些微有口干便秘的变化就预示有耗阴伤液的征象，故在原方的基础上适当调整，温阳益气之中，一定要辅以甘淡养阴之味，以调燮阴阳，平安脾胃，则纳腐转运正常，二月后竟获临床症状全无，胃镜显示溃疡愈合之佳绩。

病案二：李某，男，67岁。胃病二十余年，反复发作，症状时轻时重，考虑老年脏器都呈逐渐萎缩、虚寒状态，胃黏膜日趋萎缩亦为常见，胃酸分泌明显减少，萎缩性胃炎在老年胃病中的比率较高，故建议胃镜检查。近查为慢性浅表性萎缩性胃炎，伴局部肠上皮化生。纳差形瘦，口时干苦，嗳气，胃痛按之不减，寐差，大便秘结，舌干红多细裂纹，苔白薄微黄，脉沉细数。显示胃阴亏虚，燥土失濡，而致胃失冲和，乏纳腐健运之职。清热养阴、和胃通络为其治疗大法，方拟：南沙参30g，百合20g，麦冬15g，生地20g，丹参20g，蒲公英30g，蛇舌草30g，山楂15g，川连10g，黄芩10g，白芍30g，乌梅15g，枇杷叶15g，瓜蒌仁30g，生大黄6g，甘草10g。7剂后，口干已，大便畅，胃痛亦减。即效之方，毋庸更张，守之再服七剂。药后，诸症尚可，药证相安，但觉大便一日两次，偏烂，胃中微有胀满，纳谷欠馨，舌淡红欠润，苔薄白，脉沉细。考虑此恙须长期调治，方克有济，此清润苦寒之药殆有伤及脾阳，影响胃之运化，亟应微调上方，稍增益气温阳健脾之品参伍其中，以助胃之纳腐运化之力，冀能逆转萎缩，消解肠上皮之化生，遂于上方去生地、黄芩、大黄，加鸡内金20g，太子参15g，甘松6g，生谷、麦芽各30g，减川连为6g。此方平补脾胃，协调阴阳，佐消癥化结之品。半年后，纳增体丰痛止，胃镜复查仅示慢性浅表性胃炎，未见有萎缩性及局部肠化之报告。李老欣喜甚慰，要求继服，以期痊愈。

　　以上二例仅是诸多胃病中之一二，在养阴中辅以温阳益气，温阳中佐以甘淡养阴，调燮阴阳，协和脾胃，以期脾胃健运，纳腐正常，运化有序，从而增强自身的修复溃疡、消除炎症、逆转萎缩、化解肠化之能力，不仅是可能的，而且事实已证明是完全可以实现的。"治中焦如衡，非平不安"，对指导胃病的治疗不无至理。

谈一点肿瘤辨治的体会

癌瘤之疾有一个缓慢演变、发展的过程，虽受多种因素的影响，但与人体正气不足、抗病能力低下有着密切关联。一旦在临床诊查发现，大多为中、晚期阶段。因患者急于救治，医者速去毒瘤，手术、化疗、放疗被视为最理想的治疗手段。随后中医治疗也多筛选搜集一些抗癌消肿败毒之中药于一炉，并嘱其长期服用，可防复发，以杜后患。殊不知事与愿违，大多于一年半载，或三五个月即与世长辞者不少，闻此者无不悲伤、恐惧，是故闻癌色变，举世皆然。目睹邻近癌症患者这种结局，许多有识之士，也在反思，癌瘤之治是否只有上述之法，且是唯一之法呢？然在许多散在的个案报导中，发现其认识理念、治疗思路、所选方药颇具特色，符合中医调燮阴阳，扶正固本，调脏腑、解郁结，助生生之气以遏杀癌毒之肆虐之大法，结果是瘤体缩小，症状渐少，形成一个人瘤共存的局面，不但生活质量显著提高，其人生寿命也在逐步延长，宛如同年之人，医患欢喜，周边之人群羡慕不已，家人欣然与其同乐。

考癌瘤之恙实为当今之常见病、多发病，也视为慢性病。虽发病部位不同，症状各异，但其正虚邪恋，聚毒成疾为其一理。一旦发现大多为中晚期之病变，要知邪正之交在体内已非一日之争，有的已有多年甚或十数年之久，肆虐之邪毒已占上风，虚败之正气暗自馁弱。中医之治不管是术后或放化疗之后，或未于以上之治疗，定要权衡利弊，把握邪正消长的全过程，一边扶正，一边抗邪。扶正绝非蛮补，抗邪也非攻削，关键在于调燮阴阳，活泼气血，助生生之气。协调脏腑正常功能，提高自身抗病能力、免疫能力，来对抗遏杀肆虐之邪毒，或使其蛰伏，无扩散转移之动力与机遇。与此同时，也可选择一些针对性的软坚散结、败毒消肿之虫、草类药，相辅相成，以达理想之结果。

一、调燮阴阳

调燮阴阳是本病治疗中至关重要的一环。因人身之阴阳平衡是机体协调，气血活泼，神情康健的关键。故《四气调神大论》有"夫四时阴阳者，万物之根本也，从阴阳则生，逆之则死，从之则治，逆之则乱"之警语。如阴阳有偏，或阴虚或阳弱，或阳盛而致阴衰，或阴盛而致阳微，体内之正气不无虚败，其抗病免疫等功能无不低下。一旦抗病免疫功能低下，对方之侵扰攻击之力不增也强，时日稍久，正气溃败之期则不远矣。其阴阳之偏盛偏衰，有先天禀赋之体质，有病后邪毒侵扰所致，有药物偏激而为。病者不知，医家不察，一闻癌瘤之患，不审阴阳之失衡，尽攻伐、削克、败毒、清解之能事，无不更虚其不足之阳，更伤其日耗之阴，以致根本动摇而不固，癌毒趁势而肆无忌惮，或增大或扩散，整个形体只处于被动挨打局面，毫无抗争还手之力，不亡何待！肿瘤之病变复杂，病程亦长，又常涉及多个脏器，其阴阳失谐也多有变数，有单纯阴阳之不足，有阳盛而伤及营阴，或阴盛而致阳弱，更有阴虚及阳、阳损及阴等等，是故在调燮阴阳之时，还要考虑到是单纯的温阳、滋阴，还是抑阳养阴、滋阴潜阳或阳中求阴、阴中求阳等法，尽量使其阴生阳长、阴平阳秘、阴阳互根、阴阳协调而达到一个平衡互助、相得益彰的新局面。生生之气一旦得助，正气则有抵御邪侵、消减病势、克敌制胜的能力，其结果就会出现一个崭新而理想的境界，与那种因过度检查、过度治疗而致敌死我亡的结局有霄壤之别。曾治一肺癌老年患者，在气阴两虚、肺失治节阶段，沙参、太子参、石斛、百合、西洋参、阿胶、麦冬、五味子、生地等为不可缺如之品，在频频投方，坚持服用三个月后，气阴渐复，治节有权，临床症状也日渐消减，精神气色也日有恢复，虽 CT 复查癌肿病灶未除，但也不见增大，仍在原处静伏未动。这一扶正抑邪在肿瘤的治疗理念中，已被本人多例临床病案所证实。在未接受任何抗癌消瘤西药的治疗期间，坚持中医中药的辨证治疗十多年，不但临床症状不见，且神形康健宛如常人的八十多岁的耄耋老人十分欣慰，此种疗法即扶正抑邪、人瘤共存，而达到了治疗目的最好例证。

二、协调脏腑

扶助正气也非一味的选择八法中之补法为其治疗大法，因人体正气的旺盛，要赖以脏腑之气血阴阳协调活泼而发挥其各自正常的生理功能，故《脉要精微论》曰："五脏者，中之守也……夫五脏者，身之强也……得强则生，失强则死。"肺之宣肃治节，肝之疏泄条达，脾之转输运化，肾之作强技巧，心之君主神明及六腑之纳腐通泄等，一脏一腑有碍无不影响整体之不和与失调，而正常的生理功能定会受到伤害，此时正气从何得以强健而不息？对某一脏腑之失健，视其是本脏之虚抑或受制于某邪之害，在区分调治完善后，其正常的生理功能得以恢复，扶助正气之目的也即达到，关键在于如何调治，绝非蛮补一法也。如一肝癌患者，放、化疗后，右胁不适，时时胀痛，胃脘胀满，面色黧黑，口干苦，纳差，舌边红苔黄黏，脉沉弦滑数。来诊时神色虚惫，困顿乏力，此正虚邪恋，脾失健运，湿浊化热，阻中困肝。虚极之体按常理亟拟益气保肝、补益气血，但此脾虚湿困，久而化热阻络，非蛮补可能获效，必予清化疏调、培益中土，逐渐祛邪扶正而达到扶正强体之目的。在长达一月的清化湿热、疏调肝气、培补脾土、和降胃气之大法中，始终予薏苡仁、茯苓、茵陈、黄芩、柴胡、藿梗、苍术、白术、枳壳、蔻仁、半夏、瓜蒌皮、太子参等药出入，既未用攻伐克削之抗癌消肿之品，也未用八珍大补温滋扶正之味。湿浊化，热毒清，肝气疏，脾运健，纳昌脘舒，神色转佳，黧黑之面也转为黄色，其正气得以恢复，肝脏症状明显消减，一切宛如常人，在一年多的治疗中，恢复的十分理想。是故扶助正气即恢复各脏腑的正常生理功能，虚者补，实者泻，邪者去，重在一"调"字，达到一"平"字，使内脏协调，气血活泼，纳昌寐佳，生生之气得到恢复资助，不愁邪之不去，体之不健也。

三、解郁散结

癌瘤患者大多性情失悦，肝气不舒，精神紧张，情绪低落，易惊惕，易激动，再耳闻目睹周边同事、熟人因癌症而很快谢世，则更悲观失望，认为自己也会同他们一样，故整天泡在治疗无望、前景渺茫、等待死亡的悲境之中，长期以往，机体的免疫系统必定会受到影响，脾胃消化系统、心脑神经系统等也无不受到损害。如纳呆脘胀，头昏心悸，烦躁不安，易怒易生气等，正气的伤害不言而喻，生生之气失于扶助，使本就不康健之内环境雪上加霜。然邪毒则会乘虚侵扰，加重病情，促其向坏的方面转化，进一步恶变。中医对此早有高论，七情所致的内伤病证引起肿瘤积聚者就不在少数。如沈金鳌云：

"古人所以云六郁为诸积之本也，故当积之为成，必先有以解其郁，而使当升者升，当降者降，当变化者变化，不致传化失常，治宜六郁汤、越鞠丸、保和丸，斯气血冲和，而百疾不作。"现代医学对此也有认识，认为"癌症与内向性格、郁闷性格、抑郁性格等带有癌症性格的高危人群有关，其免疫功能就很容易受到影响，肿瘤监测功能和细胞凋亡机制的循环中断，导致机体出现异常细胞，并且不受监控"，这与我们中医的基本理论有不谋而合之处。且已受癌瘤侵扰之人，就更应该注意这方面的调治，除药物治疗外，心理咨询、情绪宣泄、精神愉悦尤为重要。因这类人群神经过度敏感，稍有一些不悦之语或危言之话，特别是医生口中出来的，无不加重其精神负担及临床症状，此也为克伤正气，无助治疗的重要一环。在诊治他们时，一定要明其理，悦其志，使其了解得病之由、愈病之治，鼓励他们配合治疗，放开郁闷情绪，向往美好未来。"多与人交流，常户外活动，出去走一走，看看大好河山，一旦情绪转悦，气血流畅，则郁解神健，纳便正常，睡寐转佳，心胸开阔，如释重负，再在药物的治疗下，临床症状也会逐渐消解……"此宽慰之语，不亚药物之疗效，也为扶助正气，遏杀邪毒之举也。

知常达变愈顽疾

医之治病，无非"寒者热之、热者寒之、虚则补之、实则泻之"等，以纠偏补弱，使之归平，症除则病愈，何难之有，故有"读方三年，便谓天下无疾可治"之言论，此"常"之易知。若"变"之则难晓也，诸多热病寒之不减，寒病热之不除，虚证补之无效，实证泻之更甚者，何也？此病症虽不繁，但机因却复杂也。是故业医者不但要知常见之病证，更应了解变化后之病证。如热证虽同，但机因有异，其疗治之法则当有别，方药甚则大相径庭。有用石膏以清之则愈，有用附子温之始效，前者之热为实热，病在肺胃，后者之热为虚热，病在下元。前者非清无以愈肺胃之实热，后者非温无以补下元之虚寒，因后者之热为虚阳上越，非真热也，需热药引导虚阳下潜入肾则热消症安，此热证本由虚寒所致，故石膏不可沾唇，附子不得缺如。如斯故有"治病三年，乃知天下无方可用"之叹也。寒热如此，虚实也不例外，其他杂证也无不皆有此常变之证焉。辨治之法关键在探病因、求病机、识病位、究治法、谋方药，方无寒热错识、虚实颠倒，将"变"谓之"常"而延误病情，加重病证。现择几例常见病证之辨治，仅供参考。

一、复发性口腔溃疡

此类病证临床十分习见，于口腔科就诊者就更多了。此恙大多由肺胃积热、心火上炎为主，疗治时予泻黄散、小承气、导赤散等方化裁，常收良效，但也有一部分患者在服用此方药后，不仅无效，且痛甚溃增，严重影响饮食、言语，疼痛转甚，苦不堪言。如吕某，男55岁，因前列腺癌手术后，身体虚弱，畏寒纳差，腰膝痠冷，口舌多处溃疡疼痛，影响其食纳，面黄少华，言语低微，口微干，喜热饮，大便或溏，溲涩不畅，舌淡胖边有齿痕，苔白薄，脉沉细略数。此肾阳虚微，下元亏败，失潜之龙火上燔而上灼苗窍，致口舌多处溃疡，曾在口腔专科屡治少效。今拟温补下元，导龙火下潜为法：附片10g，熟地10g，生龙、牡各30g，龟板20g，砂仁6g，黄柏6g，怀牛膝15g，山萸肉15g，巴戟天15g，骨碎补15g。七剂。

二诊：药后口舌溃疡显减，神色转佳，腰膝痠冷亦较前好转，二便正常。合拍之方毋庸更张，守上方增炒白术15g，党参20g，以增培土助运之力。七剂，即愈。

此案之特点在于望诊，见其面黄少华，形体疲惫，及舌淡胖有痕苔白薄，一眼望去就知道内灼口腔之火不为实火，再结合其畏寒、腰膝痠冷、溲涩便溏、口喜热饮及沉涩之脉，显示一派肾阳式微、下焦阴寒之证。其口腔之溃疡，必为龙火内燔使然，苦寒清泻之剂不可沾唇，温阳下潜之方势在必行。首诊取效后，即印证辨证之正确，方药之无误，二诊加参、术，以调运中土，培补中气，以斡旋上下而获全功。可见其复发性口腔溃疡中，尚有许多属此类病机者，疗治时定当顾及，勿犯虚虚之戒也。

二、汗证

汗证中医有自汗与盗汗之分，以自汗为白日出汗，多属阳虚气弱，盗汗为夜间出汗，多属阴虚内热，尚有局部出汗。自汗以温阳益气、调和营卫即已，盗汗以滋阴清热、收敛固摄可愈。但临床许多汗证并非教科书中描写的那样清楚明晰，此常中有变，变化了的汗证既非阳虚之自汗，也非阴虚之盗汗，其机理尤为复杂，一个小小汗证往往使得患者日夜不宁，医者也束手无策。患者日夜皆汗出不停，无自盗之分，医者屡予温阳益气、滋阴清热或收敛固摄者乏效多年，患者苦不堪言，医者无的放矢而困惑不解。如李某，女，52岁，更年期后，形体虚羸，易汗出，寐不安，伤风感冒一月有半月缠身。咳嗽咯痰，咽痛，口苦干，既畏寒又怕热，痰时黄白相兼，头身疼痛。渐渐发展至昼夜大汗淋漓，稍动则甚，一日更衣数次，二年来中西诸药屡服不辍，收效甚微。因汗多恐伤津液，自己则不停饮水，以补充大汗外出之水分，但饮后小便亦频。患者面白少华，神色困倦，夜不能寐，时或心悸，纳可大便偏干，舌淡红，苔薄黄微腻，口中有腐浊之气味，脉虚细滑数。此肺金郁热，痰浊不化，暗伤气阴，而致肺之治节失司，腠理疏松，营卫不和。亟拟清解久蕴肺金之痰热以复暗耗日益亏损之气阴：生石膏30g，知母15g，葶苈子10g，薏苡仁30g，芦根30g，冬瓜仁30g，黄芩10g，五味子10g，南沙参30g，桑叶30g，甘草10g，滑石30g，天花粉30g。五剂。

二诊：药后汗出愈半，口干减，夜寐佳，无心悸、头身疼痛之作，患者甚喜，诉二年来未有之效果。因大便仍秘，上方加麦冬10g，太子参15g，瓜蒌仁30g，去葶苈子、滑石。七剂。

三诊：汗出将已，唯感气虚乏力，舌淡红，苔薄白，脉仍虚细数。热退痰消，但肺之气阴尚待恢复之中。予上方去薏苡仁、黄芩、桑叶，减瓜蒌仁为10g，加西洋参10g，山药20g，仙鹤草30g，阿胶10g（另炖），十五剂善后。

此案汗证二年来一直未得到满意之治疗，关键囿于自汗盗汗之间徘徊，总认为汗证非阴虚即阳虚，不是滋阴清热就是温阳益气，别无他法。此例淋漓大汗，昼夜皆作，且二年不已，无分冬夏，在前车之鉴之教训方药中应得到启示，以前之治法肯定不通。加之口干苦，咳嗽咯痰黄白相兼且口味偏重，大便难，舌淡红苔黄微腻，脉虚涩中尚有滑数之象，这说明肺系痰热偏盛，气阴日渐暗耗，伤及治节之权，影响皮毛之致密，营卫之失谐，故汗出不停而无分昼夜。一日不去肺系痰热则气阴一日被耗，肺金乏气阴滋养则其主治节乏权，主皮毛失职，又热主疏泄，腠理常开，营卫不和，汗出岂有向愈之日，形体怎能不虚而惫矣。治当首清久蕴之痰热以撤耗气阴之源，再复其主治节、主皮毛之职，汗才有收敛向愈之望。二、三诊在原方的基础上，随症化裁，恰和病机，收效更佳，达变之效，全在思辨求因，探机而成也。此类汗证我治之颇多，其验皆显。

三、习惯性便秘

人之大便当一日一解为佳，二日一解勉强之，如若七八日甚或更长时间一解，且硬结难下，一拖数月经年者，实属顽难痼疾之一。患者终日愁其大便，弄得饮不思、觉不眠，求方觅药成了他们一件大事。一些泻下通便之方药虽能暂安，但移时则依然故我，故患者只得自备番泻叶、麻仁丸及西药通便之品为缓解救急之用，认为自治这总不是办法，还得再求医根治之。实际上许多便秘之患者并非热结津伤所致，在清热润肠无济于事时，则应想到其变故之由，当求因探机深入细致地去寻觅便秘之源委，而伏其所主也。曾治胡某，男，65岁，大便秘结经常五至七日一次，且坚硬难排，每次排便需半小时以上，弄得精疲力竭，常有半途而终，二年来曾服中西药无效。来诊时面黄微浮，纳可，口不干，腹微胀，乏力神疲，胸闷气短，不足以息，舌淡有痕苔白薄，脉沉细弱。一派虚寒气阳不足之象，苦寒泻下之剂不得再投，亟拟温运益气佐以润下之品。方为：生白术60g，肉苁蓉30g，附片10g，黄芪30g，枳壳30g，太子参30g，大黄6g，五剂。

二诊：上方服后，自觉气力有增，大便畅行一次，量多，脉舌同前，守上方继之，以冀气阳有增，肠腑传导功能渐复，不用药也能排送正常则佳。上方加熟地30g，当归15g，七剂。

三诊：二诊七剂后，大便较首诊又有改善，七日大便二次，排便时间短，腹胀已，胸闷气短也有轻减，脉舌同前，再守上方去大黄，十五剂。半月后复诊云：大便基本是一二日一次，不干不稀，正常排出，二年之痼疾近月治愈，谢谢您了。本案之治全在益气温阳，而复传导。因大便秘结虽多热结津伤，但气虚阳弱伤及大肠之传导者也复不少，苦寒泻下虽收一时之效，但传导之伤又增加一分之病，故二年来屡治少效之理即在于此。白术重用皆在益气培土以增强大肠传导之能，可见白术不但能止泻，也能通便，其"双向"作用全在健脾益气，调运胃脾之运化而达到其升降传导之功能。仲景于《伤寒论》174条即有"若其人大便硬，小便自利者，去桂加白术汤主之"之旨，且生者少燥烈之性，配附片以增温补下元，强肾之作，破阴寒之凝结；黄芪、党参、枳壳益气助运，也不可缺如；大黄、肉苁蓉之加，以寒温并用，佐术、附以加强通润传导之效，求本之中稍佐二味，也为首诊必要之举，旨在使患者服药后见到功效，而增强治疗之信心。坚持治疗促使胃肠纳腐传导功能早日恢复常态，结束二年病痛之苦。此知常达变之又一例证也，业医者当深思之。

从验案一则谈常年感冒非皆虚证

　　近诊数例感冒患者，缘由家人或同事感冒将其带发，且一发辄不了了之，家人好了，同事痊愈，但他们就是缠绵不已，终日头身疼痛，清涕常流，微有咳嗽，畏风恶寒，胸闷不舒，口或干，咽喉不爽，似有痰贴之，总之诸多不适之感，云这些症状，一月之中至少有半月甚或有更多的时日存在，如斯一年有大半年在感冒之中度过。曾中西求诊，服玉屏风散、补中益气汤，及增强体质、抗过敏等西药也于事无济，自己在大药房选购一些专治感冒及增强机体免疫力功能的一些补品，常年服用也未见寸效，无奈之后只得任其困扰。曾有一李某男性患者，42岁，感冒连绵不已，近年曾多方求治，也自购许多补品增强体质但无效，后经人介绍来我处就诊。患者形体一般，偏于消瘦，神情倦怠，面色晦暗无华，头额昏痛，咽部不适有痰感，但咯不出，鼻常塞，且流清涕，喷嚏也时作，喜唾或清嗓，口干微苦，手心灼热，自汗出，恶风畏寒，总感遍体不适，不是腰背疫楚就是四肢乏力，纳便一般，日常工作尚可勉强应付，舌淡红苔白薄微黄，脉浮细滑数。云一年来求医数家，服药无数，不但未见疗效，还有加重之嫌。在无奈之下，一病友介绍特来作最后一搏。余审视良久，结合脉证，认为此疾乃由营卫失和客邪稽留不去，久郁化热恋肺，伤及太阴之气阴，而致肺乏治节之权，肌肤稀梳，腠理不固。起初治不如法，未能使客邪速去，营卫失谐，故总感神色疲乏，恶风畏寒，自汗，手心灼热，口或干苦等症。尔后则越治越坏，又屡服滋补温热之品，使稽留之邪，蕴遏更深，恋留肺卫无以外解之日，更耗太阴之气阳与营阴，伤太阳寒水之藩篱，治节失司，卫外不固，处于一个正不御邪、邪不消撤的正邪纠缠，主客交混的局面。唯补虚益气滋敛，非但虚无补，客邪反而因"补其有余"留着不去，更伤太阴治节宣发之职，稍感风寒外袭及受他人感冒之扰，又于旧疾之上再添新恙。故总觉感冒缠身，无消解之日。疗此者，当先开启驱邪，使之外出，再闭门调治，补益内里，那种想增强体质，只知一味补虚扶正者与闭门留寇又有何异。治当凉开宣肺，轻清透散太阴之郁结；辛散解表，疏越郁遏太阳之客邪；并辅以和营卫、调腠理之法，使客邪由肺卫而外解，营卫在调治中和谐，达到邪去正安，外邪无入侵之机。方拟桂枝二越婢一汤化裁之：炒白芍 10g，炙麻黄 6g，生石膏 30g，柴胡 10g，黄芩 10g，杏仁 10g，甘草 6g，生姜四片，大枣三枚。七剂后诸症解其大半，继予上方加蝉衣 10g，桔梗 10g，去黄芩、杏仁，又七剂。后予第一方去麻黄、石膏加五味子 6g，百合 20g，太子参 15g，功劳叶 15g，南沙参 30g，十五剂后自觉纳昌便调，形体丰渐，神色转佳，随访半年一切正常。

此案之验说明常年感冒患者并非一般认为就是体虚而致，其中尚有一部分属上述机因，营卫不和，客邪为患，肺乏治节而致感冒诸多症状缠绵不去，故治疗此类感冒切忌一味温补滋敛，造成邪不去正不安或滋生许多不应该有的病证。桂枝二越婢一汤为仲景疗治"太阳病发热恶寒，热多寒少，脉微弱"之方，由桂枝汤与越婢汤合而为之方，功擅疗肌解表、调和营卫、宣肺散邪、清解郁热，对外感客邪郁遏肺卫而致营卫失谐、肺失治节，感冒症状往往缠绵不已者，诚合拍之方。余借此方疗此疾，以寒温并用、肺卫两调，故调营卫以解太阳之客邪，又宣肺金以透太阴之郁结。如热邪偏甚者可加黄芩、柴胡，寒邪偏甚者可加干姜、苏叶，待客邪一出，感冒之临床诸症即可逐日消失而向愈。此后则可考虑进一步和营卫、益气血、调阴阳，以扶正固表，御外邪之扰袭。根据具体症情，窥测病机，可分别给予桂枝汤合玉屏风散加附子以温阳益气、调补营卫或桂枝汤合生脉散加西洋参以补气养阴、和营益卫。如此调治二三周后，改为隔日一剂，再调治一周半月，大多可远离感冒之侵扰，进入正常工作学习状态。

浅谈按"痈"辨治溃疡性结肠炎

慢性非特异性溃疡性结肠炎临床常可遇及，来诊者大多病程冗长，症状复杂。诸如腹痛泄泻，大便滞下，急迫后重，有赤白黏液，解后症减，移时又痛又坠，入厕再便，一日多则十余次，少则也有二三次，属中医之肠澼、痢疾。因其迁延难愈，颇似中医之奇恒痢、休息痢的一种。

近来由于从西医转诊中医者颇多，在临床实践之中，见其腹痛急迫、便赤白黏液如脓状，使我想起一些内痈之患也与肿痛、脓疡、溃烂疮面一时难敛的中医外科病证有许多雷同之处。余常将此恙归属中医外科痈疽疾患去辨识，按痈疡之治疗规则去识证求因，辨证论治，却常收十分理想之疗效。考《诸病源候论》谓："大便脓血，似赤白下痢，而实非者，是肠痈也，卒得肠痈不晓，治之错在杀人。"此肠痈未必是溃疡性结肠炎，但便挟脓血，腹痛阵作，又经肠镜之窥视，实有溃疡之存在，更有赤白黏液之贴附，与痈疮之破溃流脓，无以收敛没有两样。是故肠镜之检视，延深了中医望诊之深度，解决了用肉眼无法窥视的难题，可将其窥视所得与其它三诊合参，探讨病位、病因、病机及溃疡之性质等，为治疗再作方案，提供了一定的准确性、可靠性。若肿痛为主则应活血清热、解毒消肿为法；如以溃疡为主则应益气养血、托毒排脓收敛为法；如介乎两者之间，则应清解与补养、托毒与收敛合参，再结合痢证之整体辨治。对于本病的论治，余常超出常规用药，在外科疮疡治疗大法的基础上，结合内科的整体调理，局部与整体，治标与治本有机结合，收效确实较为理想。

溃疡初期正气尚盛，热毒较重，属邪正交争之激烈期，舌红苔黄腻，脉浮滑数，常以清热解毒、消肿排脓为主，以仙方活命饮、大黄牡丹皮汤合薏苡附子败酱散化裁。药以败酱草、红藤、薏苡仁、桃仁、赤芍、蒲公英、蛇舌草、皂角刺、马齿苋为主。如兼有脾虚气弱者加黄芪、白术、党参、甘草，以益气托邪；挟有阳虚者稍佐附片、干姜、鹿角片通阳托邪；若舌红苔薄黄，脉沉细数，偏于营阴亏虚者，则以清热解毒、扶正排脓，辅以滋阴养血之品，如旱莲草、石斛、女贞子、白芍、阿胶、制首乌等可随症加入。溃疡后期大多为正虚邪亦不甚，但疮面难以收敛，就同下肢溃疡之老烂腿一样，症状不轻不重，但就是许久难以收口痊愈，疗此期之大法则应以益气温养、托毒排脓、收敛生肌为主。因不像下肢溃疡既可内服还能外治之双管齐下，此只得缓缓调治，冀整体之康健，气血之充沛而影响局部起到敛溃生肌作用，还得慎饮食之忌宜，避剧烈之运动，戒情志之悲郁。药如黄芪、太子参、阿胶、当归、熟地、骨碎补、白蔹、白芨、制乳香、制没药、五倍子、薏苡仁、鹿角霜等，可在扶正托邪、生肌敛溃中将其治愈。

曾治李某，男，38岁，干部。查有溃疡性结肠炎三年，屡治少效，症状仍以腹痛，腹泻，每日五更后痢下赤白冻状粪便，一日七八次之多，纳差，体瘦，神色疲惫，口干舌燥，舌淡红苔薄黄，脉沉细数。此湿热下蕴，腐蚀肠道。再次肠镜示：局部充血水肿，糜烂有出血点，黏附赤白脓液。属正虚邪毒肆虐，湿热久蕴伤及血络，暗耗营阴，亟拟清热毒，消痈肿，滋阴活血，辅以生肌敛溃，诸法并进。药用：蒲公英30g，败酱草30g，薏苡仁30g，冬瓜仁30g，皂角刺10g，炮甲10g，二花30g，马齿苋30g，地锦草30g，赤芍10g，大黄6g，制乳、没各 10g, 旱莲草 30g, 天花粉 15g, 黄柏 10g, 川连 10g, 乌梅 10g, 阿胶 10g(另炖), 三七粉 6g(另冲)。十五剂。

二诊: 药后诸症缓解, 大便由一日七八次减为一日二次, 赤白黏液减少, 腹痛缓解, 纳增寐可, 脉舌同前。守上方出入以敛溃生肌为主, 上方加黄芪 30g, 炒白术 10g, 诃子 10g, 仙鹤草 30g, 五倍子 10g, 石榴皮 10g, 太子参 10g, 去皂角刺、地锦草、黄柏、薏苡仁、天花粉、二花。十五剂。

三诊: 诸症再减, 纳便正常, 腹痛、便痢未作, 神色转佳, 舌淡红苔薄白, 脉细数。守上方转养阴扶正, 托毒敛溃善后: 黄芪 30g, 炒白术 10g, 乌梅 15g, 旱莲草 15g, 当归 10g, 阿胶 10g, 白芍 15g, 诃子 10g, 五倍子 10g, 白芨 15g, 白蔹 10g, 甘草 6g, 海螵蛸 10g, 制乳、没各 6g, 仙鹤草 20g, 马齿苋 30g。三十剂。三月后经肠镜复查示原溃结处已无出血点, 溃疡已愈合。

胃痛喜熨按并非皆虚寒

胃脘痛是中医内科最常见的病证之一，因其恙大多病程久，一时难愈，故历代医家皆将其列为临床大证而讨论之。如《内径》早有"胃脘痛"之病名，且有详尽之描述，在长期的医疗实践中，前贤仍将其致病原因，临床症状、病理机制及治法方药都进行了认真细致的探研，而日臻完善，为胃脘痛的论治作了巨大的医学贡献。在辨虚实、寒热、气滞、血瘀等方面尤多考究。如喜按多虚，喜热熨多寒，痛无定处且胀，嗳气者多属气滞，痛点固定，似针扎者多属血瘀，为我等辨治时提供了简捷明了的依据，用之临床，多能得心应手，乖逆失验者少。然尚有部分患者胃痛之辨证要点并非皆按上述特点展现，往往给诊治者带来一定的困惑与错判，服药后无效甚或转甚者不为少见。本人在长期的医疗实践中，因其困惑者有之，错判者也有之，在百思不得其解之余，反刍病例，自思失验无效之因，转甚之由，再结合生活中他病的一些常见现象，渐有感悟。再深探病机、病理，认为仅靠上述几点辨证要点去应付一些复杂多变的病证，远远不能得出最终判断，还得要四诊合参，细释其病理机制后，寒热虚实气滞血瘀之真谛方可显露，为疗治之大法方药提供真实可靠的依据，效验辄现，医患皆悦。

寒者喜熨，虚者喜按，为一般之常理，也甚习见，是临床辨识病证的一大要点。然热者也未必皆喜冷凉，实者也有喜按之人。考胃痛之属痰热内蕴、胃失冲和，或气滞络阻，久而化热，或肝胃不和，气机郁遏，久而生火者，临床多见，可以说皆为实热之证型，但其喜熨喜按之证不无其例。因其痰热蕴遏气机不畅，在得到外力的推动或热熨之后，其窒息之气机，暂时得到因推运之流动，或温热之舒张，窒息之胃体，瞬间有运转斡旋之机，顿时即感舒适。故当你问及患者胃痛喜用热物熨贴或用手左右推按是否感到舒服时，他定会说"是的"。再如气滞血瘀，久而化热证型者，也会在胃脘部自感欠温，自喜热熨或推按即觉舒适或痛减，其机理与上者同，但其效更显。因气滞得推则运，瘀血得熨则舒，诚为生活之常理也。再如肝胃不和，久郁化火之证型，也都如此，因得按揉则气滞可暂时流通，热熨时肌腠则张，郁遏之火也能得暂时之透散，故痛可减，症可缓。故仅靠喜熨为寒，喜揉为虚而辨识寒热虚实，诚有失偏颇，有时为假象所惑而铸成误判之大错。

如曾治吴某，女，36 岁。胃痛多年，查为慢性浅表性胃炎伴糜烂，胆汁返流性食道炎，幽门螺杆菌（＋＋），中西药屡服少效。形瘦神疲，面色萎黄，纳减便结，寐差易生气，脘腹胀痛牵及右胁，嗳气时泛酸水，口干且苦，但胃脘部冷凉喜按，常用暖宝熨之，舌淡红略暗，苔薄黄，脉沉细弦。前医曾按脾胃虚寒，屡投香砂养胃、归脾及补中益气汤等方药无效。此乃肝胃不和，气机郁遏，化火灼耗营阴，伤及血络，非虚寒之证也。治当清热养阴，柔肝和胃，活络理气为之。拟一贯煎合失笑散、左金丸化裁：南沙参 30g，麦冬 15g，百合 20g，川楝子 10g，黄连 10g，吴茱萸 6g，蒲黄 6g，瓜蒌仁 20g，杞子 10g，旱莲草 30g，蒲公英 30g，大黄 6g，五灵脂 10g。七剂。

二诊，上方服后，诸症缓解，痛减过半，神色转佳，守上方出入继之。上方加绿梅花 15g，赤、白芍各 10g，去大黄。十五剂。

三诊：半月来，诸症再减，纳增寐可，大便通畅，暖宝无须再用，胃脘处已无畏寒欠温之症。脉舌同前，守上方去失笑散，瓜蒌仁减为 15g，加煅瓦楞 20g。十五剂善后。

此胃脘部之冷凉畏寒且喜温熨者，实为气滞络瘀而致络脉欠通，血流不畅，气阳无以流运温煦胃络所致，喜温喜按假象也。在辨得舌淡红略暗，苔薄黄，脉沉细弦，结合口干苦易生气，及前医所投方药无效时，其胃脘处之畏寒喜按则反证了本案之机因，即是肝胃不和，气滞郁火被遏，耗阴伤络而致胃失冲和顺降，气血失于流畅，故改投上方辄效也。

为何阳痿遗精多由湿热引起

一遇及阳痿之恙无不想起肾气虚、阳气弱，或命门火衰，遗洩者亦然。主以下元虚败、精关不固论治，先贤论及者尤多。如《诸病源候论·虚劳溢精见闻精血候》曰："肾气虚败故溢精也。"《景岳全书》亦谓："男子阳痿不起多由命门火衰，精气虚冷。"然按其论治者，效者有，无效者亦复不少。更甚者此病患者或听友言或睹书报，或道听途说，总认为体弱肾虚，非补肾不为功，常私入药房选购补肾壮阳益气固摄之品，如金匮肾气丸、全鹿丸、十全大补丸及参、茸、鹿鞭等服用。时日稍久，非但上述之症不见其功，反有遗洩频发，阳事萎弱更甚之忧。当今社会，经济发达，人们生活水平有大幅度提高，肥甘味美，酒醴滋补不绝于口，温室效应也日益明显，加之节奏快，工作压力大，学习紧张等因素，由此而滋生之温热、痰热、相火皆暗生内长，演变而成的湿热下蕴，痰热中阻，相火妄动等也不乏其例。久而久之，酌耗营阴，伤及肝肾，致宗筋弛纵，作强不能，再加上湿热痰火内扰精室，致封藏固秘失职，遗精、阳痿二症常伴随同现。如再自购频服那些温肾壮阳之品，无异火上浇油，炉中加薪也。是故来诊之人外观虽体倦神疲，面容憔悴，少气懒言，腰脊胀痛，足膝痠软，但舌红苔黄腻，两脉或沉细滑数或浮数滑大。再细察其口苦干，且有一股腐浊气味外喷，溲黄，大便或秘或烂，臭气也重，易汗出，手心灼热，心烦意乱，易怒，入睡即使冬日亦喜裸足于被外等。一派湿热内盛，郁火燔灼之征暴露无遗，岂能再按肾虚阳弱命火衰微去论治！

考前贤在论治阳痿遗精时，也有论及非肾虚阳弱命门火衰所为者，如王纶《名医杂著·阳痿》云："若因肝经湿热而患者用龙胆泻肝汤，以清肝火，导湿热。"在《梦遗精滑篇》亦谓："脾胃饮酒厚味，痰火湿热之人多有之。"叶天士《临证指南》曾谓："又有膏粱酒肉，饮醇厚味，脾胃酿成湿热，留伏阴中而为梦泄者，当用猪肚丸清其脾胃蕴蓄之湿热。"上述之论与当今致病之因不谋而合。再如《证治准绳》曰："遗精治作肾虚，补涩罔效，不知此因脾胃湿热所乘，饮酒厚味痰火之人多有此疾……若脾胃受伤，湿热内郁，使中气浊而不清，则所输皆浊气，邪火扰动，水不得安，故令遗滑。"

近年来余曾治多例阳痿、遗精患者，因湿热下蕴，痰火内扰者多，肝经郁热，下扰精室者也复不少，由其而伤及肝肾之阴，使其作强固秘受累者不乏其例。故调治时一定要识其孰重孰轻，孰主孰次，或于清化之中辅以清养，或于滋养之中佐以清化，务使湿热渐去而营阴渐复，以重启肝主宗筋，肾司作强之职。然清化之药，宜避苦寒过甚之品，滋养之方应择滋而不腻之药，如薏苡仁、泽泻、茯苓、萆薢、通草、石韦、猪苓、车前子。如确须苦寒清泻时，黄柏、龙胆草、苦参等也可选用，但应清其大半即止，不可超时超量使用。滋养肝肾之阴之味可择生地、龟板、玄参、旱莲草、女贞子、桑椹、天冬、杞子等。此类之疾，治疗时不可操之过急，应缓图为要。因其病程时日较长，肝肾功能之恢复要在湿热、痰热、相火清化之后，方可转投以清滋为主方药，调治一段时日才能缓缓见功。

如治刘某，男，38岁。某企业上层员工，因工作繁忙紧张，压力过大，加之经常加班外出，应酬颇多，烟酒不忌，肥甘厚味也不绝于口。半年来阳事渐弱，时或遗精，除入院求医外，常自己去药房选购一些补肾壮阳之品，非但症状不减，且有日益转甚之势。无奈之下，经友人介绍前来就诊，见其形体尚硕，肚大腰圆，但神色欠佳，面容憔悴，散懒怕动，口干苦且黏，有臭浊之气。寐差，心烦易怒，情志怫郁，大便秘结，溲黄，性生活已三月不能，尚有遗精。自己苦恼，其妻不悦，见其所服之方大多为温肾壮阳，补督益气固摄之品。自购冬虫夏草、高丽参、鹿茸、鹿鞭泡酒，总想尽快治愈而过正常之生活，哪知事与愿违，症状反而有加。其舌红绛，苔黄厚浊黏，脉沉细滑数。此湿热内蕴困遏下元，内燔肝经郁火，伤及肝肾，已昭然若揭。嘱其立刻停服所泡之药酒及一些温补之中成药。且饮食清淡、思想放松，应酬告罄，情绪安宁，坚持服药，于清静恬淡中求效。方予黄柏10g，苦参20g，薏苡仁30g，苍术6g，通草6g，猪苓20g，焦山栀10g，茵陈20g，白豆蔻6g，川楝子10g，龙胆草10g，白茅根30g，旱莲草30g，女贞子20g，怀牛膝10g，生牡蛎30g，知母10g，大黄10g。七剂。

　　二诊，上方服后，形体猛然感觉轻松，有精神，少散懒，大便畅通，口干苦臭味锐减，浊厚之苔也消削一半。苦寒之品不宜过量，清滋之药尚须添加，上方去龙胆草、黄柏、苦参，加天冬15g，桑椹20g，龟板30g，大黄减为6g。十五剂。

　　三诊，药后诸症再减，遗精未作。晨间有起阳之作，佳兆也。此湿热消除七八，营阴尚待恢复，宜稍佐温阳之品，以阳中求阴，以冀阴阳调燮。脉舌同前，守上方加淫羊藿10g，菟丝子10g，肉苁蓉10g。十五剂。

　　四诊，来诊时，喜悦之心情显露于色，言阳痿已愈，性生活已恢复正常。其他症状也日渐轻减，脉舌也趋常态，守上方再服半月，并嘱其生活要有规律，饮食仍要清淡，精神情绪保持平静恬淡。困扰其半年之久的病始有向愈而不会再犯之虑。

强直性脊柱炎的辨治我见

　　强脊之恙近来有增多之势，且以青年男性为常见。因其病程漫长，少有良效，治疗药物，常常浸淫在伤痛之中，不但影响日常生活，对工作学习也带来诸多不便。

　　此病因列属中医之痹证范畴。中医对痹证认识甚早，远在《素问·痹证》中即作了比较深入的探讨。后张仲景于《金匮要略》中作专章论述，在《中风历节病脉证并治》及《痉湿暍病脉证并治》中也都有详尽论述并出具方药。而后历代医家在前人论述的基础上更有发挥，大致将其分为行痹、痛痹、着痹及热痹、血痹数种，按其分类，辨治收效尚可。对于久痹之强直性脊柱炎，因其病程久远，形体尪羸，加之求愈心切，滥服一些单、验方及所谓专治此病的灵丹妙药，造成本就顽固之痹痛，成更为复杂难疗之恙。

　　考痹证初期在经治气，久病入络治血，晚期损骨治肾，为我辨治痹证常用的三期疗法，且有一定的指导意义。强脊之恙当属晚期损骨治肾之类，脊为督脉所主，督为诸阳之汇，并统领诸阳。病邪一旦侵袭脊督，无不由损骨伤肾开始，而波及督脊，伤及元阳。当属久痹、虚痹无疑，但何邪入袭，是一邪独侵，还是数邪兼扰，虽已离气、血之期，但气血之耗伤无以讳言，是故疗治此恙时抓住久而致虚，损骨伤肾蚀督之主线，再洞察客邪之谁属，是寒湿入袭，抑或湿热蕴结，还是风寒湿热杂合而至，应当细辨详察。虽已越气血两期，但在经、在络之痹滞脉道，瘀阻经络，不可忘却。补其不足，去其有余，旨在补勿恋邪，去勿伤正，一定要恰到好处。补肾温督同时，毋忘阴中求阳，补肾滋阴同时，毋忘阳中求阴。祛逐客邪，辨识孰主孰次，在求得效验，症情缓解后，仍应守法守方继服，冬季熬膏，夏季制丸，坚持数载，或收全功。

如治陈某，男，29岁。罹强直性脊柱炎五年，曾中西药治疗少效。并自服药酒及由外地带来云、贵处之地方草药，服至一年，皆以无效，而丧失治疗信心。来诊时见其形体清癯，面晦少华，形寒肢冷，腰骶及胸椎皆痛，严重时俯仰受限，系鞋带都很困难。因病证有增无减，不得已而辞去工作。纳便尚可，步履时两足乏力，腰骶很难挺拔，夜尿频，头颈不适，时或昏沉，耳脑皆有鸣响，舌淡嫩有痕，苔白薄，脉沉细涩。显示肾督阳虚，寒湿入袭，络脉痹阻。温补之中也应辛散寒湿，填精通络数法并举。熟地30g，鹿角胶15g（烊化），狗脊10g，补骨脂15g，制川乌15g（先煎30分钟），细辛10g，白芥子10g，龟板30g，羌、独活各10g，菟丝子15g，巴戟天15g，羊胫骨30g（自备），肉桂6g，蜂房20g，怀牛膝10g，鸡血藤30g，千年健15g，蜈蚣2条。十五剂。

二诊，药证相安，临床诸症小有轻减，脉舌同前，守上方出入再进。上方加淫羊藿10g，炒白术15g，肉苁蓉20g，黄芪30g，杜仲15g，去羌、独活，肉桂，白芥子。三十剂。

三诊，服上方后，临床诸症明显改善，是五年以来未有过之舒适。现活动自如，俯仰大有好转，畏寒肢冷不显，脉舌同前，变化不大。嘱其守方隔日一剂，坚持半年再议。半年后患者来诊时，判若两人，体丰神健，面色红润，腰脊基本无疼痛之感。舌淡红苔白薄，脉细略数。守上方去川乌、细辛、蜂房、蜈蚣，加制附片10g，桂枝10g，当归10g，山萸肉10g，紫河车10g，乌梢蛇20g，五剂。研末炼蜜为丸，每服10g，日两次。又半年后貌如常人，应聘后参加工作至今尚健。

例二，李某，男，41岁。司机，患强直性脊柱炎八年，历求中西医及偏方药酒乏效。经人介绍来诊，形体消瘦，面容憔悴，萎黄，纳少，便结，口干舌燥，腰脊颈骶皆痛，活动受限，无法俯仰，舌体红瘦，苔薄黄微腻，脉沉细数无力。显示一派营阴亏虚，下元伤损，肾督失濡，湿热留恋，络脉必瘀，亟拟滋填肾督辅以清化通络之品则佳。生、熟地各30g，黄柏10g，知母15g，龟板30g，白芍30g，葛根30g，络石藤20g，地龙15g，桑枝30g，豨莶草30g，海桐皮30g，怀牛膝15g，桑寄生15g，火麻仁30g，威灵仙15g，肉苁蓉10g。十五剂。

二诊，方药合拍，诸症皆有小减。背脊痛减大为明显，神色转佳，纳便正常，脉舌同前，守上方出入继之。上方加黄芪30g，鸡血藤30g，玄参20g，杞子15g，阿胶10g（另烊化），乌梢蛇20g，去黄柏、苁蓉、知母，十五剂。

三诊，诸症再减，自觉通体舒适，口无干苦，身体转侧俯仰较前大有改善，脉舌同前。转拟滋填下元，补益肾督为主，辅以清化通络之品。上方加鹿角胶10g，狗脊10g，当归10g，鳖甲30g，制首乌30g，桑椹20g，旱莲草30g，女贞子30g，二十剂，拟膏方缓投。患者连续三年的间断治疗，每年冬季服膏方三月，刻下已无不适，生活工作劳动皆属常态。

强脊之治，旨在补肾督之虚，祛侵邪之实，补虚应察阴阳之异，祛邪当辨客邪之殊，滋阴填精之中应稍佐温阳之品，温补肾督同时毋忘滋阴之味。此即"善补阳者，当于阴中求阳，阳得阴助生化无穷；善补阴者，当于阳中求阴，阴得阳升，源泉不绝"，业医者遇此等病证，处方论药时不可忘却也。再者，精不足者补之以味，故血肉有情之品于此证中尤为切用。阴虚者龟板、阿胶、鳖甲、乌梢蛇等，阳虚者鹿角胶、紫河车、阿胶、蜈蚣、蜂房皆可随配方中择用。祛邪通络之品也应始终随扶正滋温方中配用。何邪为主，何邪为次及用量之多少，全在识证辨治时之斟酌。善后之治，大多在临床症状基本消减，生活工作学习能同常人时，肾督阳虚者宜丸剂为佳，肾督阴虚者膏方适宜，此也为该病巩固治疗最佳剂型，一定要坚持数年方可获得理想之效。

更年期之阴阳调燮

　　女子七七之龄，大多处于更年期阶段，随其形体之强弱，情志之寡欢及家庭环境，个人处境，生活工作之顺逆等等之不同，出现的症状也各不相同。轻者无需治疗，自我调控即能相安无事，平稳度过更年期。重者则如同罹患一场大病重疾一样，终日不知所措，白昼无所适从，心烦意乱，时或潮热面赤，大汗淋漓，时或四肢逆冷，畏寒恶风，头痛耳鸣，坐卧不安，茶不思饭不香，二便不调。夜间则不能入睡，或恶梦纷纭，惊悸怔忡，胡思乱想，亦汗出阵阵，溲频口干舌燥，一夜饮水二三次。如此之作，三五日尚可，半月还能勉强，一拖数月经年者，患者被折磨得形瘦神疲，蓬首垢面，向本清秀红润之面容，变成一个苍老憔悴之老妪，润泽之青丝也参杂许多枯萎之皓发。一些多年前来诊之老病人，突然站我面前，举头望之似曾相识，但又不敢确认，经仔细辨识，再听其话音，确系人是貌非，判若两人，不能不令人悯痛。当她惨述病证之经过及治疗情况后，立即想起孙思邈《大医精诚》之箴言："恻隐之心，油然而起。"

　　女子七七天癸绝，月事无，阴精暗耗日久，虚阳更失滋恋，阴阳处于无以相滋互生互制互化之境地，亏耗之营阴非但无以滋养脏腑，濡润经络、肤发、肌腠，面容也都失去荣养，致使虚阳浮游漂泊而出现上述涉及诸多脏腑，诸多经络之病症。这些病症如分而治之，可涉内科之心血管、神经、消化、内分泌，甚至可入精神病等科。许多病人也确实去这些科室分别求治过，终日服完这科的药又服那科的药，白昼服，夜晚服，没完没了，不一而足，几月经年下来，诸症依然，形体更衰，甚有轻生之念，悲哉！哀哉！

疗此之恙，当确认阴阳失谐之由，不滋补下元之阴无以壮水以制阳光之灼，然在大补元阴之同时定要配佐补阳药以阳中求阴，则元阴可源泉不绝，还应潜降虚阳，令上浮漂游之虚阳，下归原宅，与阴交合再互制互化。还应根据临床之具体病情而择用合病机，对病证之方药，奏效者多矣。余常用桂枝加龙骨牡蛎汤，大补阴丸，二至丸，甘麦大枣汤化裁，以调燮阴阳，和谐营卫，滋益肾水，潜阳安神，养心敛汗，以数法多方并投，都能收药后有效，逐步改善，终至痊愈之验。

曾治何某，女，50岁。以前胃肠之恙常来我处诊治而瘥。三年后突然来我处就诊，形体尪羸瘦削，枯发蓬乱半白，满面愁容，目光呆滞，很熟的人竟然面目全非。云一年来心烦意乱，整夜不能入睡，头昏耳鸣，脑际亦响，白日潮热阵阵，面红耳赤，大汗淋漓，易惊善恐，喜悲伤，纳差便秘，口干苦乏津，手心灼热，时有畏寒恶风，历经中西医诊治少效。其儿在南京某西医院工作，接其赴宁住院一月罔效而返合肥来诊。从其出言吐语，可知其不堪之痛苦，实令人悯怜。舌红苔薄黄，脉沉弦细数。元阴下亏，虚阳失恋，多脏有伤，诸症蜂起。治当抓症结之所在，从治本而投方。滋阴潜阳，和营调卫，重镇宁神：生地20g，龟板30g，白芍30g，桑叶30g，生龙、牡各30g，珍珠母30g，羚羊角1g（磨粉吞服），黄柏10g，知母10g，附片6g，甘草10g，酸枣仁30g，淮小麦30g，大黄6g，旱莲草30g，女贞子20g，大枣10枚。七剂。

二诊：患者云上方服完后汗止，潮热减，夜寐佳，纳可便畅，一年来从未见过的效果，喜悦之情显露于表。脉舌同前，守上方增损再进。上方加柏子仁 10g，山萸肉 10g，莲子 30g，瓜蒌仁 15g，仙茅 10g，去大黄、羚羊角、桑叶，十五剂。

三诊：诸症将已，神色转佳，合拍之方，再服半月可愈也。

本案之治即宗上述之旨而为之，如此显效，皆燮调阴阳之功，若以阳虚为主或阴阳虚损各占一半者，其疗治之法，选用方药则应灵活变动，总以阴平阳秘，内境稳平为期。

从一例血精辨治说起

血精临床并不多见，但一遇此疾辨治则颇感棘手。原因是多方面的，从西医来说大多为精囊炎而引起，经 B 超、生化等多种方法检查，可以确诊。但经各种方法治疗收效甚微，患者焦虑悲恐，医者亦感棘手失策。病人总认为是体弱肾虚，精液中带血不是轻病小疾，预后不佳。再者同事之间相互"关怀"，推荐偏方、单方或滥用方药，弄得病症未减，形体疲惫，精力不济，时间一久，工作学习不无影响，家庭生活也搞得紧张失谐。吾一故友在二十年前，年未不惑，是一部门负责人。因工作繁忙，压力又大，耽于烟酒，整日忙忙碌碌，不知疲倦。忽一日见精液中血色量多，夫妻俩十分惊恐，不知所措。翌日赴省医泌尿科诊治咨询，得知是精囊炎后才稍事放心。但经西医一月的治疗不见好转，血精仍在，与此同时朋友推荐赴外地求治罔效。后经沪友介绍上海某医院有一位刚从美国学成回国的医学博士能疗此疾，遂立趋上海，寻觅到那位三十出头的泌尿科博士，心际尤为安乐，认为这下有希望了，采用美国最先进的检查与治疗方法。历经二月，肥沪两地往返四次，也无济于事，丧透心扉，来我处询治，云四个月以来，大小医院，各种方法检查治疗，血精一直未愈。仅上海一处就跑了四趟，洋法洋药也毫无效果。伤透脑筋，问我有无办法。经诊查后余谓，为何不早求中医治疗？他说，这种病是生殖泌尿科的疾病，只有西医查治，中医又没有这样科室，怎么治疗？简短的一席谈话后，可知有二千年的岐黄之学在自家本土已被人们所淡化漠视，几十年来西医在朝，中医在野，被西医主导的医疗市场已成事实，但是诸多疾病在西医屡治无效，且毒副作用日益突显的今天，趋向中医求治者比比皆是，且越来越多。故当下中医所治之病，大多为疑难危重之疾或尪羸入膏及肓而濒于危亡之恙，应对这些病症，岐黄之人更要加倍地伤精劳神，穷思极虑去辨治，其付出之大、责任之重，不言而喻。

见其舌红苔黄腻且厚，口干黏喜饮，疫痛沉重，大便秘结，脉沉滑数有力。此湿热下蕴，伤及血络，而致血从精室漏出混同精液外排。不清化湿热无以去出血之源，不清养肾经无以补漏厄之络，亟拟清化与清养并投，凉血与宁络兼进，冀一矢中的。白茅根30g，地榆10g，丹皮10g，黄柏10g，知母10g，生地20g，水牛角20g，败酱草30g，薏苡仁30g，地锦草20g，紫草15g，怀牛膝15g，白薇10g，酒军10g。七剂。

二诊，药证相安，燥热口渴减，大便通畅，舌淡红苔薄黄，脉沉细数，合拍之方，守之出入再进。上方去薏苡仁，地锦草，加龟板30g，仙鹤草20g，三七6g（研末分吞）。七剂。

三诊，血精未见，腰背已无疫痛之苦，神色转佳，脉舌同前，因有外事出差一月，汤药不方便，予六味地黄丸6瓶，按说明剂量加二分之一量服。一月后即瘥至今未发。自从治愈其血精后，他对中医坚信不疑，且到处宣传中医之伟大，中医的神奇。从此以后，非但自身其他病痛求治中医，家人亲友，同事凡他知道有病后皆一一介绍往中医院治疗。

中医在许多人眼里认为只能治疗一些伤风感冒，无关紧要的疾病，什么大病重病，只有西医治疗，西医治不好的病，中医更是无能为力。更有甚者，就在几年前，曾有所谓的科学家院士竟然放出"中医不科学，中医是伪科学"的谬论厥辞，一时间被正义辞论所打下。殊不知祖国医学在西医未入进之前，什么病不都是中医在治疗吗？几千年来先贤们代代相传，发扬光大，创下了人类医学史上独一无二的中国传统医学（古希腊与古印度的传统医学已相继消亡），为中华民族的繁衍昌盛，为人类的医疗卫生、康复保健不知做出了多少贡献，并得到了许多西方国家有识人士的青睐与求治。就连美国也将传统医学作为现代医学的替代医学来承认。祖国医学以自身独特的辨证观、整体观、天人观去识别病证，分析病因，探索机理，搜觅症结之所在，再选择方药，合理取舍，不但解决了许多常见病多发病，还治愈了西医无法解决的疑难危重之恙。

就在治愈此血精病的同时，安徽医科大学一行政离休干部，韩某，女，60多岁，腹痛半月，症状逐日加重，日夜不休，内科查治无效，请外科会诊也无效。最后全院大会诊，既无特殊发现，又不能治愈疼痛，准备送沪求治时，我院门诊办主任黄某家住安医，得知之后曾看望她多次，见其腹痛如此之剧烈，且昼夜不休，毫无疗效时，建议她到中医学院看看中医。在无可奈何的情况下，由安医送护来我处就诊。见其体弱神倦，满面痛苦病容，双手捧腹，剧烈腹痛日夜不止二十余日，口微干，微苦，食少，大便溏滞，腹痛且胀，按之不减，时或不能触碰，舌淡红苔薄黄，脉沉细弦。此寒热互结，气机郁遏，肠腑失正常传导之职，气血凝涩而无以疏运。亟拟辛开苦降畅流郁遏之气机，活血通络佐以缓急止痛为法。柴胡15g，桂枝10g，细辛6g，黄芩10g，炒白芍30g，川芎15g，枳壳15g，甘草10g，当归10g，制乳、没各10g，香附10g。三剂。三日后来诊时云，服第一剂后痛减大半，三剂服完一切正常，韩某有说不出的高兴，全院西医也为之惊叹。

再则省胸科医院院长，金某，女。咳嗽一月，日夜不止，该院屡治无效，无奈之下，在我院院长陪同下慕名来我处就诊。当我得知是胸科医院院长患咳嗽来我院请中医治疗时，我为之一愣，一则心想胸科医院治不好自己院长的病，二则中医在西医的心目中也有如此高的地位形象，本人为中医感到自豪。两个院长的出现，如同压在我肩上的两座大山，深感责任之重大，不治愈此咳无法交差。更不能彰显我中医之神奇。在细辨详诊后，得其咽痒痰黄且稠，夜咳颇甚，胸闷气促，口干喜饮，大便秘结，舌淡红苔薄黄，脉浮滑数等症，断为风邪留恋肺系，挟痰热蕴遏太阴，使肺失治节，宣肃乏权，累及肠腑，亟拟疏风清热化痰，宣肃太阴，畅通肠腑，冀首诊告捷。炙麻黄 10g，杏仁 10g，葶苈子 10g，蝉衣 10g，僵蚕 10g，地龙 10g，大贝 10g，紫苑 15g，黄芩 10g，桑皮 10g，大黄 6g，甘草 6g，金沸草 15g，桔梗 10g，赤芍 15g。七剂服后即愈，赢得两院院长及胸科西医们之好评。

本文通过血精之辨治使我联想起上述两病例的治验，凑成一文，它仅是千百种病中的二三例，就算现代医学十分发达的今天，还有许多疗效差，甚或根本无法治疗的病证，在西医查治无果，屡治罔效的窘境下，经中医疗治后竟然出现了奇迹，不能不令世人称奇，令西医同道叹服。中医之伟大，中医之神奇，不是天赐神助，都来自于实践。她蕴藏着无数珍宝，这些"珍宝"是现代医学还无法认同与理解的传统医学，她符合哲理，实用临床，是人类医学不可缺如的替代医学，当然也并非完美，尚待我们去努力研发，挖掘，加以整理提高，还将会对人类的医疗卫生事业作出更大更新的贡献。

痤疮辨治一得

痤疮又称青春痘，是一种青春发育期常见的毛囊皮脂腺慢性炎症疾患。为青年男女易患之恙。轻者散在几粒，不影响美观无关大局，重者则满面黑头刺粉炎症丘疹，继发脓疱或结节，常可累及上肢肩背，经月数年不已。目前尚少特效药物，患者苦恼之余则四处求诊，西医皮肤科无效，就改投中医皮肤科，中医皮肤科少验就到民间寻偏方单方，或到美容院整治。对那些少效罔验，甚至几种证型同在一面者，则应从中医之大内科去求治，还得整体辨证，从具体症情觅该病之诱因，饮食、环境及个体差异等方面去综合分析，探求其顽难之机理，再去制法选方择药。那种早就配制好的内服外用方药，等待病人来对号入座的治疗方法，殊难收理想之效，从屡治无效之病例就可以说明之也。

痤疮之疾为何易染青年男女？现代医学认为：由于青年时期性腺分泌和皮脂腺分泌都较亢进，雄性激素有促进皮脂腺合成的作用，由于皮脂腺分泌旺盛，皮肤油腻容易粘附尘埃或被痤疮杆菌、白色葡萄球菌感染，而这些细菌分泌的酯酶，可水解甘油酸酯而释出游离脂肪酸。后者对皮脂腺细胞和导管细胞有刺激性，使其增生并堵塞导管腔而形成痤疮，所以痤疮容易发生在年青人身上。因其年青，气血方刚，阳火偏盛，加之又在求学求职，择偶立业的非常时期，劳累烦恼郁遏化火不言而喻。再恣食厚甘，饮纳不节，湿热不无滋生，生活节律加快，熬夜泡吧为之常态。加之气候变暖，湿热偏甚，温室效应等因素，可使部分男女三阳之络的面部痤疮迭起，且缠扰许久而没有愈期。

考痤疮之由风湿热毒上袭三阳之络者为数尤多，见其面赤、痤疮色红、微有瘙痒、口干便秘、舌红苔薄黄且腻、脉浮滑数者为其佐证。治当祛风清热化湿解毒。可予仙方活命饮化裁，药如白芷、防风、炮甲、贝母、赤芍、皂角刺、金银花、天花粉、大黄、蒲公英等。

若属痰热内蕴，肝郁化火而致者当有口干苦，胁肋不适或胀痛，溲黄，咽干寐差，情志怫郁，易生气，女子则有经前期乳房胀痛或腹痛及月经周期痤疮明显，舌红苔薄黄，脉弦细数，治当清化痰热，疏调肝气，予龙胆泻肝汤化裁，药如柴胡、黄芩、龙胆草、山栀、生地、丹皮、枳壳、苦参、合欢皮、茵陈等。

若为风湿郁遏三阳之络，郁久化热，而致正气亏虚者，痤疮色淡，缠绵难愈，神色疲乏，纳少，大便或溏，舌淡红润有痕，苔薄白微黄，脉浮缓或浮滑细，此正虚邪恋，亟拟扶正托邪，祛风化湿，以解郁热。可予人参败毒散化裁，药如羌活、独活、荆芥、防风、苍术、白术、党参、茯苓、柴胡、枳壳、桔梗、川芎、薏苡仁、黄芪、白芷、葛根、甘草等。

若湿浊内聚，胃肠壅遏，加之厚甘酒醴不忌，蕴遏日久，化热上蒸，其形体大多丰硕，口出气味重浊难闻，颊面之痤疮密集，且有重叠之感，即旧者未去新者又生，其胸背亦然。口干黏，纳可，大便或结或溏，舌淡红苔浊腻，脉浮濡或滑数。治当消积导滞，清化蕴遏之痰浊，佐以清解软坚之味，方予《证治准绳》之消导宽中汤合小承气汤化裁，药如大黄、枳壳、川朴、茯苓、苍术、山楂、建曲、莱菔子、槟榔、陈皮、半夏、皂角刺、炮甲等。

　　曾治陈某，男，32 岁。痤疮半年，屡治少效，来诊时除两眼外，额、颊、鼻翼两侧、口唇上下及耳侧皆被痤疮叠加覆盖，胸背亦有，痛苦万分，视其疗治经过皆成品方药，外治之药也为通常之品，半年无效之治，丧失信心。闻其宿有嗜酒之癖，加之经常外出招待，肥甘厚味不忌，见其舌红苔浊腻，脉滑数有力，口干苦，且口中秽浊之气颇重，便结溲黄，脘腹胀满。此痰热内蕴，胃肠壅遏，热毒之邪上扰三阳之络，亟拟清解疏导佐以软坚散积。大黄 10g，焦山栀 10g，槟榔 10g，川朴10g，莱菔子 15g，川连 10g，黄芩 10g，炮甲 10g，皂角刺15g，薏苡仁 30g，蒲公英 30g，建曲 15g，山楂 30g。七剂。

　　二诊，药后大便一日三四次，颇觉脘腹舒泰，面额之痤有消减之象，既效之方，守之出入再进，上方去大黄，加二花15g，僵蚕 10g，羌活 10g，再进七剂。

　　三诊时，面痤新者未生，旧者渐消，患者看到了希望，脉舌同前，守上方增清养之品以增托邪消解之效。上方加太子参15g，石斛 20g，黄芪 30g，甘草 10g，去莱菔子、薏苡仁、黄芩，15 剂后痤疮已无叠加，过半颜面已现正常肤色，后予上方出入再调治半月即愈，而未新发。

杂病治"风"拾贝

风为阳邪，其性开泄，易袭阳位，具有升发、向上、向外的特性。《素问·太阴阳明论》曰："伤于风者，上先受之。"风性主动，王冰注："风胜则庶物皆摇，故为动。"张景岳云："风胜者，为震掉动摇之病。"故凡身体四肢震颤、抽搐即为动风之证。风为百病之长，善行而数变。风之中人，常有寒热兼邪为害，《临证指南医案·卷五》曰："盖六气之中，惟风能全兼五气，如兼寒则曰风寒，兼暑则曰暑风，兼湿则曰风湿，兼燥则曰风燥，兼火则曰风火。盖因风能鼓荡次五气而伤人，故曰百病之长……由是观之，病之因乎风起者自多也。"更有客表入里，窜扰内伏之异。又因证有久暂，体有强弱，且殃及脏腑不同，气血阴阳有别，故杂病以风为主邪者诚非鲜见，所施方药更是随证而异。且随风邪致病症状不同，所处部位各异，机因之变化，故治风之法亦因之有疏、祛、息、定、驱、搜等不一。

一、风夹湿热，郁遏颜面

陈某，女，25 岁，2012 年 9 月 3 日初诊。颜面痤疮反复 2 年，中西医屡治少效。症见：额部、两颊居多，大小不等，散布淡红色粟疹，旧痤未去新痤又至，层叠相加，紧密相联，影响美观，殊为困苦。面色黄晦，神情萎顿。经行前 2 天腹痛，经量较前有减，大便干，平素嗜食辛辣，舌淡红、苔薄黄腻，脉浮细数。此风夹湿热郁遏三阳之络，侵犯显露之颜面。清化之中必佐轻扬疏风之品，有宣透消散之功。处方：荆芥、防风、羌活、独活、川芎、苍术、白术、柴胡、当归、黄芩、前胡各 10g，甘草 6g，太子参、茯苓各 15g，七剂，水煎服。二诊（2012 年 9 月 10 日）颜面痤疮粒疹较前偏淡变小，旧疹渐隐，新疹未起，佳兆也。患者神情好转，守原方再进十剂。三诊（2012 年 9 月 20 日）痤疮将净，颜面光现。脉舌见前，守上方出入稍事增减善后。9 月 10 日方去苍术、白术，加黄芪 15g，鸡血藤 20g，以益气养血调经。

按：《诸病源候论·面疱候》曰："面疱者，谓面上有风热气生疱，头如米粒大，亦如谷大，白色者是也。"患者过食辛辣、高粱厚味，脾胃积热明矣。盖头面居人之高位，高巅之上唯风可到，诸邪必借风邪方可上达。湿遏热伏，风夹之于上，熏蒸于面，日久遂成痤疮。湿热壅滞，气血上无以荣面，下不能养宫，故面晦，经行前腹痛，经量少可见。湿热蕴结，气机阻滞，腑气不通，加之热耗阴津，则大便干。客表在外之邪，治当轻而扬之，汗而发之，故取羌活、独活、荆芥、防风疏风轻扬解表，辛温化湿止痛；配柴前胡轻清宣透。肺主皮毛，肺经热盛可成痤疮。如《素问·生气通天论》云："膏粱之人，内脏滞热。痤……皆肺气内郁所为。"遂佐黄芩清上焦心肺之火，除肠中湿热。脾多夹湿，故苍术、白术、茯苓健脾益气，健运中土，旨在厚土化湿，俾湿浊得清，痰浊得化，颜面肌络方得充养。然非益气不足以祛风，祛风剂中不可无益气，相辅相成方可风祛表固。故辅太子参、黄芪补气健脾，扶助正气，托风外出。防风祛风而不耗阴。当归、川芎宗"治风先治血，血行风自灭"之旨，证之临床诚非虚言。

二、风扰热淫，迫目动痉

胡某，女，8 岁，2013 年 3 月 5 日初诊。每天 3 - 5 次挤眉弄眼，不时裹吸嘴唇 3 月余，曾西医治疗少效。喜咯咳清嗓，纳寐可，大便偏干，舌淡红、苔薄微黄，脉浮弦滑。此热淫风扰，病在肝脾也。治当清热平肝息风，辅以运中缓急之法。处方：菊花、白芍、天麻、夏枯草、桔梗、僵蚕各 8g，羚羊角粉 0.6g，全蝎、甘草各 3g，葛根、薏苡仁各 10g，黄芩 6g。七剂，水煎服。二诊（2013 年 3 月 12 日）药后效显，挤眉弄眼少作，裹唇次数也减少，但咯咳清嗓依然，舌淡红、苔薄白，脉浮微滑。此余热未净，风邪小作也，再佐利咽清嗓和解之品消息之。上方加射干、柴胡各 8g，钩藤 6g（后下）。七剂，水煎服。三诊（2013 年 3 月 19 日）上述二症基本不作，其母甚慰，患儿亦高兴。脉舌同前，3 月 12 日方加白术 10g，去黄芩再进七剂。

按：《内经》曰："诸风掉眩，皆属于肝……诸热瞀瘛，皆属于火。"小儿肝常有余，外感内伤均可使肝气亢盛，风阳上旋，加之风热之邪外侵，风乘火势，风火相煽，循经上扰肝窍之目，风胜则动故见挤眉弄眼。肝胜克脾，脾常伤动而有裹唇之作。肝气不舒，肝风内动，欲畅其通达之性故喜咯咳清嗓。用平肝息风直捣病因，使肝风平息，肝气条达，而抽动渐止。方中菊花、钩藤清热宁风。天麻、全蝎归肝经，功善息风通络，合僵蚕搜风定惊。肝为刚脏，藏血主风，白芍缓急止痉，养血润筋寓意即此。黄芩性寒清降，善导上焦之火使之下行。夏枯草入肝、胆经，可上达头目，去肝胆上炎郁结之火，其物美价廉，为余常用之品。小儿为稚阴稚阳之体，肝常有余，脾常不足，故在取效后去黄芩再加白术合薏苡仁健运中土，以防木乘。全方融熄风镇痉、清热养阴、柔肝缓急之味于一炉，共收肝平风息、络通、急缓痉止之效。

三、风稽痰阻，肺乏宣降

马某，男，15 岁，2012 年 4 月 2 日初诊。自幼即罹哮喘，入春辄犯已七八年之久，中西医屡治少效。症见：咽痒，咳嗽，痰白，鼻塞，喷嚏时作，流清涕，头痛更作月余。舌淡红、苔薄白，脉浮。此风痰郁遏上焦，肺失治节而乏宣肃之能事，非轻清宣透不足以祛风化痰。处方：谷精草、密蒙花、僵蚕、柴胡、丝瓜络、黄芩、浙贝母、枇杷叶各 10g，五味子、蝉蜕、甘草各 6g。七剂，水煎服。二诊（2012 年 4 月 9 日）诸症显减，咽痒少作，咳嗽愈半，但喷嚏清涕仍时作。已效之方，毋庸更张，守上方出入再进。上方加炒白术、太子参各10g，七剂。三诊（2012 年 4 月 16 日）近日尚可，咳哮未作，但喷嚏流涕未痊，脉舌同前，4 月 9 日方加益智仁、山药各15g，去枇杷叶、柴胡，十剂后即愈。

按：哮证多为宿痰内阻，加之风邪引动，肺失清肃，肺气上逆，咳哮作焉。痰随风动，上扰清窍，鼻喉岂能宁乎？鼻塞，头痛，喷嚏，流溢清涕自不待辨。风盛则咽痒，咽痒则咳哮必作。肝气通于春，而风气通于肝，本案每于春季易发，故与风相连。脉浮，表证是也。风痰之证昭然若揭。"伏其所主，必先治其所因"，谷精草、密蒙花乃疏风散热之佳品。浙贝母、枇杷叶清肺化痰，直达病所。"上焦如羽，非轻不举"，蝉蜕轻升开宣肺窍，与僵蚕合用，俾肺之宣肃之职得复。丝瓜络诚不可缺如，通肺络和血脉，化痰顺气，合蝉蜕、僵蚕可搜除内伏络脉之风痰，驱邪务尽免留后患。五味子敛肺生津，与柴胡一收一散，并借其酸敛之性，防肺气耗散，与诸药相配，可散邪而不损肺气，敛肺又不碍邪散。如是则风能疏，痰得化，肺络通而咳喘自止矣。"邪之所凑，其气必虚"，故二诊中参以益气健脾之剂，一者"四季脾旺不受邪"，二者取培土以生金之义。三诊去枇杷叶、柴胡，加益智仁、山药以增固本缩泉以疗喷嚏流涕之用也。

四、风伏卑监，唇炎经年

高某，女，44 岁，2012 年 11 月 29 日初诊。患者唇炎二十余载，中西医屡治少效，丧失治疗信心，近一月来症状有加，唇裂燥痒，脱屑，遇风更甚。寐差多梦，口不干，纳可。腰着凉则不适，两膝亦然，舌淡嫩红有痕、苔薄白，脉沉细。辨为脾虚伏风，阳虚及阴。治宜养血祛风，调燮阴阳。处方：炒白术、石斛、柏子仁、酸枣仁、防风、骨碎补、当归、露蜂房各 10g，黄精 15g，干姜、蝉蜕各 6g，生龙、牡各 20g，琥珀 3g。七剂，水煎服。二诊（2012 年 12 月 6 日）口唇燥痒有减，睡眠好转，多年来未见之效果，甚喜。舌淡嫩红有痕、苔薄白，脉沉细。予 11 月 29 日方加附片 6g，熟地黄、制何首乌、白蒺藜各 15g，白鲜皮 10g，去石斛、黄精。十四剂，水煎服。三诊（2012 年 12 月 20 日）唇部燥裂已不明显，微痒，舌淡红、苔薄白，脉沉细。予 12 月 6 日方加砂仁 6g，十四剂，水煎服，巩固治疗以善其后。

按： 脾开窍于口，其华在唇，脾经血虚无以上达濡养口唇，生风上扰其华，唇裂燥痒，脱屑自是当然。血虚心失所养，寐差多梦可见。腰膝冷凉，再参其舌脉，脾肾阳虚之象自不待辨。口不干乃中土卑监，水湿浸渍，饮邪上逆使然。患者正气既虚，邪气深伏，遇外邪更易引动内邪而燥痒加重。痒自风来，止痒必先疏风。蝉蜕息风止痉，其轻清疏透之性，长于通络利窍。露蜂房性善走窜搜剔，为祛风息风，补阳解毒之佳品，《本草便读》言其："癣癞顽风可治。"二者配伍，殊有卓效。防风为风中之润剂，走十二经。"治风先治血，血行风自灭"，当归补而不滞、养血通络，是为良药。琥珀定惊安神，活血散瘀。酸枣仁、柏子仁宁心安神。更用龙骨入肝以安魂，牡蛎入肺以定魄，魂魄者心神之左辅右弼也。且生龙骨、牡蛎重镇潜阳更能息风。素体脾阳亏虚，伍用干姜温健脾阳，炒白术益气健脾。"风盛则痒，无风不作痒"，故二诊中用制何首乌养血祛风，白鲜皮、白蒺藜除湿驱风，加强散风力度。其人又为阳虚之体，故在唇裂燥痒好转后即去偏于寒凉之石斛、黄精，改用性微温之熟地黄以保阴护液，填精逐风。加附子更扶其阳。虞抟曰："附子禀雄壮之质，有斩关夺将之气，能引补气药行十二经，以追复散失之元阳；引补血药入血分，以滋养不足之真阴。"且附子伍干姜可回阳固肾，合熟地黄又有益阴之效，此正是"阴阳互根"，扶正托邪去风之所在。三诊加砂仁既温化中焦，又助运脾气，以防清、滋之品有碍运之弊。

五、血热夹风，郁冻四末

丁某，女，35 岁，2011 年 12 月 2 日初诊。患者双手入冬即生冻疮 10 年。阴雨天气则红疹，瘙痒。去年延及两膝亦然，口服和外用中西医均无效（具体药物不详）。刻诊：四末关节处红肿，痒剧，搔甚后则热，口干，手冷，舌红、苔薄微黄，脉沉数。辨为血热夹风，阳郁不伸。治当清热凉血，祛风通络。处方：生地黄、水牛角、白茅根各 15g，紫草、牡丹皮、赤芍、白鲜皮、鳖甲、木贼草、乌梢蛇各 10g，旱莲草、白蒺藜各 20g，制何首乌 30g，甘草 6g。七剂，水煎服。二诊（2011 年 12 月 9 日）双手肿热稍减，仍有口干，手冷，舌质红、苔薄微黄，脉沉数。前方加羌、独活各 10g。七剂，水煎服。三诊（2011 年 12 月 16 日）近来尚可，皮损好转，红肿瘙痒显减，仍可见一点红斑新起。舌尖红、苔薄黄，脉沉数。予二诊方加丹参10g。十四剂，水煎服。次年随访已愈。

　　按：《诸病源候论·妇人病诸候·风瘙痒候》有曰："风瘙痒者，是体虚受风，风入腠理，与气血相搏，而俱往来在皮肤之间。"风入腠理，与气血相搏，是诸多痒疹的病机。而久病之疾多有入血阻络之变，阴寒凝结，气机不畅，郁热自内而生，无以外泄，反而由气及营，发为红疹。热极生风，遂见痒也。口干、手冷皆为血热内伏，阳郁不伸使然。盖"风性善行而数变"，故瘙痒可延及两膝。舌质红、苔薄微黄，脉沉数，热象也。《素问·至真要大论》云"诸痛痒疮，皆属于心"，生地黄、赤芍、牡丹皮、水牛角、紫草皆清心经之热毒；"肺合皮毛"，白茅根清解肺中之郁热；木贼草入肺肝经，一者疏风散热，二者乃取冻疮发于皮毛之意，有"发汗、解肌"之用；白蒺藜、白鲜皮祛风解毒，一温一寒，是余习用之药对；热毒蕴结，日久灼津耗液，瘀自内而生，方中牡丹皮、赤芍寓意亦在此；独活，《名医别录》言其"主疗诸贼风，百节痛风无论新久者"；羌活，气雄而散，味薄上升，为祛风止痛之良药。然欲逐风必须充久耗之阴液，生地黄、制何首乌为其必选；且又因内风之邪与脉络之血，主客交混，结为一体，瘀阻稽滞，伏而又窜，当择既血肉有情又搜风逐瘀之药如鳖甲、乌梢蛇。乌梢蛇，鳖甲活血通络，二药活血通络，灵动有加，且一药有多用之能。三诊近月之治，风平热清，络通肿消，10年痼疾告愈。

清热温阳药在补气法中之配用

气虚之疾可由素本体虚而致，也可由他病及久恙而成，是故气虚补益之法及方药也当随各种病症之不同而异，并非搜罗一些补气之品堆砌成方即能将不足之气补益上来。

如温病之邪热久稽气分，或内伤杂病之热，灼损内腑，而致营阴亏耗之同时，气也不无虚损，所现胸闷、气短，神色疲乏、困顿，或纳少、胃痛喜按，以太息为快，腿软无力；或头昏、心悸、汗出等症，舌淡或淡红，苔薄白，脉浮虚，或濡缓，此气虚之证显而易见，补气之法当必择用。然若只知道黄芪、白术、党参、炙甘草之甘温益气之品常收效不显，甚或有助热为害。这要想到此疾气虚之由乃因邪热过剩而致，非辅清热泻火以减壮火之烈，所进甘温益气之品或无效或有助火为虐，此诚"壮火食气"，"壮火之气衰"之谓也。佐清热泻火之品非但清泻了壮烈之火，还有能消减食气之源，以助补气之品，发挥其应有之效应也。如治内伤发热，邪热久稽之张某，虽发热不甚，但多汗出，口干欲饮，胸闷、气短，稍动则甚，四肢乏力，纳可便秘，舌淡红，苔薄白，脉浮细数无力，曾予补气名方，如补中益气汤、归脾汤无效。此显系邪热久稽，营阴暗耗，中气不足，非清热无以撤伤阴耗气之源，非补益无以裨被邪热耗伤之气阴，唯补气有助火热之虞。处方以生石膏30g，知母10g，黄芩10g，南沙参30g，太子参10g，瓜蒌仁30g，天花粉30g，甘草6g，三剂，热退神健。不清其食气之壮火则无以补不足之气，且唯补气之品皆为甘温之性，反有助火增热之嫌也。

再有气阳偏虚之恙，终日洒淅恶寒，短气乏力，气不接续，稍动则甚，喜坐爱躺，且易感冒、流涕、纳差、脘腹痞满、溲清且频、大便或溏或秘，舌淡苔薄白，脉沉细无力。此气虚之证颇显，补气也为其首选之法，但屡投少效，或加重剂量并配合成药并投，似乎有效但仍不显。如早年余治王某，女，40余岁，向本体弱，易感冒，面黄少华，终日畏寒肢冷，恶风自汗，夏日也远离空调电扇，稍动则气短乏力，经行淋漓，带下也多，纳少、便秘，舌淡有痕，苔薄白，脉虚弱无力。此脾肺不足，中气虚陷，运化失职，营卫不和，治当健脾益气，补肺升陷合法，半月后收效不显。余再诊时，见其手指清冷，小腹不温，大便滞下，脉舌同前，突然虑其气虚之下，阳也不足，唯补气无温阳助火之品，恐气乏少火之助，其升运无力，无以流周身，煦肢节，适营卫也。遂拟保元汤合黄芪桂枝汤化裁：党参20g，黄芪30g，炙甘草10g，肉桂4g，鹿角霜15g，淫羊藿15g，仙茅10g，炒白芍10g，桂枝10g，当归10g，仙鹤草30g，柴胡10g，桔梗10g，生姜4片，大枣3枚。一周后，自述病情大有好转，胸闷、气短之症减之过半，四末回暖，后与上方出入，再调治一周，逐渐向愈。

此例之治，先于补气升陷之法非不对证，然难收理想之效时，这就意味着尚有偏差不足之处在焉。当悟及"气食少火""少火生气"，即刻于益气方中辅佐温阳益火之品，以助生气之力，补气之功，药后果如其言。

如近治一重症肌无力少女，其母云该女得病有年，经治少效。来诊时四肢乏力，上臂不能抬举，两手不能握固，吃饭、刷牙、洗脸、梳头全赖其母，在诊为气虚且陷之机因后，曾投益气升陷、健脾补肺之剂，虽有效但不明显，再诊时吾于原基础方中仅增加辛甘温之肉桂 6g，与血肉有情之鹿角片 20g，一月后症情即大有改善，继于上方出入三月，竟获临床痊愈之效。益信《内经》之明训，圣贤之绝论，在实践中得以证实，诚传世经典之作也。

"风病"治血刍议

风为六淫之首，百病之长，是故疾病由风而致者甚多。因风有内、外之别，兼挟之异，更有久暂、稽窜之不同。疗治时不但要随证而应之，还要求其本，抓其要，使风息症减而达到治疗之目的。对于由风邪为主而引起的诸多病证，历代医家都宗"治风先治血，血行风自灭"的治疗大法去疗治之。正如上面所言，风有内外、兼挟及久暂、稽窜之各异，还有寒热虚实之不同，"治血"就不是一法所能概括之也。当随具体病证机因而作出相应的治疗方法。

如"风病"由血虚而致者，治当以补养为主，常见面色少华、头昏目眩、四肢发麻，且有窜动之症，舌淡苔薄白，脉沉细。此血虚生风，头目少血之灌溉，四末乏血之濡养，而风邪窜扰不息也。疗治者当养血祛风，风得血之养而宁也。可予四物汤加天麻、制首乌、夜交藤、鸡血藤、菊花等。若再兼身痒肤燥，上方再增白蒺藜、虫衣、秦艽、黄芪。

尝治刘某，女，20岁。常年头昏目眩，手足发麻且上下窜动，月经量少色淡，常愆期而至，荨麻疹一年有几次发，疹点色淡稀疏。舌淡苔薄白脉虚浮，此血虚之体，风邪内淫也。治当养血祛风，拟当归补血汤加防风、荆芥、白蒺藜、阿胶、制首乌、虫衣、炙甘草，七剂。二诊时症减过半，后予以上方化裁调治两周即瘥。

如为血热而致之风邪内淫或身痒奇特，或搔之起痕，肤热疹赤，心烦内热，目赤，口干舌燥，便秘溲黄，舌红苔薄黄，脉浮细数者，此血热生风，风邪内淫。治当清热凉血以息内窜之风也，如犀角地黄汤加地榆、旱莲草、知母、黄柏。因犀角物稀价昂，可重用水牛角、白茅根替之，能收同样之效果。张某，女，14岁。身出红斑片片，微痒。目赤，肤热，搔之有红色隆起之条痕，口干唇红，掌心发热，小便也有灼黄之症状。曾查有血小板减少性紫癜，舌淡红苔薄微黄，脉沉细数。此血热内蕴，风扰不宁，亟拟清解凉血息风为治。予犀角地黄汤去犀角加水牛角、白茅根、紫草、蝉衣、白蒺藜、旱莲草。半月而安。

再如虚寒内着，血乏温煦，挟有风邪淫候着，身痒时作，发无定处，肌肤不温，或洒淅恶寒，肤起米粟状，疹点淡红或暗，少汗出，常伴头昏乏力，四末清冷，口淡乏味，纳少，大便或溏，女子月事涩下，量少色淡，或愆期，舌淡有痕，苔薄白，脉沉细弦。此血虚兼寒，经脉失养，肌肤乏煦，风邪乘虚袭而稽留，或因虚寒之体内生之虚风无以宁谧。治当温煦补养，以充络脉之不足，辛宣透发以祛稽伏之风邪，可予桂甘姜枣麻辛附合四物、保元化裁，诸症或有向愈之可能。曾治一年迈体弱之老妪，常年畏寒肢冷，身痒无固定之处，洒淅恶风，肌肤常起米粟之疙瘩，或耳目瘙痒，头发间也长期，瘙痒不已，影响睡眠。半年来服药少效，来诊时形体虚弱，畏寒肢冷，身痒如故，头目昏眩，纳差，便溏，舌淡有痕，苔薄白，脉沉细弦。此血虚有寒，风邪内着，亟拟温养宣透，或可风息痒宁，兼愈它疾。黄芪30g，白术15g，麻黄6g，附片10g，细辛6g，川芎10g，白蒺藜15g，肉桂6g，熟地20g，当归10g，蜂房15g，炙甘草10g，大枣4枚，生姜4片，七剂。二诊时诸症有减，脉舌同前，守上方加党参15g，补骨脂10g，十剂后身痒未作，夜寐安，纳谷增。再予上方七剂善后即愈。

　　还有一种不甚习见的血瘀络阻之"风病"，此风邪因稽久滞伏而致局部之络脉痹阻，血流不畅，使患者常有局部痛痒，或顽麻不仁，肤色不变，或微有青紫，触之或微肿或凉。风伏内滞，淫扰肌络，与停留之瘀血交结为祟，非活血通络开解门径，风邪也难驱逐透发。随症状部位之不同，可选王清任之逐瘀汤加全蝎、蜈蚣、蜂房或蝉蜕、僵蚕灵动搜剔之品，既可通络更能祛风，待络通痹消瘀去血行，则风邪可散。

　　一老翁，年越七十。两大腿内侧疼痛经年不已，更有麻木不仁之感，兼头目昏眩，四末欠温，时或手足颤抖掣动，曾赴多家医院诊治无果。来诊时以作最后一搏，见其面色紫黯，舌边有瘀斑片片，口干不喜饮，脉沉细弦。此恙年余不见好转，结合脉证，诚风邪郁伏，稽留内淫，与络脉痹阻之瘀血互结为祟。治当从久病必瘀，伏风稽留入手，应活血逐瘀，蠲痹驱风为治。当归 10g，川芎 10g，地鳖虫 10g，川牛膝 10g，全虫 6g，蜈蚣 2 条，熟地 30g，制首乌 30g，独活 10g，寻骨风 15g，伸筋草 15g。上方出入一月痊愈。

一例急性尿潴留疗治经过

老年男性患前列腺增生肥大而致小便淋漓、涩痛、不畅、等待者甚多。由其而致急性尿潴留无法排出，窘迫难受胀痛无奈，令医者束手之例亦有遇及。举一则之治验与同仁共识。

家父于 1995 年已 80 高龄，因腹主动脉瘤而赴沪中山医院血管外科住院治疗。在入院之第二日，突然小便不畅，开始点滴而下尚可忍耐，半日后症状有加，点滴不通。家父辗转反侧，无法忍受其急胀不下之痛苦，其科主任医师也无办法，只得请该院之泌尿科一老主任会诊，认为导尿是目前唯一之治疗手段。留置导尿管又怕感染，因二日后即要行腹主动脉瘤之手术，他们也没有什么好的方案与办法。在这种十分为难的情况下，吾弟由沪电话告我，我为其病情十分焦急，既然西医无法治疗，应从中医方面去考虑。当日下午即取中药三付，一锅煎熬取汁约 1200 毫升，分装三个盐水瓶内，连夜与妻乘火车急赴上海。天亮到其病房，见其小便仍是涓滴不下，主管医师惧怕其辗转急迫，动作过大有伤破膨隆突起之腹主动脉瘤之危险。余急取其中一瓶用开水熨温，先服 250ml，半小时后再服 250ml。不到 15 分钟，小便似开掘之水直排而下，家父那种轻松快慰之情无以言表。该病房之护工见其神奇之效也惊呼雀跃，其血管外科医师们也为我之中药感到不可思议。休息二日后，顺利完成了腹主动脉瘤之手术。

本例之治实属中医之急症范畴，那种无视中医之应急治疗，认为中医只能治疗调理一些慢性疾病，对急重病证无法问津之思潮者，诚为棒喝之举。考急性尿潴留可发生在各段年龄之人，对于老年男性患者，以前列腺肥大增生者尤为习见。家父寻常即有小便等待淋涩之症，但不甚严重，也未予疗治。此次在沪治疗腹主动脉瘤时，可能是旅途劳顿加之思想紧张，而致宿本就有之溲涩欠畅之恙突然加重而致小便潴留，闭而不下。在得知其症情后，因思肝绕阴器，肾主二阴，尿闭之急实为肝气之郁闭，肾气之虚惫，州都不但失疏，而且还气化无力，而致尿潴不排也。我即从肝气之郁结，肾乏气化入手，急书柴胡 10g，白芍 15g，香附 10g，乌药 10g，黄柏 10g，知母 10g，肉桂 6g，甘草 6g，枳壳 10g，车前子 15g 为方，意在取四逆散加香附、乌药疏肝解郁，畅达厥阴以利气机之通调；通关散加车前子温肾清热、气化州都，以启膀胱之气闭。药后果如吾愿，小便似开掘泉流，窘迫之症顿失无遗。一日夜之潴留，仅此一瓶汤药就解决了问题。

此病虽属遥诊，未及脉舌，因患者为吾之父，其平常之体质、脉舌，我已悉知在心，再结合当时之抑郁紧张之心情，及劳顿疲惫之形体，只有按肝气之郁结，肾乏州都之气化，而择四逆散合通关散化裁组方，千里之外煎药，连夜急赴送服，能奏一剂知，再剂已之显效，诚求得致病之因，潴留之机也。

二例重症肾炎的中医辨治

　　江某，女，14岁。一初中学生，1991年夏，因慢性肾炎而入我院肾内科住院治疗。期间因发热腹痛又诊为急性阑尾炎而转入普外手术。谁知术后发热不退，切口很难愈合，其父邀余会诊。见其形瘦多汗，发热不退，纳少口干，便秘，舌淡红苔薄黄，脉浮滑数。亟拟清热解毒补益气阴，一周后发热退，腹痛已。出普外科后，即未回住肾内科，在门诊要吾为其女治疗肾炎。言该女患肾炎二年，曾在省级多家医院治疗未效，而转入中医院求治于中医，虽经一月之治疗，临床症状及各种检查数据未见好转。所服之药与西医院无什差异，激素仍是大剂量在用。不知怎的，又犯了急性阑尾炎，据外科医生说切口难以愈合与久服激素有关。故我们决意不回肾内病房，在门诊请您为治。得知患儿父母为一对来安徽插队落户的上海下放知青，现已在安徽定居工作，只此一宝贝女儿，现在又患上如此顽难之肾病，十分焦虑着急。经院内其他医师介绍而来我门诊求治。

　　患儿在普外已与我有一次接触，此次较发热不退之神情虽有好转，但面仍萎黄无华，微有虚肿，形瘦，唇红，口干，纳少，溲黄，便秘，时有汗出，月经淋漓不净半月，阑尾切口处时有隐痛，舌淡红苔薄黄脉细数略滑。查肾功能有损，尿蛋白（＋＋），潜血（＋＋），此湿热内蕴，伤及肾之气阴，激素久服又增加内热及水湿之稽留。他们自撤激素，本人也不强求其再服，专以中医为主开始治疗。暂拟清化下焦湿热，补益久耗之气阴再议。薏苡仁 30g，败酱草 30g，通草 6g，车前子 10g，旱莲草 20g，紫草 10g，黄柏 10g，知母 10g，大黄 6g，滑石 20g，玉米须 30g，仙鹤草 30g，白茅根 30g，蛇舌草 30g，丹皮 10g，蚤休 15g，七剂。

二诊，便通纳可，面浮好转，月经也净，潜血（－），尿蛋白（＋）。患儿精神好转，脉舌同前，守上方再予清解与补益并投。上方去黄柏、知母、大黄、滑石，加龟板 20g，怀牛膝 10g，山药 20g，五味子 6g，太子参 10g，十五剂。

三诊，诸症再减，舌淡红，苔薄白，脉细略数。湿热渐清，气阴得复。对证方药，谨守勿辍，以防生变。上方加生地 10g，山萸肉 10g，去车前子、滑石，三十剂。

四诊，一月以来，患儿基本恢复正常，形体神色与同年小孩无异，食纳、二便正常，尿常规（－），肾功亦趋正常，举家喜庆。为巩固治疗成果，补益久病耗伤之营阴，嘱其再服六味地黄丸半年，必有好处。随访至今一切正常。

例二，吴某，女，医务人员，36 岁。2001 年春，患狼疮性肾炎多年，一直经西医治疗少效。一次去某三甲医院用激素冲击合并其他方法治疗廿余日后，全身重度浮肿，精神彻底崩溃，已面目全非，来诊立桌前我已不识其人了。说起西医的这次治疗，一下子将其打垮，发誓再也不接受这种治疗了。改投中医慢慢调治。见其面目俱肿，下肢也然，溲少，纳可，便溏黏滞，口干不喜饮，乏力脚软，微恶风冷，西医所查指标均非正常，且血压亦高。她也自撤激素，视其为鸩毒。舌淡胖略暗边有齿痕，苔薄白，脉沉细弱。此脾肾阳微，气虚湿困，络脉瘀阻。非温阳无以振奋脾肾运化开阖之机，非益气无以补助脾肺执中主气之力，非化瘀无以通络活血以助水液之流畅。附片 10g，鹿角霜 30g，干姜 10g，淫羊藿 15g，黄芪 30g，党参

30g，毛姜 15g，泽泻 20g，益母草 30g，泽兰 30g，川牛膝 15g，炒白术 15g，薏苡仁 30g，菟丝子 15g，麻黄 8g，十五剂。

二诊，上方合拍，便成形，溲量增多，浮肿消退过半，自觉身体轻松许多，云脘腹微胀，畏寒恶风亦减，脉舌同前，守上方出入再进。上方去益母草、麻黄，加茯苓 30g，木香 10g，砂仁 6g，十五剂。

三诊，诸症好转，面目基本恢复正常，血压较前有减。尿常规除尚有蛋白（＋）皆已正常。肾功之尿素氮及肌酐也较前降低。脉舌同前，合拍之方，守之再进，以期逐日向愈。

上方去附片、川牛膝，加山萸肉 10g，杜仲 15g，川断 15g，五味子 10g，改鹿角霜为鹿角胶 10g，三十剂。

四诊时，除肾功尚有轻微异常外，一切已基本正常。嘱其遵三诊之方一月服十五剂，可隔日一剂，缓缓调治半年，视情况再议。患者早已正常上班，时至今日，也无那病痛之苦，可谓向愈。

此二例重症肾炎之治，是在西医反复长期治疗少效，或药物副作用特显而无法再行治疗而转投中医者。例一为一少女，因罹肾炎多年，曾屡经西医治疗少效，而转请中医疗治。岂知住院后的治疗也与西医院一样，仍以激素为首选之药。在治疗期间，因急性阑尾炎发作而转普外手术，经余会诊发热退切口愈合后，由普外科出院，再也不回肾内。经过门诊求纯中药治疗而得愈。说明患者及其父母在选择中西治疗之初虽不知利弊，但经一段时日之治疗后，见其弊大于利，毒副作用日益突显时，则改弦易辙而直奔传统医学为其调治。结果不但顽病得愈，且无因药物而留下的任何后遗之症。

例二也是一位医务人员，得病之初，为急功近利，求西医之治疗。按常规用药，见效不显。后去另一三甲医院要求更好的治疗，希望尽快解决这一疑难病证。谁知重剂之下，不但病未轻减，临床症状一点不见改善，其药物的毒副作用全然暴露。所谓正作用一点没有，副作用全面开花。迫不得已，回院求中医为之调治。吾心知其意，不为其囿，从整体辨证，治从三焦，温补气阳，活血通络，化湿利水后，临床症状逐日缓解，坚持二月之治疗，与来诊时已判若两人。此中医之正作用是何等之明显，正能量是何等之优质，那些说中医不能看重病危疾、顽难病证者，又是何等之偏见与狭隘。

经方辨治发热验案三则及其浅识

经方治疗各种热性疾病有着突出的疗效。不仅对外感热病疗效显著，且对很多内伤发热，只要辨证准确，化裁得当，收效亦捷。经方药少而精，效专力宏，验诸临床，功效卓著，不愧为"活人之书""方书之祖"。兹举验案三则，介绍于下。

一、太少两感案（柴胡桂枝汤案）

汤某，女，48岁，农民，2013年9月23日初诊。患者3年前出现不明原因低热，以午后和夜间为甚，体温波动于37.5℃–38℃，自服退热药后，稍汗出，2小时左右可缓解。之后每年均发作2–3次，用上法可缓解。10天前，再次出现低热，最高达38℃，发热以午后和夜间为甚，服退热药后，低热不退。在外院开中药5剂未效。于2013年9月17日入住我院呼吸内科。入院后完善相关检查：2013年9月19日血、尿、便常规，自身抗体、心肌酶谱、电解质、风湿病系列检查，以及心电图无异常。2013年9月20日甲状腺检查无异常。治疗上主要予阿米卡星、环丙沙星抗感染处理，疗效不显，患者仍每天低热。2013年9月23日会诊，刻下症见：发热微恶风寒，四肢灼热，身凉，口干苦，干呕，溲热涩，头项痛，腰背酸楚，少汗出，舌淡红，苔薄白，脉浮细数。证为邪郁太少，拟柴胡桂枝汤加减，方药：柴胡10g，桂枝6g，黄芩10g，炒白芍10g，法半夏10g，葛根15g，羌活10g，败酱草20g，薏苡仁20g，香薷10g，车前子15g，木贼草15g，生姜

6g，甘草 6g。三剂，水煎服，一天一剂。服药 1 剂，得微汗，发热即退，肢体舒适，小溲转畅，头痛呕逆减轻，连进 3 剂，低热未起，诸症悉除。患者于 2013 年 9 月 26 日出院，出院按原方带药 7 剂，随访至今未发。

按：本案患者反复低热 3 年余，发热微恶风寒，少汗出，头项痛，知表证仍在。口干苦，干呕，为邪郁少阳之征。腰背酸楚知有湿邪为患，患者消瘦低热以午后和夜间为甚，状似阴虚，实为邪犯太少两经，气行不畅，阳气郁闭，致少阳枢机不利，正邪相争不止，且胆热上扰，郁于经脉使然。前医辨证不详，亦未分虚实，清虚热、泄实热之品杂投，毫无寸功。此太少之患郁而不解，非柴胡桂枝汤不为功。《伤寒论》原文第 146 条谓："伤寒六七日，发热微恶寒，支节烦疼，微呕，心下支结，外证未去者，柴胡桂枝汤主之。"本方由小柴胡汤和桂枝汤各半量合并而成，治疗伤寒日久，邪郁少阳而太阳表证不解之经典方。方中桂枝配白芍，调和营卫，以解未尽之表邪；柴胡配黄芩清解郁热，和解少阳之枢机；半夏、生姜调理胃气，降逆止呕。宗仲景"项背强几几，加葛根以解之"之训旨，葛根之加，一者解头项痛，二者葛根与半夏相伍，有升清降浊、斡旋中州之意，湿去焉有发热之根源？"守其法而不守其方"，加羌活、香薷疏表、利湿、止呕，薏苡仁、车前子加强利湿之功，并兼顾"溲热涩"。纵览全方，表气通，少阳和，湿邪祛，药证合拍，效如桴鼓。患者只服一剂，三年缠绵不愈之低热即退，诸症悉减。三剂尽服后，低热未起，沉疴罢也。"一剂知，二剂愈"，诚乃叹为观止。

现代药理学研究显示，柴胡桂枝汤对于急性炎症性疾病有一定的抗感染作用，可显著增强网状内皮系统和巨噬细胞的吞噬功能，进而具有较强的解热、镇痛、抗感染、抗过敏等作用，治疗外感发热，癌性发热临床疗效可靠。

二、阳郁发热案（四逆散案）

梁某，男，8 个月，2013 年 5 月 14 日初诊。患儿发热 2 天，最高达 39℃，服退热药后，得微汗出，热可暂退，但片刻之后，高热如故。此次发热前，患儿曾有流清涕，打喷嚏，少汗出，四肢冷凉，解黄绿色便，舌淡，指纹青紫。此为风邪郁遏肺卫，肠腑传导失职。拟方：柴胡 8g，白芍 8g，枳壳 8g，甘草 3g，葛根 10g，黄芩 6g，苏叶 8g。三剂，水煎，一日多次频服。2013 年 5 月 16 日 2 诊：上方只服二剂，热退身凉，并解黑色稀便数次。寻常睡时易惊，喜流涎，纳差，舌淡苔黄。予以补中土以御风木。拟方：太子参 8g，炒白术 8g，茯苓 8g，炙甘草 3g，僵蚕 3g，蝉蜕 3g，柴胡 8g，生牡蛎 10g。三剂，水煎，频服。

按：《幼科要略》云："襁褓小儿，体属纯阳，热病居多。"《证治准绳》亦曰："小儿之病，惟热居多。"安效先教授亦提出："小儿外感热病，热者十分之八九。"高雅等指出小儿属稚阴稚阳之体，脏腑娇嫩，形气未充，尤以"肺常不足"最为显著。因其"脏腑薄，藩篱疏"，卫外力弱，易罹外邪，邪客于表，阳气内郁，湿热蕴滞，遂致高热稽留不去。一诊中患儿高热，微汗，四肢冷凉，显系风邪郁遏肺卫藩篱，遂至阳不得伸，郁于里则发热，阳气不得外达，四肢冷凉作焉。治宜疏肝理脾，调畅气机，透邪外达，推泄腑气为法，方用四逆散加减。《伤寒论》原书主治："少阴病，四逆，其人或咳，或悸，或小便不利，或腹中疼，或泄利下重者。"本方虽然冠以少阴病，但并非阳虚阴盛证，而是由于气机不畅、阳气内郁不能外达四肢所致。在遵从原书的基础之上，多有所发挥。本案中以柴胡主升，疏肝解郁，透达阳气，即所谓"透邪升阳以舒郁"，枳壳主降，行气散结而宣通胃络，与柴胡合以疏调气机，升清降浊。黄芩苦寒，入肺胆之经，配柴胡以清泄少阳郁遏之邪热。芍药、甘草制肝和脾而益阴缓急，且芍药配柴胡可疏肝理脾。葛根、苏叶、香薷以助解表、化湿。纵观全方，表邪得解，阳气得伸，药合病机，只服2剂，诸症悉除，正如《景岳全书·小儿则》所云："小儿脏气轻灵，随拨随应，但能确得基本而取之，则一药可愈。"

《育婴家秘·幼科发微赋》曰："小儿五脏之中肝常有余，脾常不足……肝为风木易生风。"二诊中，患儿睡中易惊，喜流涎，纳差，"土虚木乘"，脾虚肝旺之病机显矣，治宜补中以御风木。方中太子参、炒白术、茯苓、炙甘草补中以敦土，蝉蜕、僵蚕疏风，柴胡疏肝解郁，生牡蛎平肝潜阳，收敛浮气。诸药合用，中土厚，风木止，继予三剂以善其后。

三、痰热蕴肺案（千金苇茎汤案）

王某，女，26岁，2012年11月5日初诊。患者高热8天，体温在38.5℃－39℃之间，服退热药后，汗出热减，旋即又起，伴恶风，咽痒，咳嗽，痰黄量多，时因连连咳嗽而有气憋之象，口干，面赤，舌红苔薄白微黄，脉浮滑而数。风邪外袭肺系，肺内又蕴痰热。拟方：芦根15g，桃仁10g，冬瓜仁15g，薏苡仁20g，炙麻黄10g，蝉蜕6g，僵蚕10g，甘草6g，前胡10g，大青叶10g，黄芩10g，旋复花10g，葶苈子10g，枇杷叶15g，浙贝母10g，五剂，水煎服。2012年11月12日2诊：五剂后诸症豁然，病去七八分，脉舌同前，前方合拍，再拟上方出入继之。上方加百部10g，去葶苈子，七剂，水煎服后即愈。

按:《张氏医通》谓:"盖由感受风寒,未经发热,停留肺中,或挟湿热痰涎垢腻,蒸淫肺窍,皆能致热。"本案为风寒之邪,在表不解,入里化热,与内羁之宿痰交结为患,遂成外客风寒,内蕴痰热之机。邪热蕴肺,化火成毒,壅滞肺气,瘀阻肺络,使肺气既不得宣发疏散,又不能清肃下行,故可见发热、咳嗽,痰黄量多,咳喘气憋之象。恶风、咽痒,乃风邪使然。舌红苔薄白微黄,脉浮滑而数,亦为痰热之征。法当内清痰热,外疏风邪,每遇此证辄取千金苇茎汤加减。本方出自张仲景《金匮要略》,为"咳而胸满,振寒脉数,咽干不渴,时出浊唾腥臭,久久吐脓如米粥者,为肺痈"的专方。余通过多年的临床经验研究,发现本方不仅仅局限于肺痈的治疗,临床上不论高热,或咳嗽、或痰黄量多,或气喘不已,不论有无外感表证,也不论久病新病,只要辨证确属痰热蕴肺,用本方灵活化裁,多有效验。本案中桃仁、冬瓜仁清利湿热,通泄肠腑,使邪有去除,诚为化痰热、祛瘀浊不可或缺之品;薏苡仁健脾除湿,以除"生痰之源";大青叶、黄芩皆轻清之品,直达上焦以清邪热;前胡、葶苈子、旋复花、法半夏、浙贝母清化痰热,且有降气平喘之功;蝉蜕、僵蚕祛外客之风邪;稍佐宣肺之麻黄,旨在令肺气宣达,上焦开发而卫气通畅,开合有度,为余常用之法。诸药合用,共奏痰除热清,风祛卫和之功,药证相合,故五剂即见热退,咳减,痰少之佳效。二诊中患者痰量明显减少,热像亦退,故去大寒泄肺之葶苈子,而用润肺化痰之百部以善后。有学者认为,千金苇茎汤方中君药芦根的用量要重,临床一般用量在 20 – 30g,辨证在痰热重时可用 30 – 40g,必要时用量在 40 – 50g,小儿酌减。

"若伏其所主,必先其所因",在临床中不可见病治病,而应讲究圆通,善抓病机。不难看出,三例验案分别是在柴胡桂枝汤、四逆散及千金苇茎基础上辨证加减、灵活化裁后，取得了良好的临床疗效。余常"师古人之法而不拘泥古人之方"，通过对经方的加减、化裁、变通，扩大了其临床应用范围，也适应了不断变化的复杂证情，体现了"观其脉证，知犯何逆，随证治之"的辨证施治精神，不悖于古，又合于今，何不行之。

说　理

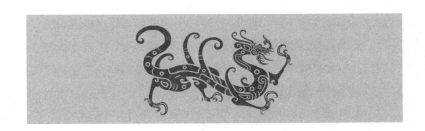

病机浅说

机者，事物的枢要、关键，通"幾"。《易·系辞下》："幾者，动之微。"又："君子见幾而作，不俟终日。"引申为事端，是为一切幾微的迹象、先兆，也即细微的质素。《列子·天端》："万物皆出于机，皆入于机。"张湛注："机者，群有之始。"从医学角度来说，疾病的病机诚如张景岳所言："机者，要也，变也，病变所由出也。"是故一切疾病之产生、发展、变化、转归等等，无不存在着一定的原理、规则。如能遵循"谨守病机，各司其属，有者求之，无者求之，盛者责之，虚者责之"的思辨精神，知晓病症之症结，明晰疾病之变化，洞察细微之先兆迹象，这为中医之辨证论治，遣方用药作了前期铺垫，为药随方施、方随法出、法随理现之理法方药一气呵成，一张理想有效的处方则应运而生。

病机，是"指疾病的发生、发展的原理"，说明疾病的邪正斗争情况，阴阳、表里、寒热、虚实的性质及其相互之间的关系。在疾病过程中，分析其表里出入、寒热转化、虚实夹杂等疾病变化的机理。《素问·至真要大论》称"谨守病机，各司其属"，其中列举病机十九条，从各种不同症候中，提示了分析疾病机理的例子。故诊断疾病，必须掌握病机，才能决定适当的治疗方法。(《辞海·病机》) 这段话告诫我们中医治病不但要辨其成病之因，更应在病因致病过程中的各种动态变化，从细微变化之先兆迹象中就能捕捉到该病症结所在。如发热恶寒，头身疼痛，咽痛，咳嗽，鼻塞流涕，这就是外邪客袭肺卫，病在机表。因肺主皮毛，主腠理，司呼吸，当外邪客袭人体时，肺则首当其冲，表现出一系列肺卫症状。且风为六淫之首，随季节之变化，有挟热袭或兼寒侵之异。如挟热外袭，则因热为阳邪，又主疏泄，故其发热重，口干甚，易汗出，咽痛，痰黄为其必然，舌淡红苔薄黄，脉浮数。疗此之法，当辛凉清透。如兼寒邪外侵，则因寒为阴邪又主收引，故其发热轻，恶寒重，口不干，无汗出，咳嗽其声不扬，痰白多清稀，舌淡苔薄白，脉浮紧，疗此当辛温发表。又如寒热一日数度，或以午后入暮为甚，且热不为汗衰，口干苦，喜泛恶，不甚喜饮，纳差，厌油腻，面垢，身困乏力，溲黄，大便或溏，舌边红苔浊腻淡黄，脉濡滑，此湿热之邪郁遏膜原。膜原者外通肌肉，内近胃腑，为三焦之门户，实为一身之半里半表。既无风寒在太少之间，也非风热留肺卫之处，此湿热秽浊郁伏膜原，阻遏阳气不能布达肌表而恶寒，至阳气渐积，郁极而通时，则恶寒消失而见发热汗出，邪正反复交争，寒热往来起伏，而有上述之病症也。若不能透彻其病机，洞察其变化，明辨细微之舌脉，其治疗之效果就不可能达到预期理想的境界，甚或迁延转变成变化莫测的坏病。

外感疾病如此，内伤杂病也莫不如斯。如"诸寒之而热者"之阴虚之疾，奈缘由肾水亏虚，阴液不足，而致阴虚内热之"热证"，苦寒清热之剂不但无益于肾阴之补益，且有苦燥耗阴，寒且伤阳之弊，频投之后，阴越耗而热越盛，壮水之主以制阳光才是其对证之法。如不晓阴虚无以恋阳，而致阳浮上越之机理，又如何知壮水之主以制阳光呢？再如阴寒内盛而逼虚阳上浮"火热"之证，口干舌燥，唇舌溃疡，面颊潮红，目赤多眵或心烦懊恼，舌淡润有痕，苔薄白，脉浮大无力，若不知外越上浮之火是被阴寒所逐之虚阳，又岂敢频投温热潜降之方以散阴寒引火归元之法呢？故诚如《辞海·病机》所云"必须掌握病机，才能决定适当的治疗方法"。对病证之机，大到重险垂危濒死之疾，小到伤风感冒鼻塞之恙，都应求实求真，在疑似难定之间，定要有无求之，虚实责之。于众多纷纭杂乱的病症中，寻其因果，探其原由，找千头之端，觅万绪之尾，如斯则心知肚明，成竹在胸。如一汗出淋漓三年之女性患者，无分四季，昼夜皆然，形体虚惫，又易感冒，既恶风又畏热，口干咽燥，咳嗽痰多黄稠，舌淡红苔薄黄微腻，脉浮虚且滑数。曾屡进益气固表，调和营卫，但淋汗不止；又滋阴凉血，敛汗固涩，也于事无济；再温阳补肾，收敛镇摄，汗出更甚。如斯三年，体虚尫羸不堪，来诊时仍淋汗满面，咳嗽气促，口干喜饮，纳呆寐差，溲少便结，神色疲惫等症缠绵不休，病者之苦医者之困不言而喻。细辨其证，认为本案既非阴虚，也非气弱，既非营卫不和，更非肾阳亏败，实乃痰热之邪久蕴肺络，灼伤气阴，肺之治节失司，皮毛失主，腠理疏松，卫外不固，非但汗易外出，更是恶风畏寒极易感冒。营阴日耗，故口干喜饮，以饮水自救；脏病及腑，津液不润大肠，故便秘难排；痰热之邪久蕴不去，不但耗阴也更食气，久病之躯不无虚惫。如斯因实致虚，由虚而无力托邪外出，因果循环，加之疗不如法，使虚者更虚，实者更实。治此之疾，亟当清化肺金痰热，以撤耗气伤阴之源，以恢治节之权，主皮毛、司腠理之职，或有汗敛诸症向愈之望。遂拟千金苇茎汤合泻白散加葶苈黄芩等，一周后汗敛大半。二诊去葶苈子加沙参、百合裨补伤损之气阴，半月后三年之淋汗即愈，临床诸症亦迎刃而解。

　　此三年淋汗在诸多之法无效或转甚失效之教训中，如不能抓住致汗之枢要，透析致汗病变之所由，是无法窥探该病之症结所在，方药所投岂能中的？一旦机理析然，致汗之机被获，其所致临床诸症无不"皆出于机，皆入于机"，再按其理制法，选方用药，见功奏效定会在意理之中。

是故机者，要也，是疾病变化之由也。临床医生不管是大、重、危、急，还是小、轻、微、慢之任何病症，都要谨守病机，透析原由。有者求之，无者求之，虚者责之，盛者责之，探析疾病变化之机理，不但要知其然，更要知其所以然，再予虚补实泻，俾五脏协调，阴平阳秘，气血通畅，归于平和，则病无不瘥，疾无不愈也。

温阳与通阳辨治浅谈

　　临床常遇及盛夏酷暑之季一些患者畏寒恶冷，四末清凉，终日虽重衣厚被亦不解其寒，按肾虚阳微予温补下元得愈者不足其半，或有无效之例非但不见减轻，反有转甚之苦。求其失效之因，此类畏寒肢冷诚少见肾督衰惫之症状，温阳之法非对证之治，不可再事误投。那又何以辨之？就要在四诊中细细辨识，方能得其畏寒恶冷之真谛。考恶寒畏冷不无阳虚阴盛，血脉失于流畅，气阳无力推运，阴寒得不到温散而致体多阴寒之凝滞，肢乏气阳之温煦，故终日瑟缩不暖，无精打采，神色疲惫，或面晦惨淡、㿠白，无汗，口不干且淡，纳少，欲寐，溲清次频，大便溏薄，下利清谷，腰脊疫软，遗精，女子多带下，经愆色淡，舌淡或有痕苔白薄，脉沉细无力或浮大虚软。此肾督亏虚，元阳不足，命门火衰也，治当温肾强督，补益元阳，燠命门之火，充肾脏之精，方选景岳之右归丸化裁，缓缓调补，均可见功。如斯之证，非一日而起，大多耗损积久而成，虚无速补之法耳。如阴寒过甚，气阳虚败者可直予四逆辈化裁救治，稍有缓解再予上法，其效更显。故凡此恙非温不效也。

　　然当有部分患者畏寒恶冷，四末清冷，一旦缠染在身常数年不已。虽历经中西诊疗，屡投方药，有的不见成效有的反而加甚，弄得患者如同雪上加霜，不知所措，医者遍施"良方""佳药"也无可奈何。来诊之病人纵在盛夏酷暑也是楚楚衣冠，甚则重衣厚裤，仍是瑟缩不扬，夜卧时不用电扇不用空调，但仍要加盖薄被，得汗出稍舒。察其面晦且垢，身有一股汗酸气味，口或淡或干黏，口味秽浊颇重，纳差乏味，喜呕哕，身困重浊，时或心烦躁急，懊侬莫可名状，溲黄臊，大便或烂或结，气味也重，舌边红上着一层黄厚浊腻之苔，脉浮濡滑或滑数。此乃湿浊化热交困，闭阻气机，三焦失于流畅，阻遏不透，胸膈四肢无以温煦使然，并非真正的肾阳不足，命门火衰。疗此者当苦辛通降，分消走泄，宣畅三焦，透达气机，务使被困遏日久之元阳得以伸展，以温煦久乏气阳莅临的胸腹四肢肌肤，方拟三仁汤合升降散化裁。因此症并非虚疾，往往可一诊知，再诊效，三诊则已。如此之法诚叶天士"通阳不在温而在利小便"之大法也。若此之证如仍投右归四逆之方，岂非热因热用，火上浇油而成燎原之势，临证辨治能不慎哉！

尚另有一证型，也是畏寒恶风，四末不温，一年四季较常人怕冷，一拖也数载不已，查无肾阳亏虚之真寒，也无湿遏热伏之伪寒，亦非气血亏虚、正气不足之病证。细审之后，发现患者性格内向，郁郁寡欢，常感胸脘苦满，胸胁胀痛，口或干苦，夜寐欠佳多梦，纳谷欠馨或嗳气吞酸，大便黏滞，易急躁，易烦热，易生气，时或心悸怔忡，易惊惕，女子则月事不调，或经前乳胀腹痛，舌淡红苔薄黄，脉沉细弦。此乃气滞郁阻，中乏斡旋，气阳遏而不达，全由气机郁遏作祟，亟拟疏调气机，斡旋中州，益助气阳之通达，非但畏寒肢冷可除，其他诸症也可随之而解。四逆散最为核心之方，随症之变异而化裁，无不奏效，也通阳之一变法也。

上述三证，临床较为习见，它们即可单独出现，也可兼杂染身。如阳虚兼气阳郁遏不透者，湿热遏伏伴肾阳式微者，或气阳郁遏挟有湿热交困者，都应在诸多复杂纷纭之症状中抓住疾病的症结，求得病证之真谛，或单法独施，或复方兼进，随证变法，灵活化裁，方为临床医家必具之才能。

从慢性胃病谈中医之守法守方

在中医药日益为民众青睐之今天，求诊患者亦与日俱增，特别是一些屡经西医治之少效无效之慢性病患者，更是趋之若鹜。面对如此众多的病者，不是形体尪羸，就是神情憔悴，或迫于经济压力，丧失治疗信心，在子女或亲朋的陪同下，把唯一之治疗希望，寄托在中医中药之上。诸如慢性消化系、呼吸系、泌尿系、内分泌系及类风关病证，与功能退行性的老年性疾病和妇科诸多慢性病证等等。这些疾病皆是经年累月缠身，大多由气及血，由经入络，也即由功能之病转为器质之变，由一般病证拖延及重痼之恙。若要改善症状，逆反病机，要经历一个漫长的治疗与养息过程，急功近利想在短时间内解决问题，只能是图治标之功，决无求本之力，如咳嗽之止咳与治咳就是这样。故一旦辨证明确，治法与方药大致确定之后，守法与守方就是治病求本之关键。非但医者恒心，病者亦要耐心，随症状之逐渐改善再作细微之调整直至痊愈。这就涉及到如何守法，怎样守方的实际问题了。要知道大法的确定是在病因明确、机理透析的基础上完成的，一旦建立就不要随意变动，对于一些慢性病尤当如此。至于方药的变化一定应在不违背大法的前提下作一些微调，方可使一些不可逆转的病变有所逆转，不可能改善的症状有所改善，甚至趋向痊愈。就临床所及的一些慢性消化道疾病来说，如诊为慢性胃炎或伴糜烂，或胃、十二指肠球部溃疡，此类患者大多中脘疼痛胀满，嗳气吞酸，喜熨喜按，纳少或便溏，形体欠丰畏冷，口不干苦，舌淡苔薄白，脉沉细。脾胃虚寒，中阳式微，胃失冲和为其常见之病机，治当健脾益气，和胃降逆，温运之中辅以调营为其大法。因病虽在胃，但归属脾土，治胃之中，应兼顾脾脏，阴阳两土彼此依存，方可升降有序，是故胃之和降必得脾之健运。方药未成之前，大法必须确定，按此法运用方药，即可收单一治胃难收之效。如理中合黄芪建中化裁，在治疗过程中，可随症状之变化而略有增损，一定要恪守温运中州、益气调营、补脾和胃之法，方不离法，药随方出，直至该病之痊愈。

同是胃病，但临床上的症状差异颇大，如胃痛拒按，常于餐后为甚，更有口干口苦，胸胁胀满，心烦意乱，泛酸，胃及食道中嘈杂，常有莫可名状，手心灼热，寐差多梦，纳少便秘溲黄，舌淡红乏津，苔薄黄，脉弦细滑数等症，胃镜查示多为慢性非萎缩性浅表性胃炎伴胆汁反流，或慢性食道贲门炎等。此胃之疾为肝气不疏，郁而化热，久而克脾伤胃，而致脾胃失却疏调和降之自然职责。病虽在胃腑，但与肝木关系甚密，要知道胃之纳腐又常赖肝木之疏调，方可升降有律，通调自如。治此之胃疾，当守疏肝解郁，清养燥土，顺降胃气，佐以苦辛通降为其大法。如此肝胃同调，阳明燥土不但得药物的直接之清养，也受经过疏调柔顺之肝木为之抚润，其冲和顺降之性得以康复，临床症状也会逐日缓解而向愈。一定要遵守治胃同时毋忘疏肝，清疏之中必佐和降苦辛为其不可缺如之大法。方如四逆散、左金丸、金铃子散合方，或柴胡疏肝散合左金丸化裁，诸如蒲公英、旱莲草、煅瓦楞均可随症加入。

再如部分慢性萎缩性胃炎伴肠上皮化生者，症状与上述二型又有不同，其痛点固定，或如针刺，少泛酸水，纳差，口干乏津，便秘，常三五日一次，干结如粒，形瘦，面容憔悴，舌红瘦，少苔或多裂纹，苔薄黄，脉沉弦细略数。此营阴亏虚，津液暗耗，络脉瘀阻，燥土失濡，升降失司，纳腐有碍。治此者非清养无以滋润燥土，非通络无以调和气血，非化瘀散结无以消增生病灶。故养阴润燥，活血通络，化瘀散结为此病之治疗大法。因要改善其质的变化，冀其逆转，无半年一载的连续治疗恐难为功。如一旦治疗大法确定，坚持足够的疗程，耐心守法，坚持服药，诚为该病患者必遵的信心，也是其收效见功直至痊愈的根本保证。方如丹参饮、沙参麦冬饮、血府逐瘀汤化裁，随症增损，改善症状，逆转病机，非不可能，余就逆转多例此类病患。

　　胃病如此，其他慢性疑难诸疾也无不如斯，这不是中医疗程长、疗效慢，而是此类病证的病程冗长，机因复杂。由气入血，由经入络，涉及诸多脏腑经络者比比皆是，且寒热错杂，虚实一体，更非鲜见，调治起来岂能朝夕之功，仅图眼前之效。社会上那种认为中医疗效差、见效慢，不如西医疗程短、见效快的偏见，由来已久，但在那些经过西医长期治疗，少效无效，甚至逐日加重之后，经中医治疗好转向愈的病人眼里，认为中医治疗不但可以治标，更注重于本，症状缓解是逐渐改善的，改善之后很少再转甚，而直至痊愈。从他们的心底里产生了认知中医、热爱中医、依赖中医的一大信念，并告知其身边亲朋好友及同病相怜的病友们。中医之疗效只有经过治疗的人才知道，中医的伟大也只有那些从重病难病中站起来的人才公认。近一二十年来中医在人们心目中的地位明显提高，求治中医者越来越多，且已形成了一种社会风气，故才有本文开头的求诊者趋之若鹜之局面的形成。

借石攻玉　完善岐黄

　　时代在发展，社会在进步，人们的生活水平、生活质量及工作学习环境无不发生了巨大的变化。就饮食起居而言，近三十年的变化有目共睹，但恣食肥甘味美，频饮酒醴滋膏，出门以车代步，进门家电代劳，图安逸恶体劳等不良习惯习已成风，纵然运动场上跑上两圈，篮球场上投几下蓝，也是逢场作戏，无持恒之心。加之社会节奏之加快，工作效率的增强，就业、升学的无形压力，尚有温室效应、"三废"、雾霾等干扰及看不见的医源性、药源性等诸多因素而形成的病证，是典籍之无稽，古人之未逮也，其基础理论、学术思想及诊治方法也非全合当今的实际病证。在借用了现代科学设备精密仪器等手段后，扩大了中医的诊查视野，诊查出中医四诊尚无法窥测捕捉到的许多病症，它既延伸了中医四诊，又给中医治疗提供了许多可靠客观的依据和提出了一些新的命题，这些都是结合现代科技而作出的成就。在社会不断发展，科技日新月异的今天，中医亦要与时俱进，借用他山之石来打磨这块质璞的岐黄之玉，使之更完善更标致，使诊查手段要跟上时代步伐，治疗理念在传统理法方药基础上有所创新，有所发展。

　　如一些慢性胃痛患者，虽经长期中西医治疗，在效果不佳的窘境下，经纤维胃镜检查后发现胃黏膜红肿充血水肿，部分地方尚已糜烂，痛时拒按，纳少，嗳气频作，且有秽浊之气味，大便秘结，矢气臭，舌红苔黄腻厚浊，脉浮滑数。在未经胃镜检查之前，大都按痰热中蕴，胃失和降，拟清热化痰，和胃降逆之法投方，初服有效，继之不显，久而少效，诸症依然。在经胃镜之客观探视后，可将这些慢性炎症伴糜烂的胃脘之痛，归属中医之内痈范畴立论，在原有清化和降治法的基础上，重予清热败毒、消痈散结、活血化瘀之品，以冀肿消痈散，伤痛之处逐日炎去肌生，而待时向愈。按此法付诸临床，确收原法难收之疗效，此在借用胃镜之探视延伸了人力视觉无法达到的望诊视野。在得到"望诊"的确认，再结合脉舌，大胆的运用清热败毒、活血散瘀、生肌疗伤的治疗方法。这是古人无法企及的"望诊"，这不为中医在胃脘痛的分型中又增加了一个"热毒壅结"的证型吗？

　　古代对消渴病的认识，以多饮、多食、多尿、形体消瘦各异，分上、中、下三消论治，且大都在症状明显后才能发现，其时病已至晚期，症情颇重，但多少代人均将糖尿病按中医消渴病之三消分型去论治，疗效均不理想。考当今体检或自测一点血的生化检查，既能提前发现又可预防性治疗。且糖尿病的患者并非都是"三多一少"症状，形体丰硕、大腹便便者有之，"三多"不显甚至全无者也有之，再视其脉舌，阴亏内热者并不多见，若仍按三消论治，收效者自当甚微。时下人们的生活水平大幅提高，饮食结构发生变化，酷爱恣食肥甘厚味的人尤多，加之少运动、图安逸，故其湿浊暗滋，络脉瘀阻，损脾伤气者不为少见，教科书中所描述典型的消渴症状临床鲜见，按其分型处方用药更少实用。此三消病证并非就是现今的糖尿病，糖尿病诚不可仅按消渴病去套证型、论方药了。这为我们对糖尿病的诊断、治疗、预后及对其并发症的防治也都有新的认识和思路，在古人理法方药的基础上将有更好、更新、更切实际的治疗方案，必将为糖尿病患者带来福音。

　　再则"B超"之检查亦增强了中医"望诊"视野，它透过肌肤看到内脏的变化，为中医的治疗提供可靠的诊断依据。如一屠姓老年男性患者，左下肢疼痛痿软，欠温，但不肿不红，患肢步履沉重、乏力，舌淡苔薄白，脉沉细涩，曾按肾阳亏虚，络脉失温煦之法处方用药，半月似效非效，症状依然。来我处时见其舌底络脉紫暗，面色黧黑，就联想至左下肢血管是否有栓塞之可能，建议去做一下左下肢血管"B超"，检测后不出所料，左下肢动脉血管有血栓形成。这种血瘀脉堵的症状在借用"B超"后得到了确诊，故我再结合脉舌，对此症状之形成得出了新的病因和机理，在温煦补养方药的基础上重用活血化瘀、通经散结之品如水蛭、炮甲、鳖甲一月后，除症状消除外，再做"B超"时其血栓也消之殆尽。

中医发展到今天，实属不易，虽古人为我们留下了许多宝贵的医学遗产，我们也不能固步自封，抱残守缺，应在前人的基础上跟上时代的步伐，结合时空与时俱进，借它山之石，攻琢我这质璞之玉石，使岐黄之学日益提高、发扬光大、更臻完善。

岐黄之道爱信是前提　学思为关键

　　祖国医学有着五千余年的悠久历史，在这漫长的历史长河中，历代无数医家无不上下求索，博采众长，在研读经典、探赜索微、旁及各家的基础理论同时，又无不注重实践，躬身临床。在学思相济之中，将真实有传承价值的医学内容用文字悉数地记录下来，或钩深致远，发扬光大，或心得体会，自成一字。虽片鳞只羽，一方一药之点滴经验，也不乏许多成裘之腋，如此代代相传，实用方术层出不穷，为后人学承，为民众造福，一直延续至今而不衰，流出域外而受青睐，就在于她确能消灾灭病，康健民众，为人类的医疗事业作出了不可磨灭的贡献。对许多现代医学认为疑难之病症也有显著的效果，变不可能为可能，变不治为可治者屡见不鲜，其影响之深之远，不但百姓有目共睹，就连现代医学之专家学者们也无不由衷的感慨与佩服。是故喜爱者益多，求学者益众。但就时下中医现状而言，仍是"后继乏人，后传乏术"，且这种状况在短时间内仍很严重，很难改变，教、学者及行政主管部门不容乐观。

　　中医事业要发扬光大、兴旺隆盛，除要有坚实持久的政策法规外，人才培养就是关键中之关键，应当放在一切事物的首位。当下中医队伍新老交替，青黄不接，虽每年各省都有成千的中医学子们走出校门，踏上工作岗位，但从事中医临床者不多，真心实意铁杆中医为数更少。人才乃兴业之本，总希望在中医的后备力量中，多出人才，快出人才，但往往事与愿违。调查在校五年的学习中，学难致用者不少，见异思迁者过半，无心学习中医者大有人在。在我与大四实习学生的交谈中，他们中有的竟直言不讳地说"我不喜欢中医，对中医不感兴趣"之言，我问他们：你们既然不爱中医，为什么报考中医？这四五年在校的"学习"，不是在虚度光阴、浪费青春吗？他们要么避而不答，要么就说"我也不知道"，并说像他们这样的还大有人在。说得我心灰意冷，甚至从头凉到了脚，顿感茫然。国家每年要投入不菲的财力物力，招进这些岐黄学子，原想培养出中医后备人才，为中医的医、教、研服务，使中医兴旺发达，后继有人，谁知道他们心不在焉，认为自己误入歧途。尚有一些虽不像他们如此排斥，五年下来对中医仍是一知半解，将信将疑。学生阶段（包括研究生）也是迷迷糊糊，从医后也少用中医中药，即使开出的中医处方，自己也不知其所以然。这些不热爱中医，不信任中医的学子们，怎能学好中医，又怎能用好中医。步入中医队伍，只能是凑队伍人数而已。但细考其由，原因甚多，有生性就不爱者，有上学后对易懂易学的西医课程接受较多，对枯燥乏味、深奥难懂的中医则听而不闻、视而不见；有的受市场经济的影响，认为西医就业率高，收入丰，中医则两者皆不乐观，在校期间也就渐渐放弃中医，偏学西医；更有受医疗市场的影响，认为中医效果慢，疗效差，诊断是是非非，不及西医诊断明确，疗效快速，病人容易接受……这些问题既是事实又是怪象，这就要看政策如何扶持，舆论如何引导，学校如何导向。总之既然踏上了岐黄之道，就要别无他选，首先要热爱他，依赖尊重他，确认中医是中华文化瑰宝，是我们祖先在几千年的生活实践中与疾病斗争，逐步形成的医学精华，被人类确认、被实践证实的无价之宝，能为人类的健康服务。他能治病，而且能治好病，更能治疗许多当今医学不能治疗的疑难疾病，是现代医学不可缺如的替代医学。有了这样的信念、感悟，不愁你不热爱他、不敬畏他，有了爱、信之心后，对其学、研、用、创自会循序渐进，而有所造就。在此我须重申，不爱、不信之人，你就不要学他，可另辟蹊径、改投他行，不亦乐乎！

入道之后的学习，就应遵循《论语》之"学而不思则罔，思而不学则殆"之名言。因中医的成才一定要理论结合实践，在实践中反复揣摩，由此及彼，辨别是非，求出真谛，点滴积累，在学中求思，思中觅学。只有学思相济，反复推敲，日日如此，年年如此，登堂之后入室也就不远矣。失效之案，是理之失确，或方之有误，还是药有偏差，量之不准，抑或疗程未到。显效之例也应求其缘由，总结失败教训与成功经验有益今后的成才。古代医家，当今名师，无一不是在思学中求得真知，增长才干，为岐黄大殿增砖添瓦。如近治咳嗽变异性哮喘之病，咳嗽咽痒，痰少色白，微恶风寒，时有喷嚏，阵咳时胸闷气憋，夜间尤甚，舌淡苔薄白，脉浮细或紧或数，中西药频投无效，数月不已，病者焦虑烦闷，医者束手无策。遇此疾病，你就得学思相济，反复琢磨，其病因在哪里，机理何在，西药无效，为什么那么多中医方药也失灵。在思得确认此为待时而动之风邪挟痰内扰肺络，一旦适遇外邪由口鼻而入引诱而发时，就内外合邪，袭扰肺系，即有上述症状。疗此者急当疏风宣肺化痰，肃肺降气解痉，俾外客之风疏，内伏之风息，方可选金沸草散化裁，再择虫类疏风解痉化痰止咳之品辅助其间，要比单纯草木之药奏效快捷得多，如蝉衣、僵蚕、全蝎等。如此思学后的方药投之果验，岂不快哉！咳嗽如斯，他证也无不如斯，在岐黄的道路上只要爱之、信之、学之、思之，不被其他干扰，且持之以恒，锲而不舍，中医真正兴旺发达为时不远，此吾之宿愿、吾之希望矣！

切脉之难说

切脉为中医诊断四诊之一，治病时无不以切脉为其一大内容之一，也是中医诊断必不可少的方法，代表着中医的形象。历代医家对切脉之学十分重视，专著颇多，散在各家论著中的高见也复不少，为学中医者必修的功课和钻研之学业。从临床实践中观之，切脉水平的高低对疾病的诊断、预后、转归等有着不可小觑之差异。特别是急性外感热病，证型多变，在危重险恶疾病的垂危阶段，更是起着判断疾病进退，预测患者存亡的关键。在那没有现代科学仪器辅助诊断的时代里，从历代医籍医案中常被那些名医通过切脉后即能对疾病的预后作出精确的判断而叹为观止。

然切脉毕竟是中医四诊之一，历代医家也再三强调诊病时应四诊合参，不可以一诊而替代他诊，更不应将切脉作为中医唯一诊断依据，由唯切脉而误诊失事笑话之例亦复不少。故当代之中医临床一定要四诊并重，并结合西医物理、化学的检查，以明晰该患者病证的症结，便于中医之辨证论治。摒弃那种以脉诊为炫技之能的江湖郎中，以及来诊时伸手于脉枕之上，一言不发，让医生道出他的所有病情，来分辨医生水平之高下的无知愚昧之市民。认为切脉是万能，什么疾病一切脉即知，真是可笑之极，愚昧之极也。就连北宋大文豪三苏之一之苏轼也曾有"吾有疾病，必尽告医，使其了然于心，然后参以脉，今人以脉试医，犹以身试药也"之说。

余从医五十余年，切脉之诊无日不作，无患不切，二十八脉了然心中。在诊治常见病时，其病证大多与脉象相符，如外感疾病，脉象多浮，兼热者浮数，挟寒者浮紧；内伤疾病脉象多沉，寒者脉多沉迟，虚者脉多沉弱，兼有热者脉又多沉数等。处方用药得心应手，服药后的疗效也多在预料之中。但有些疾病并非脉随证合，脉证不符，有斯证并无斯脉者，常可遇及。如头身疼痛，咳嗽鼻塞流涕等外感风邪患者其脉并无浮脉，仍需重按始现，或细或滑之沉细或沉滑者，这就要细察详审并结合他诊来分辨，患者是素本阳虚之体，抑或体丰肥胖之躯而致脉沉不扬。如素本阳虚外受客邪就应予温阳，方如麻黄附子细辛汤合桂枝汤甚为合拍；如属后者，因运行于皮下之脉为肥脂所遏，纵感冒风邪也无力外扬，如此之脉象，当以望闻问三诊所得之症为准，而舍去脉诊，仍按在表者汗而发之，其上者引而越之论治，必无差误。更有素本气阳偏盛，脉管粗浮之人，平常无疾之时其脉也浮大且数，虽受寒饮冷，而致胃痞纳减，腹痛便泻，形寒肢冷，小便清长等症，其脉仍浮数，再视其舌，淡润之质，白薄之苔显然入眼，如此脉证不符之疾，当如何处置？如按脉论治当清热解表，必投辛凉苦寒之剂，如按其他三诊所得，理应温中散寒、化湿和胃去治疗，这就要凭医者之临床经验与四诊时的判断能力，合理取舍了，此切脉之难也。

再如诸多咳嗽喘哮患者，在症状十分严重阶段，其呼吸极度困难，胸闷气憋，痰壅喉间，漉漉有声，无力外排，动则大汗淋漓，上气不接下气，说话困难，面青唇紫，舌淡暗苔浊腻，但其脉有滑数浮大者，有沉细不扬者，有浮促无力者。痰浊壅遏，脉络闭阻，咳、喘、哮之肺系呼吸症状相同，而脉象却有如此之差异，何也？考脉道之行血也，血行又由气之运也；肺主气为心主之相傅之官，肺气一旦有损，其相傅之权不无失司，主气之职也当弱减。然罹此恙之人，又有男女之别，长幼之殊，胖瘦之异，强弱之异，加之病程有久暂之不同，病情有轻重之不一，故显现于脉象者，实有上述之差异也。如滑数浮大者大多为体质尚可，病程不长，肺气尚有与痰浊抗争，驱邪外出之力；沉细不扬者，大多为体虚病久，肺气弱馁无力托邪外出；至于浮促无力者，则为喘哮年久，体虚羸弱，由气及血，由肺累心之垂危重证者。同一咳哮之恙而出现不同的脉象，根据脉理结合症状，对处方择药有一定的指导意义，其脉诊则有十分重要的临床价值。此切脉之难二也。

近期曾以切脉诊孕见诸报端，实属闹剧一场。要知道脉诊是中医诊断分析病证手段之一，其具体之实际运用及其实用价值，历代医家再三告诫，要四诊合参，具体分析，综合判断，决不可以一诊替代四诊。李士材在《医宗必读·不失人情论》中还特别强调"不知自古神圣，未有舍望、闻、问，而独凭一脉者"之警语。验孕之诊，曾见诸一些书刊，其验与不验，明智者应正确对待之，切脉之始，也应结合临床体征，询问停经时日及有无妊娠反应等，虽四诊皆备其准确率也非百分之一百，因一些假孕之症状、体征都十分雷同真孕者，但仅依切脉就确诊是否受孕实为不科学、不明智之举。而在医学科学如此发达的今天，那些设局与应招验孕之人，确没有这种必要的无聊之举来损害中医的形象，达到诋毁中医之目的，其结果无非是两败俱伤，毫无意义，这与上面所说的无知愚民仅凭切脉来判断疾病、评价医生又有何两样，此非切脉之难吗？

此仅陈述临床所遇，尚有许多未及者，望同道在实践中发现困难，在知难中化解其难，使其与实践密切结合，与理论遥相呼应，将脉诊之学在临床的实际效应中发扬光大，更切实用。

舌诊求真一得

　　舌为人体一个重要组成部分，与诸多经络相通，又是多种疾病的外候，在感邪之性质、病变之深浅、气血盈亏、阴阳之乖逆、脏腑之虚实等均可在舌象上有所反映。是故舌之辨识起源很早，滥觞于秦晋之前，在《灵枢》中即有"舌纵涎下，烦，取足少阴"及"舌本烂"等记载。《素问》有关苔色的描述如"舌上黄，身热"及"舌焦唇槁，腊干咽燥"等记载。仲景《伤寒杂病论》中亦有较多的记载与描述，而后历代医家对舌诊多有发挥，到明清温病学家问世，对舌诊的辨识可谓已到登峰造极的境地，无论舌的质、形、态、色等都有十分精确完美的描述与记载，为祖国医学留下了一份宝贵的医学遗产。它不但指导着外感热病三焦卫气营血的辨证，也为内伤杂病的辨识提供了可靠的依据，其直观性、真实性、便捷性无可非议，且其随病证的变化而发生的变异性也可即刻捕获，是望诊中不可缺如的重要的组成部分之一。

　　然余在长期的临床实践中，在对舌的诊察辨识中，发现一些不被重视且易忽略又容易出现差错的问题与现象，谈一点个人心得体会。

　　目前就诊于中医者，大多病程较长，症情复杂又屡经许多方药治之而少效者，于漫长的中西医治疗期间，患者自己也学习了一些粗浅的医学知识，如察目观色、看舌苔等，或在书刊杂志及电视节目中耳闻目睹一些章节与讲座，也能讲一点与自己疾病的机理、诊断与治疗方药等。特别是随时随地对着镜子即可看到的舌、苔，也能说上一些行家术语，来诊时他们往往伸出舌头告诉你"我的舌上有瘀斑，舌底有紫筋，我的血脉不通瘀血严重"，"我的舌苔像地图一样，花一块剥一块"或"我舌边有齿印"，"我的舌质很淡"等等，让你随着他们的意向、看法，迎合他们的心理去开方用药，认为他自己的看法与医生的诊断一致则心悦之至。这种现象在临床上屡见不鲜，有些也确是该患之机因所在，治疗大法也尚如他们说的那样，但单仅靠那几种单纯的舌、苔就能确定该病的机理吗？非也！还得细致察看它的形、色、苔、质之变化，综合一起，加以分析判断，找出疾病之源委。如舌有裙边，但质红苔黄薄微腻，口干苦，有秽浊之气，如此舌象应是湿热浊瘀交结，蕴聚中州，克伐脾土，或脾土本虚又遭湿热浊瘀之邪交结不化，蕴遏中焦。若仅依舌边齿印及花剥苔而一味补虚培土，非但虚未得补，而湿热浊瘀蕴遏益甚，更加伤害虚体。此辨舌之形，更要辨苔之色，先治标再固本。勿被显而易见裙边、花剥苔所囿，不作更深层次的剖析机因，即认为虚体必补而铸成大错。

舌之瘀斑及舌底显露之紫筋，诊为血瘀络阻者未误，但血瘀络阻虽是果也是因，其致果之因，并非如此简单，若再仔细窥察舌质之润枯、胖瘦、裂纹之多少、颜色之深浅、苔之色泽润燥厚薄等，就会对血瘀络阻的成因得出一个初步认识与新的发现。如其舌体胖嫩，舌淡润苔薄白，初步可断为水湿凝渍，气阳失运；若见舌体偏瘦小又有较多裂纹，色红苔薄黄，则可认定为营阴亏虚，络脉失濡；再如舌体肥厚，舌边紫暗苔黄腻且厚，此多为痰热互结，痹阻血络无疑。如此舌体的质、形、态及舌苔之不同变化互相参照对其血瘀之机因变化即有一个较深刻全面的认识，比单纯只知血瘀络阻更前进了一大步，为治法拟方择药奠定了详实的基础。

　　望诊察舌往往只在一瞬之间，因就诊之人候诊时间较长，既无餐食也未饮水，其舌、苔很少有染异之变化，故首次之望察可视为其本真形色之外露。我是经常注重首次之望舌，但因临床带教时，实习、进修及跟师传承的学生往往一桌都围坐不下，在我首看之后，许多学生为了目睹舌、苔之真象，都不由自主地叫患者伸舌一视，当反复三四次后的舌之形、色就会发生细微变化，因舌体反复伸缩后会加速局部的血液流运，快速之血流可使舌体有所充血转红，淡色变成了淡红，且舌及苔也较前润滑，此是物理造成的稀微变化，如不知原由，按后几次的形色辨之，则会犯失真错辨之差误，故一定要以首诊为准。

　　再如淡红之舌，为临床最常见的一种舌诊之色，病案书写时都以"舌淡红"为其描述之文字见诸典籍，就本人临床所及之习惯书写也皆如此。但在长期的医疗实践中发现，虽同为淡红之舌，但却有着不同症状，迥异机因之差别。吾在闲暇之余反复探赜索微后，恍然大悟其理，舌之淡红是通俗易述之舌象，其色应该是淡与红的混合体，也是由淡红结合的产物，但总体来说既非淡也非红。实践中其淡红之色有偏于淡之淡红与偏于红之淡红，文字上只可描写成"淡红"，很显然此"淡红"非彼"淡红"了，这两种不同程度的淡红色诊就要全凭诊察医师的悉心细辨才能求得真象。因偏于淡之"淡红"大多为气阳偏虚，或气血不足，属八纲中的里、阴、虚、寒；偏于红之"淡红"大多属气阴两虚，或阴虚有热，属八纲中的里、阳、虚、热。虽里、虚相同，但阴寒与阳热就发生了本质的变异，其理法方药也就相差甚远了。中医前辈常说的"心中了了，指下难明"，我把它改成"心中了了，舌上难明"，这难明之淡红舌诊乃余之千愚一得，不知是否言明意了，尚祈智者再明之。

遵古求变　适时创新

随着时代的变迁，自然环境和生活条件不断的变化，加之一些医源性、药源性疾病的不断出现，人们所罹疾病就有着时代之特点。因离古遥远，先贤们也始料未及当今之时空变化及一些病证之成因机转，这就促使我等对时代疾病的认识，应不断深入探讨，加以攻研，在遵循中医基础理论的前提下有所发现，有所创新。

曾见一些尊师唯古的杏林同仁，临床治病时是遵古守法的典范，处方用药不思化裁，甚至连方药之剂量都不敢增减。如诊为风寒感冒处仲景之麻黄汤、桂枝汤之方，风热感冒辄予温病学之桑菊饮、银翘散等，收效者有之，但无效者更多。当今社会因温室效应的作用，气候偏暖日益明显，其温邪病毒也日益猖獗，大的疫情全球时有发生，就我国近年来也有过几次，如 SAS、禽流感等。就一般病毒感冒亦有异于古时，临床症状大多来势急、病情重，肺卫症状常迅速出现，既有高热恶寒，头身疼痛，又有鼻塞咳嗽，气促咽痛，尚有少汗流涕，口干喜饮，痰黏黄，舌淡红苔薄白微黄，脉浮紧等症。综合分析，此风寒外束，热毒内蕴，既有风寒外袭太阳经之表实证，又有热毒内蕴肺系上焦的温热证。予辛温解表之伤寒方，过于辛热；处辛凉清泄之温病方，又偏于寒凉，皆不适用。疗此者只有辛散宣透，清热败毒，始为对证之剂，药如羌活、大青叶、蝉衣、桔梗、杏仁、黄芩、生石膏、葛根、甘草等常收一剂知、再剂已之效。此为温室效应造成温毒过盛，加之人们生活水平的日益改善，肥甘辛辣、高粱厚味又不绝于口，而致内热、湿毒偏重，如此两热兼毒常袭不衰，加之客邪外袭，故其病势急、症情重，病因病机有异于单纯的伤寒或温病之恙。治疗大法、方药也就要在谨守病机中，求出最佳方，选出最良药，始克有济，此常中求变也。羌活辛苦温入足太阳膀胱经，秉辛开透散解表散寒的功能。大青叶苦寒入足阳明胃、手少阴心经，功擅清热解毒凉血，《本草正义》云："味苦气寒，为清热解毒之上品，专主温邪热病，实热蕴结。"且其叶质轻，有轻清上浮之功，对上焦肺卫之热毒尤效。二药寒温并用，各取其辛透解表、苦寒败毒之特性，实为本方之主药。甘草、桔梗加蝉衣宣肺透邪并疗咽喉之灼痛；黄芩苦寒解少阳之热毒；葛根甘辛，透阳明之风热；取杏仁之苦温以化痰止咳平喘；石膏辛寒解肌清热、除烦止渴。九味之方辛寒并用，冶清热解毒、透邪解表、宣肺止咳化痰于一炉，证涉伤寒太阳、阳明、少阳的三经又及温病之上焦肺卫同病者，方不杂，药不多，疗效可靠。此方之制实与时俱进之产物，注重内外俱盛之热毒（外为时邪传染之病毒，内为高粱厚味蕴结之热毒）与起居不慎，冒风贪凉而致的风寒束外、热毒灼内之外感重证的辨治。虽未脱离中医治疗外感疾病的藩篱，但已跳出单纯辛温解表、单纯辛凉清泻的治疗思路，在思变中另谋出路。

　　再如支气管哮喘病人，大多在经西医治疗少效无效时才来诊治，因病程长、用药时间久，面浮体肥，口干畏热易出汗，咳痰不爽，身困乏力，易感冒等症诚不少见，但食纳颇佳，舌红苔薄黄，脉浮滑数。显示痰热蕴结，肺失治节，宣肃不能，疗此者非清化痰热，宣肃肺气不为功。尚有部分患者，外被风寒客袭时，出现的畏寒肢冷，口不干，舌淡苔薄白，脉浮紧或沉滑等症状时。在初诊一两次时，按风寒束表或寒痰凝肺去论治，其效并不明显，但在三次诊治后，病人会不经意地说出在久咳长喘的过程中，偶然会咯吐出一二口黄稠之黏痰，这就使我马上联想起常常大量使用激素之人，其内聚之水湿郁而化热，深潜肺系，痹阻气道为其必然，痰热内蕴，壅阻气道，痹阻肺络，而致痰热交结作祟，为久哮病人症状难以缓解、病机更艰逆转的症结所在。偶然的一句话，难见的一口痰导出了此类支哮的病机，使我茅塞顿开，不清化深伏久蕴之痰热，不疏导壅遏脉络之气血，止咳嗽平喘哮只是治标之举如同隔靴搔痒。激素既是治哮之主药，又是水湿痰热内蕴，致使哮喘患者诸多副作用的药源性药物，是古之未闻，而今习见之药品，若能扬其长避其短，遵古守法，灵活变通，诚为患者之福音。方拟葶苈子、黄芩、桑白皮、胆南星、水蛭、冬瓜仁、薏苡仁、鱼腥草、桃仁、丹参、地龙、麻黄、射干等，以此为基本方增损疗治其效可佳。根据临床机因的差异配合在辛温散寒、温肾纳气方中，也可配伍在于益气养阴、运中补肺剂内，总以恰到好处，无伤病痛，有益患者为宜。

知标识本　伏主求因

　　治病求本是中医疗病治疾的根本法则，病无分大小、久暂、缓急，皆有致病的原因及病证的机理。弄清病源，剖析机因，而后用药则为有的放矢，不中者少矣。若见症用药，问病求方，无异于头痛医头、脚痛医脚，有效者鲜矣。然在症情繁杂、机理易变的病证之中，其标本之间又常有变化，且互为转换，有标中之本、标中之标、本中之本、本中之标的变异。论此证、疗此疾时，更应细察详审，如能探求其标本之变化与转换，则知标识本，病无遁形而万举万当也。

　　如络脉瘀阻是冠心病的致病之本，大凡疗此病者都以活血化瘀、通络散结为其治疗大法，谓是求本之治。就临床所见，疗效并不满意，有效者甚微。从客观上看，血瘀络阻是冠心病的致病原因之本，但从微观上视之，其血瘀络阻又是因何而致，什么原因造成的呢？若要找出"本"中之本，就要在四诊中探索，机理中求证。如心阳式微、阴寒凝滞者，不辛热散寒、温阳通络则血瘀络阻无以化畅，心肌之缺血不能改善，冠心病的症状岂可缓解向愈。此阳虚寒凝为其本，血瘀络阻又成为"标"，阳虚寒凝可以称之谓该病患之本中之本，血瘀络阻就成了本中之标了。

　　再如慢阻肺患者，常常胸闷气促，咳嗽痰鸣，稍动则诸症转甚，加之年高体虚，肾失纳气之职，肺少主气之权，肺肾两虚为其致咳喘胸闷气促之本，补肾纳气，益肺助金诚为治本之道。但久患之恙不无六淫之客袭，原有吸烟饮酒数十年的嗜好，不无痰热蕴遏，痹阻肺系，诚为该病之标。论治时，治标治本，当视症情之主次、轻重而定，或先治标后治本，或先治本后治标，或标本同疗，对缓解病情，减轻临床症状不无裨益。其治标之法大多清热化痰，肃降肺气为主。然当患者于沐浴时感寒，或减衣时冒风，突然形寒肢冷，胸闷咳嗽，咽痒，遍体痠楚，此风寒之邪外袭肺卫，郁闭肺气，而致内蕴之痰热无以外出，主气之肺金更丧宣肃，气道愈益痹阻，咳嗽胸闷无不为之转甚，急则治其标是为其大法。风寒束肺是此时标中之标，内蕴痰热则为标中之本也，亟予辛散宣透之品，以撤风寒之客袭后，再事原先治标之法以缓缓调治则宜，此治病求本，实为求标中之标、标中之本也，临证时不可不知。

　　二十余年前曾治一重度胃下垂之女性患者，钡餐透视胃下垂十三厘米，终日捧着肚子，不敢多食多饮，中西药服之少效。邀我为之出诊，见其形体瘦削修长，神情窘迫，满面愁容，口干纳少，大便秘结，胃中振振水声，云治疗多年均无效果，痛苦殊甚。余见其舌红少苔，两脉沉细且弦，此气阴虚耗，中气不运为本，水热互结，停蓄胃脘为标。在本虚标急同时的情况下，当以"急则治标"为要务，速清逐久蓄胃中水热之邪，以解胃中伤痛之苦，遂拟大陷胸化裁三剂后，则收便畅水泄脘泰之效，后予清热养阴、升提护胃之方缓调，二月后诸症缓解，获多年未获之效。此胃虚气陷为其病之本，水热互结为该病之标，其病标本皆急，然不去其标邪，则本无以解脱标邪之困，徒进补气益胃之方，非但本无以得治，其标邪会越甚而加重本之病情，此治标救本之典型例案也。

　　再如老年小便失禁，昼夜皆然，一日夜无数次自遗失控，好在时下有"尿不湿"之配用，否则一日夜不知要更换多少件内裤。察其形怯虚浮，腰脊痠痛，纳便尚可，口干不敢饮，舌淡红苔薄白，脉浮软，时有汗出。此肾虚失摄为其致病之本，已无可非议，只不过在是补其阴益其阳，或阴阳两调上下功夫而已，然益肾固摄缩泉则为其治疗之大法，但服药多日收效不显。当患者言其少气懒言，气短喜太息，活动后则甚时，突然悟及此肺气大虚，金不生水，肾失金濡，二便失其守控之权，此证机理，肾为标，肺为本，也即肾为本中标也，徒治肾无怪收效不显也。遂在原方增补肺益气，滋养肺金之品如黄芪、五味子、沙参、麦冬、太子参、阿胶、甘草等七剂后效显，遗尿竟减轻过半，再半月而已。此治本之中又求得本中之本也，诚为《内经》云"知标本者，万举万当；不知标本者，是为妄行"。是何其真切，业医者当视为座右之铭、临症指南。

良师还得有高徒——再读叶天士《外感温热论》有感

六十年代初随父学医时，除了四大经典著作必需熟读理解，许多章节还要能背外，外感温病专著如叶天士之《外感温热论》，薛生白的《湿热病篇》，吴鞠通的《温病条辨》及王孟英的《温热经纬》也是如此都要熟读熟记，有些章节也应背诵。叶天士的《外感温热论》我在很短的时间就一字不落地能全文背诵下来，并觉其文字简捷，语言优美，背诵起来朗朗上口，好像唱歌一样，且不费力。在理解的基础上更加深了记忆，直到现在五十多年过去了，也都能背得下来。我父在教读此篇时，特别言及说，如此传世之鸿论佳作竟是其门人高徒顾景文与叶天士在洞庭湖之游船上，由其师天士口述，景文笔录整理而成。并以赞美的口吻告诫我等，希望我们要好好学习，也能做一个像顾景文这样的门人、学生、徒弟，做继承发扬光大岐黄的好后生，我等听后只当故事趣闻，过后也未介意。又专心去研读历代医家的广博医籍充实自己，为今后的临床打下翔实基础。

星转斗移，转眼间，吾也是古稀之年龄老者，目前除仍繁忙的临床诊务外，还肩负着传统中医的传道、授业、解惑的重担。再捧读《外感温热论》时尤感亲切，又联想起当初夜学晨背，白昼侍诊的学医情景。先父常教我等说：一部《外感温热论》其析理之透，辨证之精，层次之井然，理法之完备，是不亚于张氏仲景之《伤寒论》。如此简精意赅，尤切实用的传世名作，竟出自一位门人徒生之手，且被历代医家视为绝论，奉为圭臬，无不为之赞美与好评。不得不使我由衷地感动与佩服，如那"温受上受，首先犯肺，逆传心包"，"盖伤寒之邪，留恋在表，然后化热入里，温邪则热变最速"，"大凡看法，卫之后方言气，营之后方言血"，"在卫汗之可也，到气才可清气"，"入营犹可透热转气"，"且吾吴湿邪害人最广，如面色白者，需要顾其阳气……面色苍者，需要顾其津液"……优美简捷的话语，熟读背诵后永不会忘记，且字斟句酌，既没有一字之多余，也不能一字之缺失，真佳作也。设若天士大师没有这位高徒在侧，就不会有这部温病学之传世名著，没有这一名著，温病学不但失去了这光辉的一页，后续温病学家在缺失如此实用有效，创造性确立了卫气营血的辨治纲领及识证用药之门径后，其温病学的发展，不知何去何从，其学术内容又是怎样，不得而知。是故景文之功德甚伟！仰慕之余，窥视当下中医之实况，不得不令人担忧。良师不多，高徒更少，国家虽大力弘扬促其发展，多次遴选大师名医，并配制了高徒，给名誉，予补贴，授学位，冀岐黄之学得以传承，并发扬光大。寥若晨星之大师都已步入垂暮之年，又体弱多病，精力不济，所配高徒大多身兼数职，忙于本身业务，无暇专职静心学研。完满政策，良好的心愿，实践中有时难成现实，在紧张繁忙的三年学习期满后，学徒们大都以学业期满，成绩优异，学有承继而毕业，有的并授予高一级的学位文凭。如此历届之师徒们，在教学相长，互勉互进的刻苦学习氛围中，授者之力，学者之诚，有目共睹，为中医的事业增添了厚实的有生力量与新鲜血液。但青黄不接的客观现实仍存在，希望有为年青中医之后备军早日成才，快快成才，承接为师之班，弘扬岐黄之术。

　　因在严峻的自然规律下，耄耋高年的大师们随着时间之推移会逐年陨落，但配置学成高徒们正年富力强，更是传承弘扬，创新光大的最佳年华。故再次祈望尔等自强自立，务实求真，学思相济，将导师们精深的学识，丰富的经验传承下来，再续传以后，不做世代的罪人，岐黄的叛徒，多一些像叶天士之高徒顾景文那样，我中医之学不但代有传人，源永流长，且星火灿烂，更可与日月同辉。

读"心知其意而不为所囿"有感

近日从《中国中医药报》上得知已故国医大师陆广莘先生之恩师徐衡之"心知其意而不为所囿"之名言，深知广莘大师求学治医之道，在学医雏幼之时被其师之格言就指定了方向。中西结合，中医为主，心中装着岐黄之道，脑里皆现岐黄之术，系统的现代医学知识，从未干扰撼动其传统的中医地位。在中西结合道路上仍以中医为主，只将现代医学为我所用。几十年如一日地不为其所囿，故其中医哲理深邃，中医学术渊博，为中医传承发扬光大作出了毕生贡献，不愧为一代名医，国医大师。

吾在半个世纪的岐黄生涯中，对现代医学虽也学习、求教，啃些书本，旨在了解一些疾病的成因，病理及转归预后等，但心中中医地位从未受西医之影响而动摇，也决不会思迁。对现代医学新进之诊断设备，如 CT、B 超、生化及病理等检查结果，余也仔细阅读了解，做到心中有数，但并不受其诊断之束缚和制约。但可从中得到启发和借鉴，仅作参考，为我所用。用中医中药去治疗同时，从不为其诊断的结果所囿，完全运用中医的思维、中医的理论，灵活的中医辨证法，去分析病理，求出机因，探寻症结，要伏其所主，先其所因，在循序理法方药的指领下，处以符合病证的治疗方案。从不一见到炎症就清热解毒，测有高血压就平肝息风，一查有肿瘤就筛选抗癌消瘤的中药堆砌成方等等。这些不加思索、全凭西医诊断，参照西医之基础理论去处中医之方，觅中医之药，这哪叫中医呢？再还有一些西医无法治疗，中医还无法对号入座的疾病，如脱髓鞘等，西医治疗无效，因少见未闻，中医也不知该怎样去辨识与处理了。但运用中医中药去治疗时，就应从患者之临床症状，通过四诊八纲及诸多辨证之法，脏腑求之、经络求之、六经求之、卫气营血求之等去辨识探求，找出中医之病因病理病机，按理处方选药，常能收理想的临床之效，这就是中医之特色。

再如西医胃镜或病理确诊为慢性浅表性胃炎或伴糜烂，不管你是胀是痛，泛酸与否，是畏寒喜按欲熨，或拒按灼热，口干苦或口淡乏味，便溏或秘，是男是女，是年老体弱，或年轻壮实之人，西医都会开出基本一样的处方，相同的药，有效与无效也只能这样。如要是中医治疗，则要从临床症状所得，且分寒热虚实，病程久暂，年龄长幼，体质强弱等去综合考虑。胃镜病理之检查只作参考，不作我中医诊疗之根据。因中医之诊断在西医的诊断基础上更细化更翔实更具体，从点滴中找出病证之机因，如胃痛就分隐痛、剧痛、胀痛、刺痛、固定不移之痛，游走不定之痛，及有兼寒兼热之不同，是餐前痛还是餐后痛，是夜间痛为主，抑或白日为甚，痛时喜按还是拒按等等，再结合脉舌及其他兼症，可见中医辨证之细、之精、之具体。正因为有这样深入具体细致的辨识，同一症状可能就有截然不同的证型。对其致病之因，现有症状都要了解得一清二楚，处以方药就会恰病证，合病机，症状轻减，疗效显然，皆在意理之中。

再如过敏性鼻炎，经西医确诊之后，无分老少、男女，大多以抗过敏抗炎为其治疗方法。然中医疗治此病从不为西医诊断所约束，则广开思路，多途辨证，应从其临床症状去具体分析，详细辨识，属风寒袭肺还是风热蕴遏，是肺气虚惫营卫失谐，还是肾阳亏虚肺少温煦，卫外不固而致客邪留恋难去等等。治当从四诊所得，属风寒袭肺者当以辛温疏风散寒，兼肺肾阳虚者，加温补下元，煦养肺金之法。若属风热蕴遏，当以辛凉清热之品，兼气阴暗耗肺卫不固者，可加补益气阴调和营卫则佳。病久有热化痰蕴者，清热化痰不可缺如，久而血瘀络阻者，活血化瘀之品又当兼顾。如此详审细辨，合理用药，收效甚显，且愈后很少复发，过敏性鼻炎如此，其他诸疾也无不如此。如此治病疗疾，医者路宽，病者显效，岂不善哉！"心知其意而不为所囿"，了解西医之诊断及疾病之现状、预后、转归，而不受其约束，放开中医之思辨去理法方药，诚为岐黄之道业医者的座右铭，一刻也不可忘却也。

以五行生克承制调理脏腑
可治疑难杂症

　　人体之所以无病康健，体魄强壮，是因机体有自我调节，维稳安内的天然本能。其自我调节，自我平稳，自我康复，自我痊愈，都在不动声色中完成，然当其某一环节有碍，严重或过之或不及，调节无效，平稳不能，康复无望，痊愈无期时，就得要借助生生之具如药石针推等去补其不足，损其有余，使机体重新趋于平和与安稳，则可恢复正常状态，而趋于康复痊愈之境界。

　　在人这样一个有形的封闭机体中，阴阳平衡大局，气血敷布全身，经络沟通内外，又酷似一个小小的国家。五脏六腑各有分工，君臣将相它们各司其职，但又彼此合作，相互调节，你中有我，我中有你，相互资生又相互监督，无使卑弱，无使亢害。一有卑弱亢害，其脏腑之间之维稳系统就会出来干预、调节，发挥其维内之能力，抑其亢去其害，助其虚扶其弱，若能在很短之时间，接受其调节，配合其指挥，则一切可恢复正常，机体也很快康复无恙，否则就会出现症状。表现在四诊之中，医者应根据其临床表现去分析，去判断，去探讨其机因所在，作出合理精准的方案，配合内在系统去抑强扶弱，亢害者承制之，虚弱者扶培之。

　　人之五脏脾、肺、肾、肝、心隶属五行之土、金、水、木、火。五行之生我者为母，被生者为子，如土生金，金生水，水生木，木生火，火生土；五行之相克者为制，被制者勿使之过，如金克木，木克土，土克水，水克火，火克金。其正常生克为五行之相互联系，相互滋生，相互制约，相互依存的生化克制关系，维系平稳有序，内境生态宁谧。它们之间不得无生，也不得无克，无生则发育无由，无克则亢而为害。这种机理一旦失存或破坏，其内环境即刻出现紊乱，子乏母之滋培，制者越加凌弱，其生克承侮在另一种失序混乱的境况中而演变出一些顽难之病证。所以临床中许多经久难愈的病证中，就有一部分疾病是生克制化出现了问题，用简单的对症治疗则很难取得疗效，若能窥探其生克过极或承制不能之真谛，作出相应的治疗，投以针对性的方药，取效也是快速敏捷的。如一脑力劳动者，由于操心过度，加之白日工作繁忙，长期失眠，50余岁，三年来不知服了多少药，西药数不清，中药加起来几麻袋都不止，痛苦不堪，经人介绍前来就诊。见其神色疲惫，精神恍惚，无精打采，记忆力锐减，腰膝酸软，口干舌燥乏津，纳少乏味，头耳轰鸣，易惊惕恐惧，无法入睡，心烦心悸常怔忡不宁，甚时整夜目不交睫，溲少色黄，淋涩不畅。大便秘结，舌红瘦多细裂纹，苔薄黄，脉沉细数。辛劳过度伤及下元暗耗肾水，肝木失涵，而致心血不足，心火独亢，心神失宁，此失眠之缘由也。治当滋壮肾水，一则涵养肝木，木得养可滋润不足之心血，一则承制心火，心无火之灼，心神自能守宅宁谧而入梦乡。方拟大剂六味地黄丸合大补阴丸再增重镇安神养血为方：生地30g、龟板30g、知母10g、黄柏10g、山萸肉15g、天冬20g、麦冬15g、玄参20g、生牡蛎30g、生龙齿30g、炒白芍15g、莲子30g、杞子20g、川连10g、肉桂3g、酸枣仁30g、夜交藤30g。七剂。

　　二诊：云服药三付后，即能入睡，七剂服完睡眠基本恢复正常。三剂中药要胜过以前几麻袋所装的药。真神奇也，后于上方出入调治一周痊愈。

按：本案之治全在制其亢害扶正虚弱，再度建立一个平稳有序的内环境。首诊确认肾水匮乏，心火独亢，因水亏而不涵木，木少荣滋则枯萎，内蕴之魂也难内守。肝虚又无力滋养其子，而致心少滋养，心血暗耗，加之劳力伤神，而致独旺心火，乏肾水之监制少肝木之滋养，内藏之神岂能守宅宁静，夜寐不安难入梦乡，为其必然。壮水之主，以制心火，补肝木，既清心能宁神，又涵肝可安魂，再伍以重镇养血安神，交泰心肾为辅佐，可谓标本兼治，上下合法，奏效之捷，也当在意理之中也。

再如曾治李某，男，68岁。患前列腺增生伴尿灼感染三月，小便淋涩不畅时痛，会阴处坠胀，小腹隐痛，夜尿频而影响睡眠，口干苦，微咳咽燥，气短，大便干结，纳谷不馨。舌淡红乏津多细裂，苔薄白，脉浮细数。年老之躯，下元虚败，肾阴亏耗，有失州都之气化，湿热下蕴，壅遏痹阻，更伤肾脏之开阖。治当滋肾水，化湿热，消症结，拟滋肾通关合济生肾气化裁。七剂后，收效不显，症状如故。细绎其机，见有微咳，咽燥气短之症，此殆肺金虚惫，营阴亏损，金少生水，而致肾缺肺滋，少生水之源。木乏金制，肝经湿热壅遏难化，清金养肺为其必施一法，从水之源头入手，再辅以清肝之湿热，温肾之气化为法。南、北沙参各30g，百合20g，川贝10g，五味子6g，太子参15g，知母10g，黄柏10g，龙胆草10g，车前子15g，柴胡10g，肉桂3g，川牛膝15g，薏苡仁30g。七剂见效，后以上方出入，以清金补水化湿热消症结为主，常加鳖甲、炮甲、生地、益母草、白茅根等，一月后临床诸症皆消。

按：本例之治也在求脏腑正常之生克制化中见功，以金生水而制木也。因从肾治少效，而联想到上源之肺金。清金养肺为主旨施方后，肾水得充，肝木得制，则下元不足之水有补给，久蕴之湿热可清化，临床诸证逐日缓解，此即治肾少效，而治肺收功，可见五脏之生克乘侮学术之实用价值，对指导临床信不侮也。

医必有方与医不执方论

　　学医之始在精读四大经典同时无不要熟背《药性赋》《汤头歌诀》，以熟谙中药之性味、归经、功能、主治，及方剂分类，药物组成，大小缓急，君臣佐使等皆要了然心中，以备择用。临证时从症状中求得病因，探及机理，识得病源，晓其因果后，胸中所陈之方就应运而出。如太阳表虚证之桂枝汤，内有水饮外有风寒之小青龙汤，大热大汗大渴大烦脉洪大之白虎汤，四肢厥冷、身出冷汗、下利清谷、舌淡苔白薄、脉沉细欲绝少阴虚寒之四逆汤等，皆在瞬时即浮现于脑际，以适其用。心中若无这些方剂，临证时凑合药味以成疾病之方，无君臣之位，无佐使之辅，恐难取得理想之效，甚或延误病机而偾事者不会少有。是故业医者在求学之始，必须在背诵经方时方及一些经验方三五百首同时，一定要谙熟每张处方分类，配伍，主治，功能及一些特殊的服用煎煮配制方法。如有些汤方剂，若大、小承气汤，白虎汤等以水煎则佳；有些芳香宣透之方，如藿香正气散、五积散等配成散末吞服效优；有些温补肝肾滋填下元之剂，如金匮肾气丸、六味地黄丸等则以丸类缓投见功等。再如介、石、有毒之品皆应先煎以出汁或以解毒，芳香轻宣之药不可久煮以免散失芳香宣透之效，一些特殊药物如钩藤、肉桂等皆应后下等等，也要熟记于心。这些都是方剂汤头的重要内容之一，医必有方为临证时之胸有成竹，信手拈来提供诸多方便。

　　医不执方，言勿执死方以治活病，应灵通善变，勿被成方所囿，该化裁则化裁，应合方则合方，所处方药一定要恰合病机，方能药到病除，可收全功。综观历代名家医案，对那些惊险、顽难、危重病证，其处方用药慎之又慎。一张处方往往增一药则生，少一药则死，斟酌再三方可下笔落款。阅睹如此医案，如同阅读惊险小说一般不无叹为观止。医者要在必有方的前提下，应成方满腹，精研药味，熟谙方解，更有新意，临证时对复杂多变的病证，在有无求之、虚实责之，先其所因，吃透机理后始可制法、选方、择药，方随法而拟，药随方而出。在尚未落笔开方时，脑际中一定会浮现所具之方是否与该病吻合，哪些药味尚且有碍，哪些关键要药方中尚无，或该病看似本方所选，但从其中一二症状经分析与其病机有悖，又得改弦易辙，或另谋他方，若用先定之方必无效或偾事。故业医者在医必有方的基础上一定要学会医不执方，方可应变无误。诚如张景岳曾谓"凡用药处方最宜通变，不可执滞"。许学士也谓："余读仲景书，用仲景法，然未尝守其方，乃谓得仲景之心也。"医不执方，是临床医家必须遵循的，精深辨证的，灵活应变的医疗法则。也是从医多年之后，其阅历经验逐渐上升的一种境界，老中医们都应有这种体会，本人也是由此过来之人，对此感受颇深。行医伊始，对病总是按书本开成方，不会增减药味，风寒感冒不是麻黄汤就是荆防败毒散，肝胃不和胃痛胀，就按柴胡舒肝散全方予服不知增损，效否参半者有之，反应大或副作用多者也有之。但不知其所以然，或认为方药无误，对一时难以奏效，归咎患者服药不准时，饮食不忌，寒温失调等。不知稀微病症未辨，时空之变未察。随着年龄阅历之增长，再聆听先父之教诲及博览历代医家验案，从中学到教科书中难以学到的真知灼见，知道执方治病之弊端，及如何化裁成方适应病证而取效于患者。再随着临证时久，疑难病症之多，倒逼你不得不在精心辨证，求因探机的同时，对所选成方再度审视其功能主治之适应性，药味配伍之合理性，其方药取舍化裁之必然性，要知道"死方"是很难恰贴"活病"的病机的。如当下感冒病证大多发热恶寒，头身疼痛，咽痛痒，咳嗽有痰，口干少汗，舌淡苔薄白，脉浮且数，按伤寒论之麻黄汤证辨之，又多咽痛痒、口干不符之症状；若按温病银翘散证辨之，少汗，头身疼痛，舌淡苔薄白也难相符。此时你是按伤寒辨证，还是按温病辨证，是执麻黄汤或选银翘散？两者皆不切贴，只得另辟蹊径，清解之中佐以辛散之品，往往"一剂知，再剂已"。当今之温室效应，气候偏暖，热毒肆虐，感冒之人虽由感寒着凉诱发，但热毒之邪却又随时入侵，故所现之症既异于纯寒之感冒，又异于纯温之感冒，必须于清热解毒之中辅以辛散透邪之品，如大青叶、黄芩，连翘，柴胡、牛子、虫衣、桔梗、羌活、苏叶、甘草等。

再如理中汤为温中祛寒补益脾胃之仲景名方，功擅疗治因中阳式微，脾土虚寒而引起的如腹痛泄泻，呕吐畏寒等症，药简效宏，凡遇上述机因而出现之症状，施投无不奏捷。然临床所现症状在中虚阳微的基础上，尚兼湿热内蕴，现气机郁滞，挟饮食积滞等，如仅执理中汤而为之收效往往不显，其或无效反重。兼湿热者，可加葛根、黄连、黄芩、薏苡仁去甘草；有气机郁滞者则增香附、柴胡、木香、苏梗兼施，白术可易苍术；挟饮食积滞时，建曲、山楂、二芽、鸡内金也可随方增入。如此合理增损药味，切合病机，收效必显。与只知执方治病者岂可同日而语，医必有方与医不执方既是基本必需的，也是灵活辨证的。《医述·方论》："医者，意也。如对敌之将，操舟之工，贵乎临机应变。方固难于尽用，然非方，则古人之心弗传。望洋捕风，必有率意而失之者矣。方果可以不用乎？

虽然，方固良矣，然必熟之《素问》，以求其本；熟之本草，以究其用；然之诊视，以察其证；熟之治疗，以通其变。始于用方而终无俟方，夫然后医之道成矣。"

再如一些时方，药味多，配伍杂，但用之对证则疗效非常。如功擅发表温中，燥湿祛痰，散痞调经之局方五积散。它是由几个成方化裁组合而成，对脾胃宿冷，气血郁滞，外感风寒，内伤生冷，症见寒热头痛，无汗身痛，呕吐泄泻等，或脾肺阳虚，素有痰饮复感外寒，头身疼痛，胸闷咳嗽，及胞宫受寒，气血不调，月经量少，经行不畅，挟有紫块等皆有显效。

防风通圣散也是一张有十八味中药组成的复方，功擅疏风解表泄热通便，对风热壅盛，表里俱实，憎寒壮热，头目昏眩，目赤睛痛，口苦口干，咽喉不利，胸膈痞闷，咳呕喘满，唾涕稠黏，便秘溲赤且涩；并治疮疡肿毒，肠风痔漏，丹斑瘾疹是首不可多得之佳方。

例举上述二方，虽药味庞杂，但为了适应一体多病，而涉及内外上下，寒热虚实，互结为患之疾时，制方者不得不化裁彼方而组成此方，从临床之效应就可知此方配伍，繁而不乱，杂而有序，诚佳方也。如临诊时，遇到这样的病证，心中无此类之方，恐怕会一时措手不及，不知从哪里入手为好，要知道这些方剂都是在千百年的历史长河中，经历代千百位医家之实践验证中确认之良方，才会流传到今，而入方剂学之中。

研读一篇经文　玩味其中奥旨

　　《伤寒论·太阳篇》之"伤寒服汤药下利不止，心下痞硬，服泻心汤已。复以他药下之，利不止，医以理中与之，利益甚。理中者，理中焦，此利在下焦，赤石脂禹余粮汤主之。复不止者，当利其小便。"本条文位于太阳篇之后页，也是太阳篇论述杂病较多的片段。细绎该条以示范的笔调，仅用短短六十余字就言简意赅地记述了一个患者治疗的全过程。说理透彻，层次井然，在反复研读，认真推究之后，认为该条经文简直就是一例个案报导，并对古人那时治病用方探因求本的全过程也略有了解。但也有医家认为，本条中的"理中者，理中焦，此利在下焦"十一字及"复不止者，当利其小便"九字为研注伤寒家们之补注文，但这不影响本文之探讨。

　　一位患伤寒的病人，首诊治疗，服用水煎汤药后（不知何方何药，我们也无需猜测了）伤寒症状大概有所好转，但出现了大便泻下不止，且有胃中痞硬胀满不适等症状。二诊时医者根据其症状，诊断为火邪湿热内盛，下迫大肠，上扰胃腑，而投以泻心汤（大黄、黄连、黄芩）以泻火解毒，燥湿泄热，服药后诸证向愈。不知何故，该患者大概因某处不适，三诊时医者根据以前投方取效的经验，认为邪火湿热未靖，视其有该泻下的病证，又守上法予以其他泻下药下之，以期祛邪务尽，而愈其疾，结果事与愿违，导致便泻不止。患者第四次求诊时，医者根据当时之脉证，认为两次苦寒清泻有伤脾土，而致泻泄不止，是中阳式微脾胃虚寒，故予温中祛寒，补益脾胃之理中汤（人参、白术、干姜、炙草）以温中补虚止泻。岂知服后诸症依然，不但泄泻未止，反而下利更甚。不得已患者第五次再诊，视症情如此糟糕，不知是同仁点拨还是该医自省，认为此泻之症结不在脾胃，而属下焦滑脱不固，与中焦无涉，亟拟赤石脂禹余粮汤（赤石脂禹余粮）以涩肠止泻，自忖这次可收全功。若还是泄泻不利时，就要采取分流走泄之法，以利小便而收实大便之效。

这位患者前后五次就诊，就时间来说最少也得一周，一般为十至十五日为其可能。每次诊断用药都不一样，可见病情之变化，疾病之转机，虽出现在病人身上，但都印在医者心里，如能仔细辨证，透析致病之机因，合理处以精准有效之方药，患者就不会再三再四的复诊而遭无妄之痛苦。仲景出此条文，意在告诫医者，诊病时要做到先其所因，再精准方药，那就要强基础，细辨证，在虚实中求之，有无中探之，不得草率从事也。

但从该条之全文中，他还隐示了泄泻致病机理，辨证要点及治疗法则。虽无脉舌及具体症状的描述，我们还是可以从几次求诊所服方药及简单的文字中，以方测证，大致能推断出如下的分型及症情。

1. 下利不止及心下痞硬，当属胃肠积热型。如口干口苦，脘腹胀满疼痛，肛门灼热，舌淡红苔薄黄，脉浮滑数等，当予清热泻火之泻心汤与之。此型当今颇多，清热泻火为对证之法。

2. 如下利清谷，口淡乏味，食纳不馨，脘腹畏寒，舌淡苔薄白，脉沉细弱。此为中阳式微，脾胃虚寒。治当温中散寒，补益脾胃之理中汤合拍。此型临床亦不少见，温中散寒、补中健运为其治疗大法。

3. 若下利不止，一日无数次，腰脊酸软，形体虚惫，纳谷尚可，又无湿热积滞内扰，且舌淡润有痕苔白薄，脉沉细弱，此属下焦虚寒滑脱失摄。温补下元固摄收敛为其治疗大法，赤石脂禹余粮汤合四神丸化裁有效。

4. 既非上述三种证型，诊为水湿内渍，下淫肠腑者，如形体一般，纳饮尚可，大便稀溏一日多次，口不甚干，溲少，舌淡润苔白滑，脉沉细弦者，当予分流走泄以恢复小肠泌别之职，使多余之水邪从小便外出，达到实大便的疗效，此种方法配合其他疗法合用时可收明显之效。

当然泄泻之证型分类，病因病机还有许多，本文仅就该条经文之所述而未及全貌。总之通过该条经文之学习，深知仲师煞费苦心，用精简的文字，寓教于诊治之中，将辨治之哲理贯穿条文之始末，故对仲景之著作一定要潜心研读，反复揣摩，细心玩味，方能从中获得真谛，提高自身之专业才能。

学贵知疑则进论

我国明代学者陈献章曾言："学贵知疑，小疑则小进，大疑则大进，疑者觉悟之机也。一番觉悟，一番长进。"他主张读书，要敢于提出疑问，求之于心，进行独立思考，有所觉悟，则有所长进，可正前辈之一些谬误，而创有益于社会，有益于人类的新识，则非但自己长进，社会也当长进。吾医之领域中也不无如斯，也是在四大经典奠定的基础上，历代医家在传承弘扬的同时，也秉承学贵知疑之说。发现问题，提出问题，进而去修正谬误，改造乖逆，使置疑有错的问题得以纠正，有所创新，造福人类，功在千秋。实际上系统完备的中医药学能数千年不衰，且日臻完善提高，一直起着养生保健，治病康复的积极医疗作用，并得到当今世人的认可和青睐，与学贵知疑，小疑则小进，大疑则大进不无关联。细思之，我们现在教学使用中医所有教材，哪一门学科不是在置疑修正完善提高中发展起来的。

"学贵知疑"也不是叫你去怀疑一切，否定一切，一定要在医疗实践中发现某些与医理有乖逆，抑或是治疗方法有错误，还是某些中药之性味功能与实际效用并不相符等。在知疑之后，则要想方设法去释疑解惑，在实践中得出修正，使其言之有理，论之有据，用之有效，而说服大众，则可谓觉悟之机获得有效，得以长进也。

如余在《胡国俊内科临证精华》一书中就大胆地对蚕沙性味提出置疑。早年随先父侍诊及其教诲，与本人长期的医疗实践中，发现凡因湿热内蕴而致生的诸疾，如湿热带下，湿热痛风，风湿热痹瘤，湿热血崩等皆主一蚕沙而获效。可见其性非温。然历代本草皆言其甘辛温或甘辛咸温，就连《本草纲目》亦言其甘辛温无毒。带着这个问题，本人虽沉思多年，但还是按性凉味甘且辛入药，疗治因湿热或风湿热而致生的许多病证。因有疑总要知疑释疑的，在静思中，认为蚕以桑叶为食，僵蚕又秉性平，桑叶其性又寒，性平之质食性寒之物，何以其遗矢则性温了呢？余疑之久矣！后在翻阅《慎斋遗书·用药权衡》时发现其言"晚蚕砂去上焦风湿热"之用，及清代温病学家王孟英以蚕砂为君主治湿热霍乱之蚕矢汤，皆取其祛风清热利湿之功能，足以说明蚕砂非温热之性，当禀性凉味甘且辛为是。

再如细辛之用量，临床医家因受《本草别谈》之"细辛若单用末不可过钱匕，多则气闭塞不通者死"之说，而一直延续至今，且载入现代药典，宜在一钱（3 克）以内使用，过用时医者签字，责任自负。如是本人因超过 3 克的标量而签名之处方诚为常事，但无一例出现毒副作用，要知是单味末用，而不是水煎之剂。考仲景《伤寒论》之小青龙汤、麻黄附子细辛汤，《金匮要略》的苓甘五味姜辛汤等汤方，其细辛用量皆为二三两，不少于其他药物之重量。其时之称重虽与现代之度量衡有异，但其用量也绝非仅 3 克之重。本院中医外科老主任医师周某有其用药之经验，他细辛之用量常在 30 克左右或更多，也未见一例出事，且疗效甚佳。这就要将单味末服与用水煎服区别开来，因两个不同的加工方法后的毒副作用有非常大的差异。认为水煎服的剂量绝对可以突破 3 克的红线。

急慢性鼻窦炎、过敏性鼻炎以喷嚏、鼻塞且痒、涕浊、头额昏痛为其主要症状。按鼻者肺之窍也，从肺论治者颇多，惯用清肺开窍，祛风之法，但其疗效欠佳者多。在根据患者常有口干苦，便秘，目胀之兼症时，而辅以清肝利胆疏风泻热之柴胡、黄芩、谷精草、密蒙花等药后，发现浊涕减，喷嚏少，继而增熊胆粉或龙胆草以加强清泻肝胆郁热之品后，疗效更佳。疑其与肝胆关系密切，夜翻阅《内经》经典时，发现早就有"胆移热于脑，则辛頞鼻渊。鼻渊者浊涕下不止也"的描述。但鼻渊一证与肝胆的关系一直被后世医家所忽略。从肺开窍于鼻去论治，所投方药无不为清泄肺金之品为主，其路径不同，故难收理想之效也。疑之有证，改之有据，实为鼻渊患者之辨治开辟了一条切实可行之蹊径。

　　《素问·至真要大论》之病机十九条，为中医开拓了对疾病认识的先河，有一定的指导意义，但也未必尽善尽美，有一些尚待存疑。如"诸呕吐酸，暴注下迫，皆属于热"，实际上许多呕吐泄泻，因中焦虚寒，脾失健运，胃乏冲和者尤多，若皆按热而投苦寒清热之剂，无异雪上加霜而增加病情。能知疑觉悟此条，对"诸呕吐酸，暴注下迫"则要四诊合参，判别寒热，分别治之，可免失手铸错。又如《素问·生气通天论》"膏粱之变足生大疔"，王冰注曰："丁生于足也，四肢为诸阳之本也。"余初读不解，若干年后，再读其文，则认为王冰之注有疑。膏粱之变，为何仅生于足，而不生于他处？如他处之大丁就不是膏粱之变所致吗？带着疑问而深研其注，方知此处之"足"可作"足以"解，为副词状语，就不能作名词手足之"足"了。

　　唯经必善，但也难免小疵，大论之十九条病机也只是告诉我们认识辨病的原则性，其灵活性、辨证性还得由你自己去认真对待。勿囿于古论，勿人云亦云，"尽信书不如无书"，虽非绝对化，但也有其一定道理。

杂谈"熟读王叔和，不如临证多"

中医界常有这样一句流行语，即"熟读王叔和，不如临证多"，告诫中医学子们，在熟读中医经典同时，更要坚持跟师临证，早实践，多临床，在临证中可以直面病人，聆听师诲，可在效验中得到收益，在失败中吸取教训，以增强中医之感性认识，可使书本知识与临床实践有机的结合起来，增强理解，加深印象。

凡坚持临床坚持实践过来的中医都有这样的体会，实践越多，见识越多，知识越广，在长期的成功经验与失败教训中不断夯实自己理论基础，提高自己的临床水平，为将来更好地疗治病痛，服务社会而厚积薄发。

我无事时总在纳闷，为什么定要熟读王叔和而不是熟读张仲景、孙思邈、李东垣及其他有名之医家呢？是因为王叔和的"和"字好与临证多的"多"字押韵之故。还是非王叔和别无他人呢？细考晋代太医令王叔和在偶然的机会，发现一部残章断简岐黄之书，在研读之余，惊喜地认为此乃前无古人、后无来者之奇书，倍感兴奋，利用其太医令之身份，全力搜集《伤寒杂病论》的各种抄本，最终找全了关于伤寒的部分，并加以整理编撰，命名为《伤寒论》，这也是王叔和的千古奇迹，功不可没。正如清代名医徐大椿云"苟无叔和焉有此书"。王叔和与张仲景之渊源颇深，不但为他整理了该书，还为我们留下了最早关于张仲景敬言之文字记载，如在其《脉经》序中所说："夫医药为用性命所系，和鹊之妙，尤或加思，仲景明审，亦候形证，一毫有疑，则考核以求验。"之后，该书逐渐在民间流传，并受到后世医家之推崇。如南北朝名医陶弘景云："惟张仲景一部最为众方之祖！"可以想象如果没有王叔和之搜集编撰加以整理，这部实践性强，辨证精，论治活，理法方药具备的医学原著及著作者本人——张仲景能有其医圣这样的崇高地位吗？再则王叔和在精心搜集整理编撰这部医学医著之同时，经过几十年的殚思极虑地在吸收扁鹊、华佗、张仲景等魏晋之际古代医家的脉学理论基础上，结合自己长期的临床实践，不遗余力地编著了我国第一部完整而系统的脉学专著——《脉经》。将常用的二十四脉的生理病理变化详尽地作了描述，并使脉学正式成为中医诊断疾病不可缺如的一门学科，仅这部著作的问世，王叔和在中医界的地位之高，影响之深，功绩之大，不言而喻，无怪乎倍受历代医家尊崇之，敬拜之，故上升为中医界有代表性的人物当之无愧。

　　"熟读王叔和"就是隐喻中医学子们要加强中医基本功的锤炼，要勤求古训，博采众长，心无旁骛，孜孜不倦，持之以恒。但人生有涯，学海无涯，中医书籍浩如烟海，一人一生是读览不完的，这就要求我们精读与通读结合，重读与泛读结合，一些精要经典一时看不懂、读不通、领会不了的，则应求教他人，查阅他书，或存疑待读，或前后对照，反复研读，"书读百遍，其义自现"，本人就是这样过来的。夯实基础，广深知识，遇到具体问题就会立刻浮现出某典某书有过这样的教诲，有过这样的验案。信手拈来，付之临床，轻松自如。如一头痛巅甚，畏寒肢冷，纳差欲呕病证，你就会马上联想到仲景厥阴篇之"干呕吐涎沫，头痛者吴茱萸汤主之"之经文，用后效如桴鼓。如心中无此经文，贸然处理，恐难开出如此经典之方，难收如此显著之效。再如胃痛绵绵，灼热，口干且苦，纳差便秘，舌淡红苔薄白，脉沉细数，此为阳明燥热，肝肾阴虚之病机。一贯煎为其对应之方，如未读《续名医类案》或《柳州医话》，就不知道还有一贯煎这样的名方可疗治此疾，且效果又如此之彰显。再如李东垣之《脾胃论》言脾胃之恙气虚阳虚为多，法以温补升提，药多辛温燥烈；叶天士对脾胃之治倡阳明燥土，失清少润论，法以清润滋柔，药多甘凉清淡。虽理法迥异，实补东垣之未逮，两种思想两种方法，皆受时空之影响，各有主见，但皆切用，运用适宜，其效彰彰。若只读一家之书，临证时非偏于温燥就过于清凉，知识不全，难应多变之恙也。

再从枳壳破气行痰，消积降逆为历代医家所共识，对于一些下垂外脱之疾是很难入方的。如未读《现代实用中药》一书就不知它能对子宫下垂、脱肛之疾有效，且尚有一定的升提作用，临床延伸其对一些气虚下陷疾病，配佐于补脾益气方中，其效较单纯补脾益气为优。这就要求我等在"熟读王叔和"的同时，不但要精读经典，攻研历代名著，还要广览泛读一些近现代之期刊杂志与医药著作，来充实自己，惠及临床。可见精读、细读、多读、泛读之重要性就在于此。终身在无涯之学海中求索，虽有苦劳之一面，但天道酬勤，获知受益颇多，也其乐融融，不知疲乏也。

"不如临证多"，确是精典之论，实践出真知，实践是检验真理的唯一标准。许多真知灼见都是来自实践，中医的临证就是实践。初涉临床的中医学子，开始行医时，定是用书本知识指导临床，如风热感冒之辛凉解表剂，方如银翘散、桑菊饮，脾胃虚寒之腹泄呕吐则理中汤，实热便秘者承气汤，脾虚气弱身倦乏力自汗懒言者多补中益气汤……过了若干年后，发现按图索骥并非理想，照本择方往往效与愿违，甚或会走向反面，知晓其中必定还有许多未知因素存矣。在自省或求师后，果然发现失效少效的原因，是未将书上的知识读活，而过于呆板拘泥。如同为感受风热之感冒一证，由于有长夏与隆冬之季节差异，其治法用药则有不同。因长夏暑湿偏盛，虽染风热之邪，但易身困疲乏多汗，口干黏，脘痞纳差，或大便薄，溲黄为其多伴之症，予轻疏风热外邪之同时则应考虑到暑温湿浊之兼挟，藿香、佩兰、通草、蔻仁不可缺如。然寒冬风热感冒时，则应在轻清疏解风热之同时，辄应配以微辛微温之荆芥、防风、羌活、苏叶等寒温并用，以助解表透邪之效。此天时之不同也。若是慢性腹泄之属于脾胃虚寒，肠失传导者，法宜温中散寒补脾益气为大法。如泄久而伤及肾阳，或久而化热，或久而络瘀等之差异时，仅守理中汤之类方就显得治法欠精，力不从心了。如累及下元，伤及肾阳时，可于原方加四神丸合方；兼有热化而致寒热互结时，原方增清化燥湿之品如秦皮、川连等；若泻久而络脉瘀阻伤及运化传导者，原方加骨碎补、山楂，或丹参、三七则佳。上述之合方加味并非只凭想象，当然有其显露于四诊中之征迹也。如累及下元肾阳虚惫者，则有腰脊酸痛，小腹寒冷，五更易厕，舌淡有痕，苔白薄，脉沉细之症。久而化热者，应有舌淡红、苔薄黄、口微干且苦，泻下黏滞味臭之便等。络脉瘀阻者当有腹痛、固定不畅，或如针扎及舌质淡黯或有紫斑等。这些都是在少效无效中反省临证时细审详辨之所得，书本只能教你规矩，不能使你巧也。病有效则守法继之，病无效或病有加则变法易之，或兼法并之。还有当认准病机，所处方药虽一二诊少效，也应守法守方，勿朝更夕改，弄巧成拙。如一些慢性病证在治疗期间，忽又染上他疾，且症状颇重颇急，则应先急后缓，放慢性病之治疗，而集中方药解决新染之恙，以免新疾未愈，宿病有加。如新染之病轻，可在宿病原方药之基础上加针对新疾之治疗方药，新旧同疗。这些轻重缓急，单治兼治，先治后治，都要从实际出发灵活辨治，所以说中医临床是一个大课堂，一个现身说法，可闻可视的大课堂。不管成败如何，是一个实事求是、来不得半点虚假，一丝伪造的课堂。

"熟读王叔和"则要求我等读书要广，钻研要深，博采众家，善于精选，无分古今。"不如临证多"是谓临证受益匪浅，许多真知灼见皆来自于实践，故业医者应早临证，多临证，更要按中医之理法方药去思辨，去处理之。如能做到这两点则岐黄之兴指日可待。病者之幸，众口皆碑。

医不熟药等于将不识兵
——从一张处方说起

　　几年前，一位发音沙哑的患者出示一张处方，称是我的学生某某所开，请我认定后即取药煎服。我简单地看了一下方药，并对其脉症作了一下诊视：腰部酸痛，夜寐不安，口干舌燥，音哑，舌红苔薄白，脉沉细数。认为肾阴不足，虚阳不潜，肺失濡润，金破不鸣。所用方药为生地、玄参、龟板、龙骨、牡蛎、百合、沙参、木蝴蝶、凤凰衣、蝉蜕，滋肾水，潜虚阳，润肺开音。符合机理，诚为对证之方。但再仔细窥其剂量，发现均以 10 克为律，一方到底，无轻重主次之别，深感方药不错，但剂量有误。遂不动声色地将处方上的剂量作一调整，交予患者，并告之曰此方开得很好，应守方坚持服用，定有好处。待症状完全消失后才可停药。病人走后，将该方之利弊晓之侍诊之学子们：本案方药是在该病理法的基础上配伍的，理法有据，方药不差，一看就知道是位训练有素的医者，但再仔细看每味药之剂量，就知道是位不识中药，不谙材质的中医师。因中药药源广泛，除以草木花叶为主外，当有介、贝、矿石、虫类等入药，其气味厚薄之别、浮沉之殊、更有质重与体轻之异，仅有书本上介绍的性味、归经、主治功能等之理性知识，而没有中药全材之感性认识，中药之知识可以说不全面、不深入，甚至应该说是茫然的。如重质性沉之熟地、玄参、龟板、龙骨、牡蛎、代赭石、生铁落，每味 10 克，握在手中仅一小撮。显得药少量轻、乏滋补下元、沉降潜阳之力，药力之不足也。若质轻性浮的蝉衣、木蝴蝶、凤凰衣、马勃等每味也10克，那就与上述之药大相径庭，每味药在手中则是一大把，甚至抓不拢。且质轻性浮之药，也无需如此之剂量，只3－6克足矣，疗治上焦，如声嘶、目赤、鼻塞、咽痛等疾，"非轻不举"也。若过量之剂，反有失宣闭开窍，利咽散结之作用。通过这位学子的处方，可以看出当今之青年中医对中药之感性知识十分匮乏，亟待补课。应多去药房到药库，最好到原始药材商场好好辨识各类中药材之形、色、质、味，去视察之、触摸之、闻嗅之、掂量之、品味之。看看10g代赭石与10g凤凰衣是个什么结果，看看羌活与独活之差异，闻闻阿魏是什么气味，木蝴蝶是什么形状，为什么骨碎补又叫毛姜，狗脊又叫金毛狗脊，冰片、硼砂、明矾、朱砂又是什么形状。总之多与实物接触，有了感性知识后，中药之形、质、色、味就会永远存放在你的脑海之中。只要你在处方中所开的中药，它们的形状气味等就会立刻浮现在你的面前。如病人将所取的中药拿给你看，你就会很快地辨识其药味之多寡，质量之优劣，是否缺味少两，有无以次充好、用假冒真等。否则也会犯这位学子一方到底皆为10g剂量的错误，或被差、劣、假、缺等而蒙混过关。

中药之煎煮也十分考究，诚如徐灵胎所谓"煎药之法，最宜深讲，药之效不效，全在乎此"。如麻黄汤之先煮麻黄去上沫，然后纳余药同煮，桂枝茯苓甘草大枣汤用甘澜水先煎茯苓等，当今已少有人去按其法去执行。但先煎后下或单独烊化等煎煮之法还得要知道，并告嘱病人去按法煎煮，否则该先煮之介石药未先煎，与其他花草药同下锅一同煎煮，花草药汁煎出，介石药汁尚在体内，其效从何来？乌头、附子等有毒之品先煎是去其毒性，也得先煎半至一小时不等。该后下之钩藤、肉桂，如同其他药一道煎煮，则必失却其息风平肝及辛温补肾之效。薄荷、藿香、荆芥、蔻仁等药也就失去了芳香透邪之作用。凡解表之药宜大火速煎，不可久煮慢炖；滋补之品宜小火慢熬，药味才能出汁；胶类之品如阿胶、龟胶、鹿胶皆宜隔汤烊化，分次冲兑药汁内服用；三七、羚羊角、炮甲、川贝等皆应研末吞服。冬季调补膏方应根据具体病情，在合理配方的基础上分别择用饴糖、红糖、冰糖、蜂蜜作收膏之用。如调补脾胃者宜饴糖，温补气血者宜红糖，养阴清热者宜冰糖，补肺益肾者宜蜜糖，若血糖偏高者则用木糖醇。所选胶类也有区别，如偏于血虚者用阿胶，偏于阳虚者用鹿角胶，偏于阴虚者用龟板胶，需通络软坚者可增鳖甲胶。这些都是业医者必须掌握的基本中药知识。

再如服药方法，古人曾将其上升到如同处方用药的一样高度，如徐灵胎谓："病之愈不愈，不但方必中病……而服药不得其法，则非特无功，反而有害，此不可不知也。"并说："如发散之剂，欲其驱风寒外出，必须热服，而暖覆其身……如通利之药，欲参化滞达下，必须空腹顿服，使药性鼓动，推其垢浊而从便解。"一般认为病在上者，宜食后服，病在下者，宜食先服。病在上者，如咽、喉头、食道病变者，宜含服慢咽，使药汁缓缓渐近病所而发挥治疗作用；病在下如便秘、结石或淋涩不畅者，宜顿服多服，希药达病所而增其通达畅泻之力。

药物之加工炮制更是业医者不可不知的中药知识，各种不同加工炮制法是将平常药物根据各种不同病证而创设的特殊制药方法，对增强药性，提高疗效，有着不可缺少的作用。炮制方法很多，火制者就有煅、煨、炙、炒等，如煅瓦楞、煅牡蛎、煨葛根、炙甘草，炒白术等，这些药物经过上述四种火制之后，有的改变了原来的属性，有的增加了原有的作用。如生牡蛎经煅后其收敛固摄的作用有所加强；生甘草经炙后，由性平转为性温，对脾胃虚寒者甚宜；葛根煨后也改变性平之性，而有鼓舞胃气，对胃虚渴泻者尤宜。至于姜制，酒制，盐制、醋制、蜜制等又各有特色，对其原本之疗效都有增强。如姜制者可温散解毒之作用，盐制者能软坚入肾之功效，酒制后有温通升提之效，醋制者有入肝收敛之能，蜜制后有补中润肺缓急之作用等等。

凡此种种，本文只作梗概提及，中药之知识也同中医一样，浅看不难，深窥非易，也是广、博、精、深、医药本是一家，相互为用，不可分离。入岐黄之道，只知书本上中药知识而不晓实地中药之形、色、质、味，或只知其然，不知其所以然，对加工炮制，煎煮服药一概朦胧无知，医道之术未精不深，欲登堂入室难矣。如同一统兵之将，不熟识自己麾下之兵，如何打仗，如何打胜仗一样。

治病疗疾勿伤生生之气

　　余治病疗疾除遵循中医之辨证求因索隐探机，选方择药外，尤重视患者自身机体内在的一切抗病能力，也即他自身免疫系统的调节及抗病能力的调动。因人之有疾并非药械为其唯一治疗手段，有许多不治而愈的病痛，即完全依赖自身的免疫调节功能加上一些本能的自疗能力而发挥作用。如一味地依赖药物，过度治疗，或迭加施治，或频繁检查，寄希望于药物、检查来达到速愈根治的目的，往往事与愿违，且适得其反，非但病痛未减，而进一步损伤了自我的生生之气，跌入疾病的沉重深渊。考"生生"乃中国哲学术语，指变化和新事物的产生。《易·系辞上》："生生之谓易。"承认变化中，时时有新的东西产生。国医大师陆广莘先生认为中医之道为"循生生之道，助生生之气，用生生之具，谋生生之效"。即为扶持、动员、发掘、提高人的正气，生其自生，益其自强，助其自制，扶其"正祛邪"之势，因势利导而已。大凡一切生物皆具有自我生存、自我保护、自我调节、自我救治、自我完善之本能。有的人在有病痛时，小伤小病他完全可以不药自愈，这在现实生活中常可遇及的。如过于严重，或时久而不能自愈者，则可求助于医药去帮助之，扶持之，稍微调治也即可向愈。即使一些重病，大病及疑难病证，在医药辨治之时，也应刻刻顾护患者机体生生之气，即补不足，去有余。使阴阳调燮，气血活泼，脏腑和谐，在疾病治疗过程中，仍发挥自身的抗病免疫能力，来协助药物共同完成消灾灭病之效应。要确立医者治病，在用药械直接对抗性治疗同时，患者自身求生向愈之本能也在起着不可估量的作用，如其生生之气一旦泯灭，纵有灵丹妙药也难奏效。诚如扁鹊在治愈虢国太子疾后曰："越人非能生死人也，此自当生者，越人能使之起耳。"此扁鹊深知太子之生生之气未泯，有治愈之望，并能与疾病抗衡。吾先父胡翘武先生于六十年代初患左下肢深部脓疡，恶寒微热，形体清癯，左大腿渐渐漫肿粗状无头，如瓠瓜状，按之坚硬如石，不能步履。住院查治，抽出少量血水，西医也无法手术，大量抗生素治疗半月无效。在西医无法的情况下，先父与同道查子明先生商榷后，决定回家用中药保守治疗。主以两调气血、温补肾阳之同时稍佐祛风通络软坚散结之大防风汤增损，四十余剂后，不但肿消痛已，形体亦日见康复，而一切正常。如此重顽之恙，如无坚强信念，精准的方药，在常规治疗之时，不知顾护培植自身本能抗病愈疾的潜在能力，即生生之气，恐怕很难收到如此满意的效果。

再如近治一肺癌二次复发并右肺全切，又罹患右侧支气管胸膜漏的患者，终日拎引流导管装置，三个月间，其管时堵塞，时漏气，感染发热咳嗽，不时而作，一日插管不慎脱落，各家医院又无法再回插进去，建议赴沪原手术医院治疗。翌日至沪时已感染发热，患者极度疲惫危险，经几日抗感染无效，医师云："要再次手术将管插上引流。"患者听后丧失治疗信心，当着曾为她主刀医师说："还是回合肥用中医治疗吧。"该医师不屑一顾，非常轻蔑地说："中医治疗，怎么可能呢？"但病人在西医无什么好的办法时，决意回合肥求中医一搏。此时已无引流管，也不需拎着那个瓶了，但神精十分沮丧，咳喘胸闷气促，原来的插管口已完全闭合，大量恶臭之痰液不时地由口中吐出。依然发热恶寒，面容憔悴无华，形体消瘦乏力，纳差，无法右侧卧及平躺，睡眠又成了一个大问题，时或自汗出，如此这般病证非但中医，就是西医亦感棘手。但其求生之欲望强烈，在五年肺癌的中医治疗中，对中医早已有坚定的信念，故此次还是坚信中医能解决问题。在我详细查体，四诊合参，索因探机的同时，告诉她，要治好如此重难之疾，最终还得靠你自己，因为战场在你身上，收拾残局，消灭"敌人"，还得需要你这不败之身，我仅起着"指导""布局"，干点"调遣""派兵"的事宜，一个战役一个战役地去攻坚克难，如能如愿以偿，则能看到希望。经三个月的全中医治疗，感染控制，发热已退，创口愈合，曾感染化脓自溃流脓一次，腥臭之脓液逐日减少，渐渐没有异味可闻，仅有咳唾痰涎未绝，纳寐正常，形体神色大有改观。这样的结果，就连原始手术治疗的西医们也难料及。此病之治，我刻刻顾护其生生之气，除药物调理外，精神治疗也十分重要，总是安慰，鼓励，嘱其少想消极的一面，多看美好的未来……以增强并调动其自身的抗病免疫能力，再与药物配合，其生生之气的潜力是巨大的，永恒的，无穷的。但时下之医疗市场，因过度检查，过度治疗，带来的是形体尪羸，正气克伤，患者自身的免疫系统和抗病能力无不受到不可逆转的摧残，而致生生之气不但无助，而日渐消亡，终至不救，即是大医扁鹊也爱莫能助，令业医者们深思。

培土宁风法在"诸风掉眩" 病证中的运用

　　风之为病以震颤、抽搐、眩晕、肢麻、搔痒，乃至强直、卒中、不省人事、半身不遂等症为多见，因其病变与肝藏血，主筋，开窍于目有关，故《素问·至真要大论》有"诸风掉眩，皆属于肝"之说。乃风之淫动窜扰，常由阴虚血燥而致，论治时辄宗"治风先治血，血行风自灭"之法，是故上述诸证，平肝、清肝、泻肝、镇肝、养肝、柔肝及滋阴养血、息风解痉为常用之法。证之临床，愈病奏捷者诚多，少效寡验者也复不少。于少验无效例中，仍囿于治肝一法之清规而仅作清疏泻养之变动，跳不出戒律之束约，终因不治而偾事者并非罕见。考风动之疾，责肝治肝本无可非议，殊不知因中土卑监、脾胃虚败而致者亦并非少见。故虞抟有"盖脾虚则生风，风盛则筋急"，高鼓峰亦有"中土虚衰，下逆之光上薄于巅顶"而致眩晕恶呕之证之论。是故"诸风掉眩"病证，若一味责肝治血，显失有无求之，盛虚责之，伏其所主，先其所因之要旨。兹就笔者临证所及，将培土宁风法在"诸风掉眩"病证中的运用举一隅如下，谨供参考。

中宫卑监，风淫震颤

　　肝主藏血，淫气于筋。五行为木，但植根土中。木之荣茂，全赖脾土之滋沃，非土不长也；肝之濡柔，亦需脾胃之补养，无土不荣也。此不仅合自然之道，亦符卫生之理。卑监中宫，肝少滋助，阴血亏少，筋失濡润，搐搦抽动，震颤眩晕等风动不宁之症诚为常见。其病位在肝，而其病因却在土，只知一味养肝镇痉息风而少效之理则显而易知，培补中宫，徐缓调治，能收他法难收之验。故《黄帝内经》有"厥阴不治，求之阳明"之说。

　　例1. 李某，男，64岁。因左上肢于随意运动时发生细微震颤半年，加重1月。近来于静止时也然，自觉头部、下颌也出现不自主之震颤，诊断为老年性震颤，曾服中西药而少效。来诊时见：形瘦少神，乏力，面色萎黄，脘痞纳差，泛恶，便溏，舌淡苔薄白，脉濡缓无力。检示所服之方，皆滋养肝肾，重镇息风之品，且方大量重，每日不辍。余细绎此证，虽以精枯血少，筋脉失养为多见，但此案所现脉症却以中土虚亏，木失滋荣为其病机。考脾胃亏于发病之先，原本精血衰少之体更乏气血之补给，加之又伤于滋腻碍膈疗治之后，化源无充，精血枯少无不由此更甚也。不宁之风也无不由化源亏耗而淫动致震颤也，岂能恃经论而一味治肝，疗此者当培土建中荣木宁风为唯一之法，即予黄芪建中汤加伏龙肝、党参。取参芪枣草以补中益气，裨益中宫；芍草饴糖甘酸缓急，柔筋宁风；桂枝温中通阳，煦养筋脉；伏龙肝镇奠脾土，重可息风。十剂后神健纳昌，震颤十减三四，后予上方增山药、夜交藤、乌梢蛇、莲子、茯苓等，调治一月，震颤之症已愈八九。

脾胃虚寒，阴风窜络

　　五行之理，生克为生制之常，乘侮为病变之机。如木克土有防土之壅塞，气之郁滞，俾其健运有权，升降有序。然木乘土，则于脾土虚败无以健运之时，乘虚克伐，此即土败木贼，乘其所胜也。除脾虚困顿，无力斡旋，或吐泻交作，或脘腹痞满，纳呆形削之恙外，常多抽搐瘛疭等风淫末疾之候，以小儿为常见。缘其稚幼之躯，脾常不足，肝常有余。设若脾胃虚冷，中阳式微，蠢蠢欲动之肝木极易凌侵乘袭，此犹阴霾之时，阴风极易骤起者同。故肝木一乘，其肆虐之性遂化风内动而抽搐瘛疭发矣。若镇肝息风，或三宝金石杂投，无异雪上加霜，更激阴风之嚣张，救治之法舍温中补虚，培土御木则别无良策。前人有训：小儿之体，阴稚阳弱，易虚易实，处方用药不但应轻灵活泼，更应丝毫无误，否则动手便错，后悔莫及。

例2. 倪某，男，3岁。于吐泻交作后，惊厥抽搐，项强不舒，住某医院1周少效，拟诊为结核性脑膜炎，并谓预后不佳。其父焦急之下，擅自抱出求治。刻见患儿面黄无华，表情淡漠，口唇惨白，神情昏蒙，上肢不时瘛疭、抽搐，溲清，便少且溏，舌淡润苔薄白，脉细微，指纹青淡。即投：党参10g，炒白术10g，干姜3g，炙甘草6g，伏龙肝20g（包），制附片3g，桂枝6g，蝉衣4g，红枣3枚。一剂浓煎，少量多次频灌。翌日午后，抽搐大减，唇现红润，神色稍清。再予上方加补骨脂10g，三剂后，抽搐止，神色清，能语欲食，继予参苓白术散化裁逐日而安。此案之验，余至今犹历历在目。后广涉医籍发现，与叶氏《临证指南医案》之乌蝎四君治"阴风入脾络"，及《杏轩医案》"汪典扬翁外孙女体弱感邪，证变抽掣"二案可谓前呼后应，一脉相承。可见培土宁风于风淫末疾病证中为不得忽略之一法也。

太阴亏败，虚风上扰

脾为太阴湿土，得阳始运。主藏纳蕴万物，有坤静之德，运水谷化精微，有乾健之用。体用强健，则四旁转运自如，上下升降有序。设若体虚用弱，则水湿不运而痰浊中生，精微不化而气血亏败，非但清阳不升，浊阴不降，如再由脾及肝，木失滋煦，而致土败木摇，其不宁之虚风与不降之浊阴互结为祟，充斥清窍，上扰神灵，体浮身轻，如立舟车，如履棉絮之目眩头晕则为其必然，甚则肢麻欲仆之症也不少见。凡此之证多由"中土虚衰"而致。其神色倦怠，声语低微，自汗喘促等为其常兼之症，"当此之时，须执定见，毋惑多歧，参芪归术重剂多进，庶可转危为安"（《会心录》）。若偏执治肝，无论养伐皆相差甚远，与疾无济。

例3. 强某，女，54 岁。眩晕颈部不适 3 月，经查诊为：颈椎病，脑动脉供血不足，脑萎缩。住某医院 2 月无效，诸症益甚而出院。由其夫搀扶来诊，云身体飘浮，足不住地，坐立时有前后晃荡，左右摇摆之状，故不敢挪步，胸闷气促且难接续，多汗，面色晦滞，语声低微，形体臃肿，体重由 9 月前之 58 公斤增至 73 公斤，纳谷昌馨（为激素用后之作用），口干苦，左下肢内侧灼热，舌淡红苔薄白微腻，两脉沉细无力。细思掉眩重笃如此，然肝之脉证全无，但阴土亏败，虚风上扰之证则昭然若揭。当即予外台茯苓饮加牡蛎合二妙为方，重用参术，冀中土敦阜，健运有权，水湿运而精微化，斡旋升降复司，且可养肝体御肝乘，虚风可宁。加二妙旨在清郁久化热之邪，合牡蛎以清郁热敛虚汗，更有宁上扰躁动之风之效，七剂后眩晕减轻，他人扶之能履步。再七剂可户外散步，继予上方去二妙，加黄芪、黄精、防己等出入，间断调治 2 月基本告愈，且体重减轻 8 公斤。

燥土津伤，风动肌络

阳明胃腑，水谷之海，纳腐转输，滋生之大源。主肌肉，润宗筋，熏肤充身泽毛，莫不以胃气为本。其为燥土，得阴则润。是若阳明津伤，燥土无润，化源亏乏，营阴暗耗，非但所辖之经脉，所主之肌肤燥而失濡，且借土以生之肝木，也失润滋。木燥热生，轻扬善动之风辄可窜犯失濡之肌络，而发肌肉抽搐，脉络痉挛也。好发之处，多为面部两颊，或左或右以单侧为主，一日无数次地面肌抽动，甚则牵动口角眼脸，兼伴头痛晕眩。诊治者常以镇肝息风，或养肝和络，或柔肝滋阴等治肝之法贯彻始终，无效少验之例比比皆是，乃因此等"诸风掉眩"之证，实由阳明燥土津伤液耗而发。舍本逐末而一味治肝，无异缘木求鱼耳。

例4. 患者宗某，男，54 岁。右侧面肌一日无数次抽动 1年余，中西诸药，针灸理疗已屡治而无效。来诊时，见其神情困顿，乏力纳少，口干唇红，溲黄便秘，患侧肌肉较健侧稍萎缩，抽动次数以午前及说话多时为甚。舌红少苔中有细裂纹，两脉细弦略数，如此一派燥土津伤、肌络失濡之证，所服方药竟以清泻厥阴，重镇息风之剂屡投不辍，亟当改弦易辙，拟增液汤、芍药甘草汤合升麻葛根汤增损。重用生地、玄参、麦冬以滋沃燥土，生津养液；芍药、甘草以酸甘化阴，缓急解痉；葛根既可生津润燥，也能濡络解痉；升麻一以清热解毒，又能与葛根偕诸药入阳明之络；更辅以体轻上浮，擅祛风解痉之蝉衣相佐。一周后，果如初诊之料，面肌之抽搐大为减轻，且大便畅，口干已，神情为之一振。后小其剂，酌增夜交藤、石斛、秦艽等巩固治疗一月，临床症状逐日缓解而愈。

论中医诊治质量

一、先其所因，紧扣"三观"，详审细察

治病求因是诊治质量的根本保证。早在二千多年前《黄帝内经》就有"必伏其所主，而先其所因"的教导，告诫业医者欲痊愈疾病必先洞察病因。尽管中医诊断方法颇多，但辨证、整体、天人三观不可缺少，诊断者应紧扣"三观"识别、分析、断判病情，最终求出病因。同时，还应结合时空，从当时当地的实际情况出发，考察病情，探索病因，"人以天地之气生，四时之法成"，人与大自然息息相关，自然中的淫逆也会对人体造成伤害。当今工业"三废"严重污染，农药普遍施用，不合格化学用品日益增多，及生活节奏的加快，饮食结构的改变，温室效应的出现等等，"与万物浮沉于生长之门"的人类，不可避免地受其影响，故在诊治疾病时，应结合大自然去认识病症、探求病因，这对诊断的准确性不无裨益。

人又是一统一不可分割的整体，整体又是通过各局部的彼此制约、相互资生而生存。病理状态下也是如此，脏腑间的联系、经络间的沟通，极易此病及彼，脏病及腑。症状仅是疾病的表现，唯症状而治，非但徒劳无功，且有迁延治疗，掩盖病情而铸成大错，"头痛治头，脚痛治脚"，从另一侧面告诫人们勿唯局部而应从整体去辩证求因，探求根本。伟大的物理学家爱因斯坦在讨论科学研究的专业化时，用人体整体观作了十分形象的比喻："如果人体的某一部分出了毛病，那么只有很

好了解整个复杂机体的人，才能医好它。在更复杂的情况下，只有这样的人，才能正确理解病因。"（《爱因斯坦文集》一卷518页）

二、病、证同辨，求之有无，责之虚实

在中西医并存的今天，在辗转反复的求治者中，皆有明确的西医诊断，如某某病，某某综合征，这为传统医学认识疾病的成因、治疗、转归、预后等不无裨益。但中西医毕竟是两种不同理论的医学体系，在认识疾病的机因上仍存在一定的差异，西医以辨病为主，强调病理学，中医以辩证为主，注重个体化。中医治病则应在辨病的基础上再运用辨证手段进一步认识病证，揭示机因，求其所以然。因人的体质千差万别，感受病邪各不相同，其生活条件、社会环境也不一样，同一疾病在不同人身上会出现迥然不同的病理机制与临床表现，以一方而统治一病是显然不可取的。如上呼吸道感染，其大多为病毒所致，西医以抗病菌及对症治疗可以了事，但中医则有遭受风寒、风热、风湿之不同，及阳虚、阴虚、气虚、血虚之差异。同中求异，深入判断，先求外邪寒热之有无，再察体质之强弱，正气之虚实，只有这样有无求之，虚实责之，针对用药，常可收一剂知再剂已之佳效。

三、宏、微结合，借石攻玉，深探病机

随着现代科学和现代医学设备的发展，对疾病的检测手段已步入微观世界，使一些早年无法诊断的病症大多能及时准确地得出结论，弥补了宏观上难以发现的问题，这对于中医治疗患者疾病是十分有益的。如慢性肾炎，在水肿消退，其他症状缓解后，患者认为痊愈，其实尿常规和肾功能中还存在尿蛋白

和尿素氮，只有再结合中医辨证用药，患者才能获得彻底治愈。

四、选方用药，祛邪却病

精细辩证，正确诊断，是十分重要的，但正确选方用药，对于治疗疾病更为重要。所以，要注意把握以下几点：

一是立法选方，谨守病机。"辨证难，用药更难"，由于疾病机因复杂、病情繁多，虽方药广博，但求精觅灵并非易事。常规治法不外寒温热清，实泻虚补，然寒热各有内外虚实之别；虚证又有阴阳气血之异，及在脏在腑之不同；实证之中非但有六淫所害，且有七情所伤，由其而派生的痰瘀、水毒等，更是变化莫测。尤甚者实证中多兼虚候，寒证中又蕴热邪。类似如此，复杂病机不一而足，选方无措，择药棘手，用药之难可见一斑。故应谨守病机，恰到好处地立法选方，否则见热即清，见虚即补，常热未清而寒证起，虚未补而实候现，没有不偾事者。如类风湿，大多病程久远，病情复杂，虽感寒冒风症状有加，但关节又现红肿热痛；虽肢节肿胀畸形，痰瘀结聚颇甚，但形体清癯，神气虚惫，气血亏损显露。如斯寒热错杂，虚实一体的病证，仅一法岂能收效？若君臣无序、主次不分的杂乱投药，疗效更是不彰。疗此者应谨守病机，谙练方药，立恰合病机之法，择随法处方之药，寒热并用，攻补兼施，取效奏捷，指日可待。

二是祛邪却病，无犯天和。人为有机的统一体。人体本身具有在动态环境中自我修整、自我完善的能力。既病之后，自我修整无能时，常借医药之力辅助，促其修复。如重病用大方，危疾施重剂，可挽狂澜于万一，救生死于顷刻。然祛邪却病之品大多偏性兼毒，用之失度无不伤正害体。用药如同用兵，不得已而用之，既为之，则应精炼方药，中病即止，勿诛犯无辜。如肿瘤患者经化疗之后，癌细胞虽有抑制杀伤，但正常细胞也诛伤过半，结果两败皆伤。故古有"大毒治病十去其六，常毒治病十去其七，小毒治病十去其八"，用毒药切勿伤正，千万不能治此不愈，戕伤及彼。

大凡疾病缠染，特别是久病、重病、疑难疾病，大多正虚邪实，虚实兼杂。驱邪虽可却病，但匡扶已伤正气，顾护未病之脏腑就显得十分重要。顾护之法有驱邪而正气自复者，有兼补不使正伤，"先安未受邪之地"者，更有调运脏腑，恢复自体功能者。总之以不耗气血，不损阴阳，不伤脏腑，在治病同时调动或扶助体内一切积极因素，既达到祛邪却病，又无犯天和为其目的。

三是饮片配服，一丝不苟。在中医治疗各环节中，饮片的质量、配方煎煮，服法等也是非常重要的。如药材的霉变、虫蛀或剂量多寡不一，药味错配或随意更换者，非但前功尽弃，甚至会造成严重后果。中药的煎煮也有讲究，要根据医嘱先煎，后下，文火，武火，烊化，包煎等不同要求，进行煎煮。如薄荷应后下，若久煮薄荷油就会挥发殆尽；龟板应先下，若后下其有效成分就无法煎出；应包煎的旋复花若散煮，就会强烈刺激胃黏膜。另外，服药的方法、时间也各有差异。总之欲提高中医的诊治质量，除诊断，治法无误外，在饮片的质量、配方，煎煮、服用等方面同样要严格把关。

随着中医学理论研究的深入和中医临床经验的总结提高，中医诊断治疗的质量将会进一步得到保证和提升。

"溲变"责肺及其证治举隅

溲之病变不外淋、癃、闭、遗、失禁几端，其与决渎之三焦、藏津之膀胱，主水开窍二阴之肾脏，及过阴器抵少腹之厥阴肝经等脏腑经脉有着密切的联系。论治时效验者诚多，然一些屡治少效，再改图他法，求诸手太阴肺金而竟奏捷效者亦复不少。溲溺虽蓄藏于膀胱，其正常约利，必藉无形之气化，不专责有形之州都，故《内经》有"气化则能出矣"之论。然无形之气化与上述之脏腑经络虽有关联，但与主通调水道、下输膀胱的相傅之官也有着不可分割的联系，正如《推求师意》谓："故上中下三焦之气，有一无化，则不得如决渎之水而出矣，岂独下焦膀胱之塞而已！上焦肺者，主行荣卫，通调水道，下输膀胱，而肾又上连肺，岂非小便从上焦之气化者乎？"是故一些溲变之病与肺金气化之不及的关系就不言而喻了。然溲变责肺除"盛者责之、虚者责之"外，更应表里求之，寒热求之，方能溯本求源，得其症结。兹就临床所及举隅如下。

一、肺金虚惫　气化不及州都

《医贯》云："《灵枢》言手太阴之别名曰列缺，其病虚则欠缺，小便遗数。肺为上焦，通调水道，下输膀胱，肾上连肺，两脏是子母也。母虚子亦虚。"东垣也有"小便遗失，肺金虚也"之说。可见肺金虚惫，是遗溺失禁习见机因之一，辨治者当求而责之，方无遗误。肺虚之证以气之不足为主，因肺为主气之脏也。但肺为娇脏，不耐寒热，稍有偏颇，非阳之遭戕，即阴之亏耗，故肺金虚惫尚有气阴亏虚与气阳不足之异，论治时当分而辨之。气虚者以面色㿠白少华、胸闷气短不足以息、自汗、声音低微、舌淡脉虚为多见。兼阳虚者尚有畏寒肢冷、口淡、舌边有齿痕等症；兼阴虚者常伴面颊潮红、口干咽燥、舌淡红、苔薄白或微黄、脉细数等症。凡此之证以久罹咳喘，肺气虚耗之老人多见。肺气虚者，予《永类钤方》之补肺汤去熟地、桑白皮，加桔梗、诃子、炙甘草，并重用参、芪以补敛肺气，强其气化，以达约摄州都之效应；气阳虚者，保元汤为最佳方选，也可加干姜、白术等增强温煦肺之气阳、控约膀胱之作用；气阴虚者，则以生脉散加北沙参、百合、山药、西洋参等补益气阴之品更佳。诸如阿胶、蛤蚧、冬虫夏草等血肉有情之品可随证之阴阳孰虚而择加之，能增强临床疗效。

近治钱某，女，65 岁。小便频急，时或失禁自遗 3 月余。中西药屡治乏效。刻下夜尿竟有八九次之多，稍有迟疑必遗溺裤中。形体虚胖，步履迟缓，乏力少神，面色㿠白微浮，两颧略呈嫩红，少气懒言。虽口舌燥干，入暮后则不敢饮水，唯恐夜尿更为频数。半月来溲频口干，夜难成寐，憔悴疲惫苦不堪言。尿常规多次检查均未见异常。舌淡红嫩，边有齿痕，苔薄微黄，两脉虚细且数。此乃肺金虚惫，气阴亏耗，气化不及州都，膀胱约利失常。亟拟益气阴，强治节，清燥救肺汤合生脉散化裁。处方：南沙参 30g，五味子 10g，生石膏 20g，太子参 15g，麦冬 10g，甘草 6g，山药 20g，阿胶 10g（另炖），桑叶 10g。五剂后夜尿次数减半，已无失禁之苦，口干也减。继予上方去石膏，加西洋参 6g，百合 30g。七剂后溲频失禁未作，余症也日臻好转。

二、太阴壅遏　水道失调不通

肺居五脏之巅而朝百脉，其治节肃降之能事，必在脏气轻灵，无邪相干时，方可如雾敷溉，通调水道，四布水津，源洁流清，故有"水之上源"之称。设若邪浊充斥，痰热蕴结，致肺体壅遏，肺气郁闭，肃降不能，宣越不达，其通水道输膀胱之气化治节之权则困遏殆尽，小便之闭癃由此而生者也在情理之中。故柯韵伯氏尝有"总有化源之不清，非关决渎之失职"之说，《证治汇补》亦有"有肺中伏热，不能生水而气化不施"之论。若此之证如一味通泻疏凿，非但与疾无济，且弊端丛生。疗治时只宜化痰泄浊，清热决壅，务使上焦开发，肺体轻灵。犹滴水之器然，上窍闭则下窍无以自通，必待上窍开而下窍之水自出，其治在肺也。丹溪翁用吐法以治小便癃闭之机理也在于此。肺热蕴伏者，清肺饮、泻白散化裁；痰热壅遏者，葶苈大枣泻肺汤加味。伏热或蕴痰一清，肺之治节气化复司，闭癃之证庶可获效。

1995 年 11 月 20 日曾治张某，男，68 岁。素有慢支、前列腺肥大病史。入冬以来咳喘再发，胸闷气憋，痰多稠黄，治之少效。半月来小便欠畅，余沥不尽，渐至癃涩难下，小腹胀急，咳喘气憋有加，面唇紫绀。急诊于某医院予以导尿，因有感染，无法保留导尿管，只得撤除，小便癃涩依然，遂求中药以冀获效。患者形体尚丰，面色紫暗，口干黏欲饮，舌红苔黄腻，两脉浮滑数。一派痰热壅遏、肺气郁闭之象，急予化痰泄热，开泻上窍，以期能有上通下泄之效。处方：葶苈子 20g，桔梗 10g，冬瓜仁 30g，芦根 30g，桑皮 15g，车前子 15g，通草 10g，滑石 20g，桃、杏仁（各）10g，甘草 6g。二剂后咳喘减，小便渐通，已无小腹胀急之苦。继予上方去滑石、通草，加知母、黄柏、炮山甲各 10g，川牛膝 15g，以增泻湿热软坚积之效，半月后咳喘癃涩之症逐日向愈，至今未发。

三、肺卫郁滞　膀胱气化失宣

肺属卫，外合皮毛。客邪外袭，非形寒发热、头身痛疼，即鼻塞流涕、咽痒咳嗽等肺卫见症。然郁滞肺卫，气化失司，辄有膀胱约利之下累，或有小便淋涩癃闭之症。此外痰浊壅肺而致水道失调，虽皆为客邪作祟，但却有表里之异，论治也当辨而分之。临床之时若仅按"肾虚而膀胱热"，徒以滋温肾脏之不足，或苦寒清泻湿热于膀胱，少验无效之例自当难免。疏越肺卫之郁滞，宣肃太阴之气机，下病上治，常可收淋止溲畅之验。

如治杨某，女，36岁。小便淋涩刺痛2周，3月前因此症经消炎抗菌而愈。此次发病服上药少验，改服清热通淋之八正散化裁亦罔效。来诊时溲频淋涩如故，询之尚有头痛鼻塞、恶风畏寒、身楚咳嗽等症，舌淡苔薄白，脉浮紧。查尿常规：白细胞（＋）。细审此机，殆为风寒郁滞，太阴失宣，卫阳被遏之肺卫同病，上焦之气化不及州都，而致膀胱约利失调。唯宣越上焦、辛开肺卫为其一法。暂以麻黄8g，桂枝10g，杏仁10g，桔梗10g，羌活10g，细辛10g，附片4g，威灵仙10g，淡豆豉10g为方。三剂后非但肺卫之症减，小便淋涩刺痛也十愈七八。继予上方去淡豆豉、威灵仙，加茯苓、泽泻各10g，五剂即安，尿常规（－）。

若是风热外袭，肺卫郁闭，膀胱气化失司而致者，越婢汤加味甚验，如木贼草、石韦、浮萍、桔梗等可以加入。本证之治，麻黄为不可或缺之品，考其性味辛苦温，入肺、膀胱二经，之所以为该病之君药，全在其既能宣肺气之郁闭、展上焦之气化，又能解膀胱之凝涩、复津液之约利，一药而两得其用，是故诸家本草皆谓其能利水，殆即此理耳！

读"观其脉证，知犯何逆，
随证治之"有感

　　《伤寒论》原文第十六条曰"观其脉证，知犯何逆，随证治之"，张氏用极其言简意赅之话语，道出了中医临床治病的识证、求因、论治的全过程，是中医理论结合实践的最精辟的指导。早在二千年前的东汉时期，张氏仲景是在不断总结东汉及以前历代医家对岐黄之学的基础理论及治验成果并结合其自身的实践经验著成《伤寒杂病论》这部医学巨作。在整部书中都始终贯穿运用这"三步"法去指导临床医家识证、求因、论治。也即当今所言之收集病史及临床症状，剖析病因，分析机理，找出症结之所在，再合理处方、精准用药。溯本求源，这就是中医治病疗疾最肇始最基本的方法与准则。

　　"观其脉证"，即对当事病人进行全面细微的观察、询问、切触，运用望闻问切四诊去一一揭示所有显、隐、新、旧、久、暂等病症，以便识别，分析，归类……

　　"知犯何逆"即在所有经四诊揭示后的症状，再结合"阴阳表里寒热虚实"八纲去分析判断是寒证还是热证，是表证还是里证，是正虚还是邪实，再作进一步的辨析，求出病因，探出机理，为后面的治疗提供确切可靠的依据。

　　"随证治之"即在求得生病之因，症状之理后，随证理之昭然清晰，处以合理方药，以作精确之治疗。这种精炼的全过程，不但古代医家如斯，即东汉以降之历代医家也无不如斯。现代医师们也应遵循这"三步"法才能洞察病情，见病知源。

处方择药即按中医之理、法、方、药去处置，方可精准少误。

当今社会传统医学颇受青睐，人们有疾求诊中医者越来越多，不管是门诊还是病房，都是门庭若市。中医之社会效应大有改善，中医之临床声誉也大有提高。但尚有一些令人费解的现象使求诊之病人难以接受，如转诊吾处之病员常有这样的怨言：现代中医怎么一不诊脉，二不看舌，只听病人说说，看看化验单、检测报告单就开方药。一半西药一半中药，中药大多还是中成药。住院病人也有同感，说主管医师也与门诊一样，除开点什么中成药与一些处方药外，大多还是西药，使他们不可思议。

这种现象，余不但耳闻，且常目睹，如切脉"动数发息不满五十"，"相对斯须便处汤药"者并非个别。如此脉证未观，何逆不明，但随证治之方药都已跃然处方之上，这样的药患者怎能放心取服？如换位思考，你会怎样想，又放心吗？

中医疗病有中医之思维、法则，按中医之理、法、方、药，一步不乱地去剖析病情，求出病因，全面分析，综合判断，在变异中求不变之理，在不变中求简易之法。再按其理、法去择方，按方去组药，只有这样循序渐进，缜密思考，慎选方药，才能得到仲景所言之要求，方可获得理想之疗效。

近治一闭目则汗流浃背，睁目则汗即停止案的老妪。因咳喘而住院治疗，余诊治时，其已治疗半月，咳喘虽见好转，但汗症依然如故。整夜汗流不止，潮衣湿被，苦不堪言。白日只要一闭眼也同夜间一样。见其形体一般，口干且苦，纳便正常，舌红，苔薄黄微腻，脉浮滑数。断为久蕴肺热与肝经郁火互结为祟，迫津外出，亟拟清肺痰热泻肝郁火，以撤迫津外出之火热也。葶苈子15g，薏苡仁30g，黄芩10g，桑皮10g，桑叶20g，地骨皮20g，龙胆草15g，赤芍15g，生地10g，木通

10g，七剂。二诊时，患者因汗敛八九而出院在门诊治疗。来诊时述及住院时医生们在诊治她病时既未切脉也未察舌，当问及出汗是何原因时，医生们说出汗我们就是这样治的，不好我们也无办法，半月治疗毫无寸效。余视其脉舌同前，合拍之方，守之再七剂彻底治愈。

此案之治首先"观其脉证"，见其舌红，苔薄黄微腻，脉浮滑数，口干苦，闭目则汗淋，睁目则汗止。此病我也少见，但余从其脉证知其肺热肝火偏盛，因肝开窍于目，肝火挟肺热，于目启则热可宣透，汗即能止，目闭则火热内蒸则逐汗外出。此闭目则潮衣湿被，睁目则汗可停止之机理，即"知犯何逆"也。所处之方重在清肺热泻肝火以撤内蕴之热，除迫汗之源，故首诊告捷，再诊痊愈，此即"随证治之"也。此三步为临床医家必须遵循之诊疗法则，且得深究、细研、详辨、精用，方可见病知源，明悉机理，投方择药便能有的放矢，才可做一个临床疗效好，患者满意的善工良医。

在客观灵活的辨治中增长才干

随着现代医学的发展，各种检测手段日益完善，生病入院求治者或按患者所需，或按具体病证而做相应之检查，最常见的莫过于血、尿常规、胸透、胃镜等。一旦检查出某种异常，就按异常之指标进行治疗。殊不知，异常指标虽属有调治之必要，但未必就是该病的真正致病原因，或有未查或没有发现的病痛常掩盖其中。仅按这异常指标去进行治疗，常常有顾此失彼，或一病未已，又起一病，或多恙并发，此种现象临床不为少见。

如一男性患者，四十余岁。以失眠多年，常彻夜目不交睫为主诉求诊。曾按神经衰弱、精神抑郁证等病中西药调治二载无效。余见其面黄无华，形瘦神疲，又畏寒肢冷，头昏，目光呆滞，口干且苦，纳差便秘，口中浊气颇重，舌红苔薄黄乏津，脉沉细弦数。见其所服之方，除西医常服之安眠药外，中药也为重镇宁神，益气养血，清心促眠之品，一服数月无济于事，夜寐更差，而有目不交睫之甚。再细问其有多年胃疾之史，曾有大便潜血之症，时或胃痛嗳气、泛酸。此长久失眠且又有如此之重恙，就诊时常被医者视为主要矛盾而掩盖其他之疾，或根本不去问津还有什么病痛及曾患过什么疾病等。一家医院如此，再家医院也是这样。专科专病医院则更不考虑与本科无涉之恙，一股劲地按上述两种疾病去处方用药，效从何来。按中医之辨治，长久失眠之因甚多，且宿有胃疾之病史，加之刻下又确实存在一些胃病之症状。故何不可按"胃不和则卧不安"去辨证论治呢。经再次胃镜检查显示为十二指肠溃疡及胃窦炎症伴糜烂。余改弦易撤，予温胆合柴胡加龙牡汤化裁一周，失眠改善过半，再半月，安眠药几撤，继予此方出入一月痊愈。此乃以神经衰弱及精神抑郁而没有灵活地从胃辨治而导致治疗上的失误。

再者，稍有纳差脘胀且痛，胃镜一做无不显示有慢性浅表性炎症之病灶存在，病者拿着报告单请示医生。医生也就按此报告专开胃疾之药，如消炎、制酸、解痉等，久治无效，再换他医，也是一样。此患虽胃有浅表性病灶，但未必就是其纳差脘腹胀满且痛的根本病因。就临床所及，凡纳差脘、痞胁、肋胀满等症之病人一经胃镜检查，十有八九胃部都有问题，如浅表性非萎缩性胃炎等。然其纳差、脘痞、胀满之恙虽胃镜查有问题，但并非皆由所查病灶在作祟。细想许多病人在有这些病灶时，也并无胃疾之病症，且纳馨脘泰，一切如常，这又如何解释。故一定要客观灵活地辨治，以求得其当下纳差脘痞的真正原因以解决之。如胆囊之病变，肝、脾曲之综合征，情志方面的影响及更年期综合征等不一而足，皆可致上述之恙。根据不同病证，不同机因，而处不同之方药。如中医常说的情志不遂，肝气郁结，少阳痰热，肠腑积气或脾寒失煦，胃失冲和等，如此既客观又灵活的辨治，较只专从胃炎病灶论治之收效则不可同日而语了。

余某，女，32 岁。胃痛且胀，两胁不舒，口淡乏味，便溏纳少，寐差，曾两次胃镜皆诊为慢性浅表性炎。按此检查，从胃疾诊治多年，西医之消炎解痉制酸，中医之清热理气止痛，时轻时重，终无舒坦之日。来诊时，所示胃镜报告单也确实如此，吾谓当下只要一做胃镜，一点问题没有者少，十有八九都有这样或那样的问题。但所现之症又常涉他脏之扰，他因之涉，不能只盯在胃炎病灶之上，专按此检查而治。见其舌淡润苔白薄，脉沉细弱，口干不喜饮，神情抑郁，寐差便溏，此肝郁脾虚，胃失和降。亟拟疏肝健脾，温化中州。拟小建中合柴胡舒肝散化裁。半月后，诸症缓解。继予上方出入二月告愈。但胃镜复查，慢性炎症病灶尚未完全消失。

上述两案之治疗告诉我等，中医治病一定要整体辨证，既要客观对待，更要灵活求解。仅按检查指标、数据或西医之诊断之病去按图索骥，往往会步入死胡同。在中西两医常混同诊治的今天，望中医之同仁们，凡用中医药去疗治病痛时，一定要客观地对待西医之诊断，更要灵活地运用中医之辨证去解决一些西医尚感困惑或顽难及无法解决的疾病。时日一久，才干日增，对一些常见病多发病之诊治就游刃有余了。

浅谈"冬伤于寒，春必病温"与 "冬不藏精，春必病温"

"冬伤于寒，春必病温"与"冬不藏精，春必病温"，皆出自《内经》（经考证，后句原非《内经》原文，实为后人引申之话）。由此得出"春必病温"，一为冬伤于寒，内伏而不即发病，至春乃发者，以里热炽盛，伏寒化热之伏气温病，很少有卫分之症状；一为冬令收藏不固，精血营阴暗耗，虽冬无恙，但在厥阴风木气阳宣泄时令之春季，屡弱之体抵挡不住风温病邪之侵袭，故病温者多，此为即感温病也，反之则少且无。初起以卫分症状为多见。此正如《素问·金匮真言论》"夫精者，身之本也，故藏于精者，春不病温"之翻版。病此温病者多正虚邪恋，易直趋营血，深入下焦。

由此观之，温病学术早于二千多年前即已肇始典籍，并对伏气、新感温病皆有特独之见解，为后世温病学奠定了翔实之基础。

"冬伤于寒，春必病温"之伏气温病，实为温病之一种。它隐发于冬季，感邪于体内，由于当时正气不衰，抗病力可，加之固摄收藏之冬令，致使封藏郁闭之微邪也难一时外出，或隐于一隅，或稽于肌表，自觉体况尚可，无什么病痛，或可安全过冬。然到温煦升发之春令，气阳偏盛，腠理开泄。隐匿内伏之邪，再也无法潜藏深伏，待时而动，春温发焉。因由内外达，且又郁久化热，故得病之初，即少畏风恶寒之卫分表证，直接就是高热烦躁、大汗口干、脉浮大等阳热气分病证，与当令感受之风温病邪发病初起多有肺卫见证者有异。风温者治宜辛凉透表，方如桑菊饮、银翘散等方。春温者治当清热生津、止渴去烦之白虎汤则佳。若兼见少阴亏虚、肾精不足者，也当随证化裁，或增滋补培元之品或另择方药，总以清解除烦同时也应顾护不足之元阴。

"冬不藏精，春必病温"，实际上是《内经》"所藏于精者，春不病温"之引申之意，他告诫人们若冬令注重摄身调养，顺应"冬藏"之自然规律，其精血旺盛，身体康健，不但冬少发病，至春何患有春温之羔，这种防重于治的治未病思想，早在上古之人的医事中就有展现。反之则冬虽未病，至春阳升发开泄之季，未很好藏精之体，又不懂很好调摄固护之人，很难御时令客邪之外袭，故所罹之温，大多以风温为主，也少有伏气温病夹杂其间。因正气虚惫，抗邪无力，故常见者一则稽留在一经一位不去，二则传变迅速易入营入血而深入下焦，非正常人感冒风温之易治易愈也。

曾治秦某，男，农民，32岁。因久罹肺结核病曾两度抗痨皆因肝功有损而中断治疗，肺痨症状虽减而未痊。是年冬季，因外出打工，过度劳累，加之营养欠缺，身体状况日益亏损，春节返家调养，准备年过后再出打工，岂知正月十六日即感发热恶寒，头身疼痛，以为感冒初未介意。二日后发热重，约39℃左右，面红身赤，畏寒不甚，有汗出，口干引饮，纳差，便秘，溲少色黄，舌红苔薄黄，脉沉细数。此肺金亏败，营阴暗耗之体，风温之邪乘虚客袭，亟拟内补营阴以固本，外解客邪以治标。南沙参30g，百部10g，生地20g，百合15g，大黄10g，白芍10g，生石膏30g，知母10g，地骨皮10g，麦冬10g，二花10g，连翘10g，桑叶10g，牛蒡子10g。五剂。

二诊，药后热退身凉，头身不痛，但尚感神疲乏力，口干喜饮，大便通畅，脉舌同前，守上方出入继之。上方去生石膏、地骨皮、大黄，加太子参 15g，山药 20g，甘草 6g，黄精20g。七剂即已。

　　此患之恙属"所藏于精者，春不病温"，也即"冬不藏精，春必病温"的类型。因其久罹尚未痊愈之肺痨，加之离家在外务工，整年之艰辛劳累，其精血之亏虚，正气之不足，不言而喻。至春阳升发，气候多变之春令，诚极易感染风温病毒之侵袭。病症初发即重，有去卫入气侵营之势。无粮之师利于速战，治当除补营阴以扶正固元外，必予截断客邪由气入营传变之重剂方克有济。首诊即予石膏、知母、银花、连翘、牛蒡子、桑叶以清解太阴卫气之表热，配大黄、地骨皮以泻清阳明经腑之里热，五剂邪热退，病势挫，守方再进即已。此为精血不足、正气亏虚之人感受温邪病毒所罹之"春必病温"范例之一，可资参考。

五更泻非皆肾虚之恙

五更泻顾名思义，泛指于凌晨 3 时至 5 时，即有腹痛入厕，排泄稀溏不实或黏腻滞下之粪便之症，属肾阳虚惫阴寒内盛者多。诚如林佩琴于《类证治裁·泄泻》中说"肾中真阳虚而泄泻者，每于五更时或天将明，即洞泻数次。此由丹田不暖，所以尾闾不固，或先肠鸣，或脐下痛，或经月不止，或暂愈复作，此为肾泄"。在治疗上主张"若欲阳生于阴，肾气充固，宜八味丸去丹皮，加补骨脂、菟丝子、五味子，用山药糊丸为妙"。但证之临床，按此法，守此方效者有之，不效者亦复不少。考五更之泄，虽与向本肾阳亏虚、加之凌晨阳萌未盛，阴寒易聚而为患者有关，但由肝郁脾虚，湿热内蕴，水湿凝渍者也不无关联。若一见五更之泻辄按肾虚阳衰而投温补固摄之方，对上述三型之泻非但乏效，反有助邪为虐，害肠伤腑之弊。此就常见的三种证型临床所及述之于后。

一、肝郁脾虚型

此型多为肝气郁结加之脾虚失运，使水湿代谢失司，二肠之分泌传导失职。肝郁失条达之性，常有胁腹胀满、疼痛之作。脾虚失健运之能，多伴纳差、脘痞之症。且清晨午前多以气阳偏旺之时，但脾虚肝郁者其气阳无以升健，气机失于条达，水湿易走肠间而泄下，故凌晨也多泄泻也。治此者一则培补脾土、运化中州，一则疏调肝气，约束厥阴，当从肝脾入手为宜。方拟参苓白术散合痛泻要方。曾治张某，男，48 岁。

患慢性腹泻有年，近半年来以凌晨辄便，移时则已，常有腹痛胁胀，口干不喜饮，纳差微寒，舌淡有痕，苔薄白，脉沉细弦。前医屡按肾虚阳弱论治少效，来诊时余见其方，大多为四神丸化裁。今拟肝脾两调，疏补结合为法。拟炒白术 15g，干姜 6g，党参 15g，茯苓 20g，车前子 10g，柴胡 10g，炒白芍 15g，山萸肉 10g，防风 10g，合欢皮 20g，炙甘草 6g，乌梅 15g，建曲 15g，七剂。二诊，诸症皆减，胁腹胀痛已，纳增。合拍之方，守之再进，上方加木香 10g，砂仁 6g，川连 6g。十剂后诸症再减，守上方半月即愈。

二、湿热蕴结型

此型当下颇多，皆以饮食不节，如嗜肥甘、重厚味、恣酒醴，喜熬夜，少运动之人为多。腹痛且胀，口干且苦，纳可，形体肥胖，大便也以凌晨入厕为主，黏滞不畅，味臭肛灼。舌红，苔黄腻，脉沉滑数。此湿热内蕴，伤及肠腑，一夜之熏灼，到凌晨即有欲排之意，非入厕不快。治此之五更泻非清热化湿，消积导滞不为功，以白头翁合葛根芩连加消导之品为主。如刘某，男，42 岁。某企业领导，患溃疡性结肠炎二年，中西屡治少效，因忙于工作，应付日常事务，饮食无以节洁，半年来每日凌晨必入厕一二次，但总感排之不畅，黏腻难下，纳差夜寐不安，口干苦喜饮，舌红苔薄黄腻，脉沉滑数。湿热久蕴伤及肠络，亟拟清泄消导为之。川连 10g，黄柏 10g，白头翁 30g，马齿苋 30g，地锦草 30g，大黄 6g，莱菔子 15g，山楂 20g，槟郎 10g，木香 10g，葛根 30g，枳壳 10g，鸡内金 15g，秦皮 15g，七剂。二诊，药后大便畅泻三次，每次量多，但感脘腹舒泰，夜寐大有好转，口无干苦，脉舌同前。上方去大黄、莱菔子，加旱莲草 30g，谷、麦芽各 30g，十剂。三诊，大便基本正常，一日二次，成形无臭味。舌淡红苔薄白微黄，脉沉细数。合拍之方，出入再进。上方加制乳、没各6g，白及10g，太子参15g，乌梅10g，酒军6g，去槟郎。溃结之恙非朝夕为功，宜守上方出入调治三月为宜。

三、水湿凝渍型

此型患者多见于气阳偏虚，水湿凝渍不化，有碍脾之转输，肠之变化传导。表现为形体虚浮或微肿，乏力，气短，身困少神，纳差脘痞，腹胀且满，按之濡软，头目昏眩，口淡乏味，大便多于凌晨易泄，质软或烂，或如水状，但无臭味，舌淡润苔薄白边有齿痕，脉沉弱无力。此脾虚阳弱水湿内渍，聚而由肠腑泄下，治当温阳化饮，分消走泄。方用苓桂术甘汤、五苓散化裁。曾治一小孩，男，12岁。形瘦纳差，脘痞腹胀，溲少，大便常于晨间，溏薄一日一次三月余。曾在某医院查治少效，因不堪输液而转入我处求治。见患儿面无华彩，口干不喜饮，纳谷不馨，懒言少语，不爱活动，溲少，舌淡润有齿痕，苔薄白脉虚弱无力。此气阳偏虚，水湿不化，困顿中土，有碍二肠之化物与传导。亟拟温阳化饮分消走泄，以复脾土健运、二肠化传之职。桂枝10g，炒白术15g，泽泻10g，茯苓30g，砂仁6g，干姜6g，党参15g，车前子15g，薏苡仁30g，生姜五片。五剂。

二诊，药后便泄有减，纳谷有增，脉舌同前，守上方增损再进，上方加谷、麦芽各30g，山药20g，骨碎补10g，炙甘草6g，去泽泻，十五剂即愈。

论药（方）

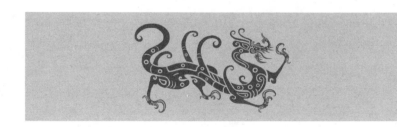

利水劫喘话椒目

　　椒目为花椒干燥之种子，呈卵圆形或类球形，表面黑色有光泽，苦辛寒有小毒，入脾、肺、膀胱经，功擅治水肿胀满，痰饮喘逆。陶弘景谓其"去水"，《唐本草》谓其"主水、腹胀满、利小便"，《本草蒙荃》则曰"定痰喘"，《本草备要》更谓其"治胀、定喘及肾虚耳鸣"。仲景于《金匮要略》之己椒苈黄汤方中即以椒目为主药主治"腹满，口干舌燥，此胸间有水气"之证。《赤水玄珠》即以椒目为末，每服一钱，姜汤调下，主治"水泛于肺，肺得水而浮，故喘不得卧者"。据现代医学临床报导，用于平喘将椒目研粉过筛，装胶囊或制成片剂内服，每日 2－3 次，每次相当于生药 1－1.5 钱，观察 103 例气喘患者（绝大多数系慢性喘息性支气管炎），以 3 天（38 例）或 10 天（65 例）为一疗程，结果平均有效率为 94.2%，显效以上占 40.8%。对咳、痰、喘的有效率分别为 82.8%、72.3%、93.2%，以平喘疗效最高。平均显效以上达 64.1%。10 天一疗程者其疗效比 3 天一疗程明显提高。药效维持时间，据 21 例观察，最短 3 小时，最长 24 小时，副作用少数有头昏、恶心、痰血、热感，但不影响服药。

　　咳喘为呼吸内科最常见病证之一，余转入呼内门诊后遇此疾尤多，在西药少效无效之病者辄于中医中药中寻求门径。为缓解喘促气逆之苦，除宗治疗大法，如风寒者辛温宣肃，寒痰者辛开温化，痰热者清泄降逆等外，更喜筛选有劫喘降逆之药参伍其间，冀治本同时，速能治标。于喘咳有所平息之后，再求本愈疾，患者更有信心与希望。故于临床之际凡遇咳痰喘哮之患，常于相应方中辅以椒目6g水煎服，其止咳平喘止哮之作用较未加用本品前显然不一样，患者自觉服药后胸膈舒泰，气息平静，痰能轻松外排，咳喘之症很快减轻。因其虽苦辛寒，但为花椒之子，总算兼有火热之性，如遇痰热阴虚者则少用或不用，既要用时，最好在苦寒清凉之品之监制下配用，如知母、黄芩，平制其辛热之性，发挥其利水劫喘之功。

元代名医朱丹溪在其著作中常提及"诸喘不止"用椒目以劫喘，实践证明确信无疑。如近治张某，男，46岁。慢喘支多年，近来有加，胸膈憋闷，喘促不宁，稍动则甚，喉有痰鸣声，但痰难排出，后背偏右有一掌心大小处常感疼痛，微恶风寒，时汗出，口干，舌淡红，苔薄黄微腻，脉浮滑数。曾按一般清热化痰合补益肺肾方药多次服用，有效但不显，后于上方中加椒目6g，七剂。患者再诊时云：自感服含有椒目之方药后，顿觉胸膈憋闷显减，痰亦易出，气息均匀，痰鸣声无；继于上方出入半月后，临床症状基本好转，继于补肺益肾、纳气平喘，缓解二年有余。

椒目除对慢喘支有止咳劫喘之效外，对支气管哮喘之痰鸣气促，呼吸急迫，喉如曳锯之气憋痰阻者，亦甚有效。在对证之相应方中加入本品3－6g，其止咳定喘平哮之力显然有加。曾治刘某，男，16岁，患过敏性哮喘四年，感寒冒风及入冬尤甚，喘哮气促胸闷气憋，喉之痰声漉漉，鼻痒塞，喷嚏频作，舌淡苔白滑，脉浮紧。气阳偏虚之体，风冷寒痰又凝涩肺络。亟拟小青龙汤化裁，七剂，少效。二诊时脉舌同前，症状依然，即于原方加椒目5g，三剂试服，谁知药后喘哮显减，胸闷气憋如释，喉间痰声也无。显效之力，非椒目无以实现，后于阳和定喘汤加减，间断服用作善后治疗二年遂愈。

在反复实践中发现椒目对痰水气逆，身浮面肿，脾肾阳虚之证型者效果最佳，寒痰者亦可，痰热者配伍清泄方中有效，唯肺肾阴虚、津液不足者效差。

升陷汤的临床运用

升陷汤由黄芪、知母、柴胡、桔梗、升麻五味组成，为张锡纯主治胸中大气下陷，气短不足以息，或努力呼吸，有似乎喘，或气息将停，危在顷刻。兼见寒热往来，咽干作渴，满闷怔忡，或神昏健忘，脉沉迟微弱，关前尤甚，或六脉不全，或叁伍不调而创建之方。功擅益气升提，举陷救急。若气分虚极下陷者，酌加人参数钱，或再加山萸肉数钱，以收敛气分之耗散，使升者不至复陷更佳。

张氏认为："大气者充满胸中，以司肺之呼吸气也。人之一身自飞门以至魄门，一气主之，然此气有发生之处，有培养之处，有积贮之处……是大气者以元气为根本，以水谷之气为养料，以胸中之地为宅窟者也。夫均是气也，至胸中之气，独名为大气者，诚以其能撑持全身，为诸气之纲领，包举肺外司呼吸之枢机，故郑而重之曰大气。"

本方以"黄芪为君，用其既善补气又善升气，惟其性稍热，故以知母之凉润者济之；柴胡为少阳之药，能引大气之陷者自左上升；升麻为阳明之药，能引大气之陷者自右上升；桔梗为药中之舟楫，能载诸药之力上达胸中，故用之为向导"。该方集益气升提之品于一炉，较补中益气汤少行气之陈皮，入血分之当归，及温燥之白术，药简力专，其效伟宏；稍事增损，疗效更佳。且补气升提之中增凉润之知母相佐，以防燥热耗气而伤益气升举之效用，于临床杂证中凡属气虚且陷大气不举，中气亏乏者宗此方化裁，多能应手取效。如：

一、气虚咳嗽

江某，男，8 岁。面㿠少华，经常感冒，此次因感冒后咳嗽月余未已，神色困顿，少言懒语，纳少，大便或溏，睡眠露睛，白珠淡蓝，不喜嬉戏，爱咯咳清嗓，舌淡润苔薄白，两脉浮弱。一派脾虚肺弱，中气不举，客邪少恋肺系之征，治当补益脾肺，升举虚陷之大气为法。拟升陷汤化裁：黄芪 15g，知母 6g，太子参 15g，炙甘草 10g，升麻 6g，桔梗 6g，柴胡 10g，山药 15g，五味子 6g，生姜 3 片，大枣 3 枚，七剂。

二诊：因药味不甚苦，患儿还能坚持服用，七剂后咳嗽少作，面有红润，纳昌，便已不溏，神情转佳，合拍之方守之出入再进：加仙鹤草 20g，茯苓 10g，谷、麦芽各 20g，去五味子、升麻。十剂后即愈。

此例之咳嗽，诚中气虚陷，肺失土培而乏治节宣肃之能事，徒宣肃太阴，化痰止咳，于事无济，清热消炎则相去更远。四诊合参，显示脾肺两虚，中气下陷，肺失大气之包举，乏宣肃之职，非补气升提不为功也，此治本之法，故投之辄效，再诊即愈。此类患儿平时还得调补中州，补益太阴，在培土生金中，使肺系得以康健而少感冒咳嗽之恙。

二、气虚泄泻

陈某，男，45 岁，职工。两年来大便鹜溏，一日三四次，常伴头昏乏力气短，四肢倦怠，恶风畏寒，自汗出，总感小腹下坠，肛门外脱，口不干，纳差，面黄无华，语音低微，曾中西药频服无效，舌淡胖有痕苔薄白，脉虚弱无力。此中气虚陷，脾胃不足。亟拟健脾温肾，益气举陷为法：黄芪 30g，骨碎补 15g，桔梗 10g，炙甘草 10g，炒白术 15g，山萸肉 10g，党参 15g，干姜 10g，补骨脂 15g，防风 10g。七剂。

二诊：药后大便成为一日两次，稍成形，小腹下坠、肛门外脱也减，脉舌同前，守上方出入再进：加木香 6g，乌梅 15g，建曲 10g。十五剂。

三诊：半月来诸症基本向愈，神色大为改观，纳便正常，既效之方，毋庸更张，守上方再进半月巩固之。

此案脾肾不足，气阳虚陷昭然若揭，故径投升陷汤化裁，辅以温肾助阳之品，以奏"少火生气"，益升大气之力，而收效颇捷。因本证偏于虚寒，故将凉润之知母，易骨碎补、干姜以助脾肾温运固摄之力；将性寒之柴胡、升麻易党参、防风，也可益气升陷且能助运胜湿。如此稍事化裁，则更合病机，大法更佳，方药更精，收效更捷也。运用前人之方一定要吃透方义，结合实际病证灵活化裁，以求药证相合，而谋最佳之效也。

三、重症肌无力

陈某，女，16 岁，学生。患重症肌无力二年，曾多地诊治少效，形瘦稚弱，面色㿠白无华，无表情，上眼睑下坠，睁眼须仰头或用手提上睑方可，形寒肢冷纳差，吞咽困难，四肢无力纤细，无力抬举，吃饭、梳头、大小便皆需其母代劳，语声低微，舌淡苔薄白，脉沉细无力。显示气阳虚惫，中气下陷。亟拟温阳补土，益气升陷：黄芪 30g，肉桂 6g，太子参 20g，柴胡 10g，当归 10g，桔梗 10g，鸡内金 10g，山萸肉 10g，淫羊藿 10g，鸡血藤 15g，升麻 10g，炙甘草 10g，大枣 5 枚。十五剂。

二诊：药证相安，虽无明显效果，但也无任何不适之感，脉舌同前，守上方出入再进：加仙鹤草 30g，干姜 6g，巴戟天

10g。三十剂。

三诊：经二次近二月治疗后，诸症皆有轻减，手力有加，能上举头额，自己可以梳理头发，吃饭能持勺筷，曾停经三月近日来潮，纳谷亦馨，大便正常，脉舌无甚变化，守上方出入再进：加白术 10g，鹿角胶 10g，去肉桂、鸡内金、鸡血藤，30 剂。药后诸症再减，话语声亮，面有红润，神色转佳，一切生活皆能自理，并已上学就读，其母甚喜。嘱其守上方出入，可服半年作善后巩固之治疗。

此案曾赴京、沪求治少效，返皖后来院求中医诊治。在首诊见其形体稚弱消瘦，面㿠无华，声音低微，上肢无力抬举，吃饭、梳头、纽扣及大小便皆由其母代劳，上眼睑下坠遮盖视力，满面愁容，其母神情沮丧，抱着一试之念来求治。余诊得气阳偏虚、大气下陷之机因后，力主以张氏升陷汤化裁，辅以温补下元、峻益肾督之法，缓缓图治。二月后效验徐来，再月后诸症显减，生活可以自理，并重新入学就读，实为始料之不及。可见升举虚陷大气之法在此等病证中之作用诚不可小视也。

辛开温散药在风热郁遏病证中之运用

　　《眼科奇书》系清代渝洲（今重庆市）李氏家藏秘书，著者不详。书中之四味大发散，药仅麻黄、细辛、蔓荆子、藁本四味加生姜组成，对一些"凡外障不论如何红肿，总是阵寒外束所致，用发散药，寒去则火自退"有十分显著神奇的疗效。八味大发散在四味大发散的基础上再加羌活、防风、白芷、川芎组成，其功效较四味大发散要力专效显。

　　本人细绎其方，皆轻宣辛透，药简质轻，具"治上焦如羽，非轻不举"之旨，对一些阳郁寒束之火毒、风热、痰热之疾，虽苦寒直折或清泻败毒之方频投而少效者，投以此方或配以此药定能收事半功倍之效。考麻黄辛温，入肺、膀胱经，除有发汗解表平喘之效外，更有发越阳气，透达卫分之作用，诚如《本草正义》所谓的"麻黄轻清上浮，专疏肺郁，宣泄气机，是为治感方第一要药。虽曰解表，实为开泄，虽曰散寒，实为泻邪。风寒固得之而外散，即温热亦无不赖之以宣通"。细辛辛温，也入肺肾经，功擅祛风散寒开窍，对于一些风痹寒郁窍闭之红肿热痛病证，配用此品其效尤彰。《本草纲目》曾曰："细辛辛温能散，故诸风寒风湿头痛，痰饮，胸中滞气，惊痫者宜用之，口疮喉痹，龋齿诸病用之者，取其能散浮热，亦火郁则发之之义也。"蔓荆子苦辛凉，入肝胃膀胱经，有疏散风热，清利头目之功，《本草纲目》也谓其："气轻味辛，体轻而浮，上行而散，故所主者皆头面风虚之症。"藁本辛温入膀胱经，《本草正义》曰"藁本味辛气温上行升散，专主太阳太阴之寒风寒湿，而能疏达厥阴郁滞，功用与细辛、川芎、羌活近似"，具"升阳而发散风湿……其气辛香雄烈，能清上焦之邪，辟雾露之气"（《本草汇言》）。综上四味，合为一方再加生姜，具辛开温散之作用，对于寒凝冷束之证有直接治疗作用。而对于那些因寒束阳郁，而致热毒风火内蕴不解之红肿热痛之病证，诚有相辅相成，相得益彰之妙用，如风火牙痛即为一证。余常在清泄阳明风火热毒之苦寒清泄之方中，佐以细辛、荆芥、薄荷、升麻等轻宣辛透之品，常收覆杯则卧之效。曾治熊某，女，52岁。牙痛牵及右颊掣痛红肿三日，服止痛消炎药无效。视其右颊微肿，右上牙龈肿痛，影响食纳咀嚼，舌淡红苔薄白，脉浮滑数，此风热郁遏阳明之络，亟拟辛散清泄并投：细辛6g，荆芥10g，白芷10g，升麻10g，连翘10g，赤芍10g，甘草6g，薄荷10g，川芎10g。二剂即肿消痛止而安。

外感而致之发热畏寒，口干舌燥，咽痛似裂，头痛颇剧，目赤，舌红苔薄白，脉浮，一派风热邪毒郁遏肺系卫分病证，也常于清热败毒方中少佐麻黄、羌活、蔓荆子、藁本等以助宣透肺卫郁遏之邪，促其清宣透发效应，也易奏一剂知，二剂已之效。此法我早年常用于临床之中，疗效可靠。如曾治李某，男，28岁。憎寒壮热二日，口干咽痛，头痛颇甚，遍体酸痛，多汗出，目赤且胀，微有咳嗽，曾西医急诊二日少效。来诊时，仍是发热畏寒，头身疼痛，口干欲饮，舌红苔薄黄，脉浮滑数。此风热外袭肺卫，郁遏太阳藩篱，亟拟辛开发散清热泄邪，以太阴太阳并治为法。麻黄8g，生石膏30g，羌活10g，大青叶20g，黄芩10g，薏苡仁30g，秦艽15g，杏仁10g，川芎10g，桔梗10g，金银花15g。一剂热退，二剂即愈。

再如目赤红肿，或胬肉攀筋，或瘙痒流泪，及鼻塞流浊涕，头重昏蒙等一些五窍之疾，因其久而化热，络脉瘀阻而致热毒不解，痰热内蕴时，清泄热毒化解痰热不失为必投之法，但辛开宣透之剂，确也不可缺如。实践中一些久治少效痼疾之所以顽难，就在于苦寒清泄过头，辛开温散不足，而致热毒淤积凝滞蕴遏不解。疗此之疾应在苦寒清化方中辅以辛宣透达之品，药虽不多，量虽不重，但可使久蕴凝滞之浊邪得以松动，宿恙处所之气血得以活泼，其陈垢宿积之痰热浊瘀，必在其流动宣透之中逐渐化解，消散或吸收，起四两拨千斤之效应，此用药之窍诀，业医者不可不知也。

小儿疳积验方一则

　　小儿疳积属现代医学之消化不良与营养不良病证。因小儿年幼体弱，又难配合治疗，治疗时大都面容憔悴，形体虚弱，厌食口干，大便或秘或溏，哭闹不宁；甚或骨瘦如柴，口不包齿，目大唇红，头发稀疏，脘腹膨大，青筋暴露，叩之空空然响。多方求治少效，无效，症状日益加重，家长不知所措，焦虑万分，余见其病状也十分怜悯。二年前余之同窗张某一外孙三岁许，其母携其由美国回国探亲，在快要回美国一月前，其孩不慎腹泻不止，又不思饮食，虽经医院儿科及儿童医院治疗半月无效。其外婆十分着急，虑其返美日期已近，如不治好其疾，一则于心不忍，二则回美国怎向女婿交待。万般无奈的情况之下，抱至我处问问有何良方佳药解决这一难题，余见其小孩面容憔悴，形体稚弱消瘦，神色疲惫，目光呆滞，不思饮食，只要饮水，一日仍无数次便溏，恶臭，溲少，唇红且焦燥。其母说与刚由美回国时判若两人。余见其症状也甚怜之，舌淡红苔浊腻，脉细数，看来喂中药确实艰难，就是有效之方也未必立即奏效。遂拟一敷脐验方，嘱其按法施用。三日后，其外婆告曰：半月来从未见过的效果，渴止欲食，腹已不膨，大便一日二次，基本成形，无恶臭之味，真神奇无比。余曰，如此状况，再三日即可痊愈，十日回美国已不成问题，其后果按余之预言而高兴回家。

　　此方，余已历经上百位小孩验证过，有效率为百分之八九十。方由大黄3g，芒硝3g，栀子6g，桃仁3g，杏仁3g五味组成，共碾细末，加少许面粉调成稠糊状，每次制成稍大于一元硬币的薄饼，覆盖脐之正中，用橡皮胶布贴紧勿使外漏，一昼夜换药一次，一般二三日即效。如能服药者，再配以山药10g，葛根10g，神曲10g，炒二芽各15g，焦山楂10g，鸡内金6g，太子参10g，莱菔子10g，甘草6g，五谷虫3g，研末每服6g，加少许蜂蜜调服一日三次更佳。

余用上药敷脐治疳，已有四十年的历史了，价廉物美，方法简便，患儿无痛无苦，且疗效可靠，诚良方也。此方得一老翁秘授，初视此方，非但不解其义，更怀疑能否使用，因小儿泄泻、纳呆、腹膨，时日一久，又屡治少效，大多形体尪羸，神色憔悴，非脾虚胃弱，即中阳式微，温补脾胃之法尤恐不及，固摄收敛之药屡投少效，岂能再遭硝黄山栀苦寒泻下之品之克伐，及桃仁杏仁与此疾又风马牛不及之味。一边带着不解其意之疑团，一边又作临床之试用。在首次使用奏捷后，认为此法可以运用小儿疳积之恙。又在接连取效的治验后，余之信心增，疑团释。为求其所以然，探赜索隐，以求至理，从实践与理论两方面去论证之。

考患儿罹此之恙，大多饮食不节，寒温失调，致使中土失健运之常，胃肠乏纳腐传导之职，久而久之，积滞不消，蕴而化热，虚实一体，由气入血，由下及上，累及配腑肺金。不逐去胃肠之积滞，无以恢复脾胃及肠腑纳腐运行传导之正常功能，有损之肺金也少相傅之治节，失宣降之气机，也无助胃肠之转输，致使壅者益壅，积滞无以消解，虚者益虚，弱者更弱，脾胃难以健运。小儿汤剂内服诚属不易，能按时按量服用者少，加之病久体弱，短时又很难奏效。故医患对力荡之煎剂都望而兴叹。在足智多谋，善思详辨的大医，心里便产生了另外的给药途径，来治疗如此棘手之病，突破中医内服药之理法方药，用非常理之方药，从神阙入吸，其消积决壅，清热活血，恢脾胃之健运，肠腑之传导，肺金之治节而奏内服药难奏之效。选硝、黄、栀子清热消积导滞之峻药，由神阙吸收作用于消化系统，远较口服平安稳健，而无泻利损正之弊，可谓重药轻投，借霸道之品而收王道之功。桃仁活血通络，与大黄合伍，可启胃肠血脉之痹，而促其纳运转输之职，杏仁肃降太阴，可辅肺金治节相傅之权，而调一身之气机。验方之验，定有至理存矣，所用方药简捷效优，绝非随意择配，临证疗效可以说明一切。

为披坚执锐的葶苈子叫好

葶苈子性味辛苦寒入肺心膀胱经，功擅下气行水，主治肺壅痰饮咳嗽水肿胀满等症。有文字记载的临床运用已有二千余年的历史了，早在《伤寒杂病论》中，仲景就有葶苈大枣泻肺汤，已椒苈黄丸等古方的记载及具体运用。且葶苈一味，皆是方中之要药，不可缺如。但后世医家畏其药性峻猛，伤正损体，他们或遵《本经》"惟寒泄之品，能通利邪气之有余，不能补正气之不足。苟非实热郁窒，自当知所顾忌"之说，或宗《别录》"久服令人虚"之戒。不可多用，不得滥用，故尔轻用，少用，不用，或代以它药，也渐成一种风气。如《本草正义》云："李东垣云，盖葶苈之苦寒，气味俱厚，不减大黄。景岳从而和之，石顽且谓苦寒不减硝黄，丹溪也有葶苈性急，病涉虚者，杀人甚捷之说，遂令俗人不辨是否，畏如蛇蝎，即寻常肺气喘满，痰饮窒塞之证，亦几有不敢轻试之意。"如是乎对于"肺家痰火壅塞，及寒饮弥漫，喘急气促或为肿胀等症，亦必赖此披坚执锐之才，以成捣穴犁庭之绩"之葶苈子也被束之高阁，无人问津。余临证以来，在半个世纪的岐黄生涯中，受先父之影响与教诲，常将该药用于临床，从无有伤正损体之弊。对咳痰喘哮，胸闷气促，心悸胸痹，身浮腿肿，尿少便秘，无论男女老少，体虚体实者，只要诊得痰热内蕴，肺气壅塞，心络瘀阻，水道不通，腑气不畅者，在相应的方药中，必辅以此味，常收斩关夺将之效。考葶苈子性寒味辛苦，其寒泄之中尚有辛散之能，凡"药苦者直行而泄，辛者横行而散"，苦辛一体之物，既可相辅相成奏效，又能相互监制而纠偏，诚他药之不备也，故放胆用于临床而屡试不爽。化痰清热、利水、除湿消肿、有益心肺，诚是一味祛邪不伤正气的难得药材。如治张某，女，83岁。咳喘胸闷，心悸身浮一年余，反复住院，西医治疗少效，或症减出院，未几日症状复旧，再次住院，如此多次，无奈之下，经人介绍改试中医为之。来诊时，遍体臃肿，面色晦滞，唇绀，行走喘促，心悸不宁，需休息片刻方可再行。喉间痰声漉漉，口干夜甚，大便或溏，溲少，夜卧胸闷，常半躺或端坐，因一年多来之反复发作，且逐次加重，形体极度疲惫，纳少，气短，懒言，曾言不愿再治了。余视其舌红有裂纹，苔黄腻，脉浮濡，重按虚软无力。此痰热壅遏，肺气大虚，治节乏权，累及君主，水湿无以流运。亟拟益气阴以固护久耗之正气，化痰热以清伤体之客邪，俾肺之治节早日康复，心之血脉尽快流运，更能迅速消减痰热对气阴之进一步伤耗，方用：葶苈子15g，薏苡仁30g，冬瓜仁30g，芦根30g，南沙参30g，百合20g，桃仁10g，防己15g，瓜蒌皮20g，车前子15g，桑白皮10g，黄芩10g，玄参20g。七剂后临床诸症显减，气力有增，溲畅纳增，肿消过半，咳喘锐减，老人如释重负，满面喜悦之情，流露无遗。验不更方，守上方增太子参15g，茯苓30g，葶苈子减为10g，去车前子、防己，十五剂。半月后判若两人，后予生脉饮、千金苇茎汤、己椒苈黄丸化裁善后。随访一年一切正常，再未住院急诊过。

再如小儿之咳喘，只要属痰热壅肺，肺气憋阻者，葶苈子也当为首选之品。李某，男，6岁。喘哮之恙三年常反复发作，此次又作半月，服药少效，痰鸣漉漉，咳喘阵作，胸闷，有痰不会外排，鼻塞有浊涕，时或喷嚏，唇红便秘，夜间喘哮

颇重,舌红苔薄黄,脉浮滑数。此风热挟痰痹阻肺络,肺气宣
肃不能,治当清宣肃降,泻肺化痰为之。炙麻黄 6g,葶苈子
10g,杏仁 10g,桔梗 10g,地龙 10g,大贝 10g,射干 10g,金
沸草 10g,甘草 6g,三剂后诸症若失。

医要善操这把双刃剑——药

医之用药如同将之用兵，将兵用之精则战无不胜，医药用之熟则治无不愈。然药之疗疾全在医之谙熟医理，洞察病情，在辨证、整体、天人三观的基础上，四诊合参，睹人视疾，再理法方药，只有这样条分缕析，丝丝入扣，方可出具一张精准之个体化处方。数日后根据服药的病情变化，再作一些相应的调整，冀更加尽善完美，直至向愈，此乃医患之最终目的。但在现实临床工作中，经常遇到一些匪夷所思的现象：无病呻吟、絮絮叨叨，或小病滥服药的病人，认为药可治病，药可保命，服了药后则身体有了依赖，小病即愈，大病转轻，经常窜绕医院之门户，今天去这家医院，明天又去那家医院，在一家医院中也窜各科求方问药。最近就见一人手持之病历，有消化、心血管、神经、内分泌等科，所服之药五花八门，中西皆有，半年下来，不但一科之病未已，其他诸科之病日益加重，不知所措，特来我处就诊。交谈一席后发现其大脑清晰、并无多大问题，各科之症状虽有，但都不明显。即刻告知病无大碍，无需服什么药，只宜静心调养而已，要知道药是可以治病，但用之不好，或胡乱服用，药也可以致病，它是把双刃剑。今天既然来了，我开些健脾和胃、宁神养血之中药，七剂。每隔日服一剂，半月后再来复诊。药有茯神、陈皮、建曲、二芽、佛手、丹参、远志、太子参、法半夏、甘草、竹茹、枳壳。半月来诊，云诸症轻减，特别是纳便正常，睡眠颇佳，神色确实较半月前大为改观。再开七剂，隔二日一服，症状再减，则停服一切药物，告知好好自我调节养生，使内环境逐日恢复正常，离痊愈之期就不远了。

上述这些现象是一些病人不懂得疾病产生的机理，和医药治病的道理，更有甚者，当下许多医家或辨证失误或视若罔闻，或其他什么缘故胡乱开药现象十分严重，一些与该病风马牛不相及的药也堆砌成方。一服就是二三周或一月，弄得患者一病未已，他疾蜂起，只得又易医院换科室再诊。细睹其方其药，再审病患之症，许多是不能服，也不该服的药，竟为患者长期服用。药是一把双刃剑，既能治病，也能致病，如同魏征《谏太宗十思疏》中之"载舟覆舟，所宜深慎"。译之即为"水能载舟，也能覆舟"，药也一样，用之好则治病，用之乖则致病。以药物之偏性以纠脏腑之偏胜，使之恢复正常即已。治病的目的就是"以平为期"，寒者热之，热者寒之，虚者补之，实者泻之。若寒病再用寒药，热病再用热药，虚病仍用泻药，实病还施补药，这岂是纠偏，简直是偏上增偏，一气推倒，疾岂有向愈之时，体岂有康复之望。

妇女更年期间，病程冗长，症状繁杂，疗治起来，确少近功。求治者或涉妇科，或入内分泌科，或就诊神经内科，在服西药之同时，凡涉有治疗更年期之中成药，无不日服不辍，无效则换，再无效则数种成药同服。病者无知，认为加一种药会增加一分疗效，谁知用后非但无效，所现症状更多更重，如心烦心悸、潮热多汗、时或畏寒、失眠头痛、口干舌燥一派阴阳失调，营阴亏虚，虚阳不敛之症接踵而至。那些治疗更年期综合征之中成药岂能恰合病机？稍有几味与病机相悖者，且又加量服用，其症状增多而重，当为之必然。不谙病机，不晓配伍，开出之方药为双刃剑之负面效应也，虽是治病，而实在致病也。

慢性胃炎为最常见之病症之一，因胃痛、胃胀为其主要症状，求诊时医者辄按顺气降逆宽中补虚之四磨合剂，嘱其常服无碍。效显者有之，似效非效者有之，无效转甚者尤多。考四磨合剂为《济生方》之四磨饮为主方而制成的中成药，若药与病机相合则显效，微合则似效非效，不合或相反则无效甚或加重。这是每位中医者心知肚明之理，无需赘言。当下胃炎之由痰热瘀滞胶结不化，肝胃不和甚多，胃阴亏耗脾失健运者也复不少，疗治之法大多予清化通络，疏肝和胃，或滋阴养液，濡润燥土为多，如此皆予四磨合剂，并嘱常服勿辍，非但无益，实有害也。

再如近年来，神州大地掀起了一股冬令膏方进补之风，且成逐年有加之势，求膏方者络绎不绝，并由大城市向小城镇渐进。冬令进补本为古代医家倡导的治疗方法之一，对那些肝肾阴虚、精血不足，金水无以相生、或气血虚惫之证，及一些慢性疾病，如肿瘤术后，或晚期癌肿适合膏方调补者，应为最佳之选。如为湿痰之体，水湿内盛，或痰热内蕴，脾失运化，湿热痹阻，气血凝滞，脾肾阳虚，寒痰凝涩等，膏方当属忌投之例。因膏者，膏也，既滋且润，又有胶、糖为必配之辅佐剂，最适合津液亏虚、精血不足之证。上述几型患者服之，只有加重湿浊痰水之淫甚，而无消减淡化之能，一冬服下来，不但无补虚强体之效，反有害体增病之弊，此非药之过，乃操刃者之错也。其实膏方是中药制剂之一种剂型，四季皆可配制，但绝非人人能用、是病皆可配制之剂。是故医者应很好地操纵这把双刃之剑，发挥它的正面效应，多去病魔，少伤病体。

药品作商品　天价之风何时休

　　进入 21 世纪，随着社会经济的高速发展，生活水平的不断提高，人们对吃、住、行、穿等的物质追求也在与日俱增。在需求日益扩增的同时，其商品价格也随行就市不断腾飞。医疗市场也不例外，跟随市场经济的发展，一些所谓的名贵药材被视为珍宝，称其医疗、保健作用无所不能，市场销售价格也匪夷所思，广告传单、媒体、影视无不为其增色添彩、推波助澜，铺天盖地竭尽其宣传呼叫之能事。随之而来的就是借其名贵药材的大补作用馈赠亲友、敬孝长老、看望病者，甚或借其既名贵又天价且被包装成精美之礼品来进上司、贡领导，比比皆是。一时间各种外形奇异、精美包装的冬虫夏草、铁皮石斛、燕窝等，药店、商场、超市无处不见，咋舌之价格，闻所未闻。此品之销售，买者不吃，吃者不买，如此现象，殆亘古罕见。

　　考冬虫夏草，甘温，入肺肾二经，有补虚损、益精气、止咳化痰之功用，也确是一味甘温平补之品，但与其它性味相同、功用相近之品无什差异。在上世纪六七十年代，仅被视为一般药品使用，货源充足，价格低廉，各级医院，就连乡镇卫生院也不乏其品，农、工、商、学、兵皆可服用。因其疗效平平，滋补作用并不显著，临床用量也只一般。《本草正义》曰："冬虫夏草始见于吴氏《本草从新》，称其甘平，保肺益肾，补精髓，止血化痰已劳嗽。近人恒喜用之，皆治阴虚劳怯，咳嗽，失血之证，皆用吴氏之说也。然却不见其果有功效。《四川通志》明谓之温暖，其说甚是，又称其补益精髓，则盛言其功效耳，不尽可凭也。"从"却不见其果有功效"及"盛言其功效耳，不尽可凭也"就能看出古人对此药物之功效已有公允正确之评论。因用药之性味功能以补体之偏差，用之对证则效，不对证用之则无效，甚至还会出差误而偾事。如此一味中药竟炒作谓"极草"，云其能补虚强体，延龄增寿，有病治病无病康健，总之可疗治百病，无所不能，10克之价竟在2000－4000元人民币之间，经精包装后其价还得翻倍，将曾名噪一时的人参远抛在其后。如此，导致采挖之人趋之若鹜，疯狂提前抢先入山，"爷孙三代"一个不留，出售者以次充好，以假乱真，或在虫体内充填杂物以增加重量，混乱的虫草市场不一而足，令人茫然。

看着冬虫夏草市场如此火红，再也按捺不住的另一"仙草"石斛，也乔装打扮粉墨登场，什么"铁皮石斛""枫斗""黄草""金钗"等美称雅名，也一哄而起，意想不到的各种精美包装确实悦人眼目。但打开那层层外衣，内里卷曲如耳环一般的枫斗也仅三五十克，其价格不知是以前的多少倍。因其宣传紧跟在虫草"大哥"之后，遍撒传单，报纸影视也为其摇旗呐喊，无所不尽其能事，因其名贵，包装好看，送礼敬老，赠友探病，也无不携上几盒。

其实石斛甘淡微咸性寒，入胃肺肾经，功擅生津益胃、清热养阴，为治热病伤津，口干烦渴，病后虚热，阴伤目暗之佳品。因其味甘性寒，其疗治温热病的肺肾阴伤、余热未退或内伤杂病之营阴亏虚伤及胃肺，或肾精暗耗，精不上承而致目糊昏暗等疾。总之，因其性味之偏凉偏寒，只适应阴虚内热，或精伤营损，虚热内炽之病证。若气阳偏虚，肾阳不足或脾胃虚寒、肺气虚冷者，石斛之品万万不能服用。欲以此作为滋补之品，长期服用来健身强体，若气阳虚弱之体或肾督虚寒之人与饮鸩止渴又有何异？这种将有性味功用的药品制作成高档商品，不分寒热、不辨虚实，大肆炒作，哄抬其价，仅顾自己的经济利益，不管他人的身体康健之风，何时能休，我祈盼着。

药材质减

中医治病的疗效最终要落实到中药材上，药材质量之优劣，直接影响治疗效果与成败。当下药材质量之低劣，令行业内人士不无焦虑与惊叹，"中医不亡于医而亡于药"的呼声不无道理。本人从医五十余载，思前顾今，差异悬殊感触颇多。吾少年时常窜走药肆前后，其整齐排列之药柜，清洁芳香之药味，仍历历在目。配方药工称出来的中草药，平铺在包药纸上，一眼望去清清爽爽，干干净净，抓在手上也毫无灰尘，一尘不染。黑者乌黑（如熟地、玄参），白者洁白（如茯苓、山药），红者彤红（如红花、杞子），黄者橙黄（如黄芪、黄柏），一目了然。真是赏心悦目，包裹后的药包更是四角分明，标准别致。五剂、七剂或十剂，各不相等的药包用一种特质的纸绳一扎，拎在手上，真还别具风味。如此药肆、药质、药量、配方……医者宽心，药者用心，病者放心。医药患三者和谐共处，求医问诊，处方购药，真是络绎不绝，岐黄大业，经久不衰，且占大半个医疗市场。

十年文革及其后，上述情景已不复再现，西医在朝，中医在野，已成趋势。中医萧条冷落，后继乏人乏术现象更是日益严重，跟随中医之中药产业可想而知。以前的那些"美景"仅存在脑海之中，随之而来就是脏、乱、差，甚至还有霉、虫、烂，更甚者一些不法药商浑水摸鱼，以次充好，以假乱真，掺杂增重，熏硫美色，药农大棚栽培，农药化肥也常用不忌……从药商药农那里得知的真情，可以说中药材市场问题多多，内幕更是漆黑一团。

前年夏月某日，在门诊遇见一病人怒气冲冲将前一日抓配的中药拿到我这儿，摊开一看，除一股刺鼻的霉臭味外，还有满纸乱爬的小虫，看过之后很心痛、心寒，这样的中药怎能配出去治病，有效用吗？能治病吗？不增病才怪呢！再如炮穿山甲本是味物稀价昂的动物药，临床配用时都建议减量研粉分次冲服，既可节约药材，又能减轻患者之经济负担，直接吞粉后还有吸收充分，效果理想等优点。如此善意之举，时间一长，善心蜕变成恶果。原本橙黄焦香轻松的炮甲粉竟变成了灰黑沉重湿黏且有股霉味的粉末。经嗅、看、掂后，显而易见的是此炮甲粉非彼炮甲粉也。不但掺假，而且变质。怎么叫病人服用，有作用吗？全蝎也是一名贵中药，我们开出的全蝎剂量一般是3－6g，按常规用量已经够了，但当下药房称出的3g全蝎仅几只，个个肚大腰圆，沉湿味咸。听业内人士自曝后更是令人不可思议，为了使全蝎增重，他们将自家繁殖到一定时期的全蝎，先饿一宿后，再将早已拌好的粗杂食粮倒入盆内，使其饱餐一顿，待个个大腹便便后，再将其很快闷死，腌上浓厚的盐浆数日，晾干出售各大药房。我曾自购50g这样的全蝎，回家将其肚腹剖开，去尽杂物，并淡水浸泡去除盐分，洗净晒干后，原本50g全蝎还不到25g。这样的药物怎能入药，又如何治病？再如银耳、杞子、天麻等无不经硫磺蒸熏，冬虫夏草掺假增重更是防不胜防。草药易霉易潮，挟尘杂土可谓司空见惯。这样的中药怎能不叫业医人不愁不虑，病患者不思不惧。业医者无法从业，病患者岂敢入门？中医之前景堪忧，惊叹之余，不无上述之感概。

长期以往，中药市场如此混乱，如此假劣，令人痛心，使人惊叹，诚信如此危机，不由我不想往当年那些真心实意，不弄虚假的老药工，老药农们，他们去哪儿啦？盼其回归，拯救中药，拯救中医。卑人认为拯救中医还得从治理中药入手，好在近年来国家主观部门及各级中医药管理部门及工商、药监、食品药品管理部门都出具并制定了相关政策法规，在中药之治理整顿方面做出了许多工作与成绩。一个绿色、安全、环保、无毒无害，新景象新局面的中药材市场将会在不远的将来遍及我神州大地。

中成药的运用忌宜

琳琅满目的中成药不但充斥各大药房的橱窗专柜，连各大小医院的中药房也都目不暇接。如此众多的中成药，有传统的名方名药，如六味地黄丸、补中益气丸、大活络胶囊、玉屏风滴丸等，更有数也数不清的现代产品，如用于心脑血管，胃肠消化，咳喘呼吸及各种痹痛损伤，妇科，儿科及保健品等等不一而足。进入这种市场，莫说患者如入迷宫，就连医生也不知所措。许多雷同的药名，不相上下的疗效，或药名不同，但疗效治法一样，令患者无法选购。售药人员在各负其责的专柜旁，每每夸大其词地宣传自己代销之药品。许多医者在向患者推荐药品时，也不知其该药之具体组成，仅按药名而开具处方。如安胃疡、九龙胃药都是温中理气散寒止痛之品，见胃痛或胃镜示有胃炎者就开出处方令其服用。中医治病旨在辨证，求其阴阳虚实，辨其表里寒热。对一些病程久远，机因复杂者，更要详审细察，探其源委。再处以合理之方，慎选精当之药。若医者不辨证，只辨病，按图索骥，还不知能否恰合病机，取得疗效。这样的胃病药，能适应你诊治的胃痛胃炎的机因吗？如能恰合病机，给服无异，虽少疗效，但不会有差错，若不适合或甚其相反，这种药能服吗？再如心脑血管之药更是品种繁多，花色各样，但有一点则是基本相同的，那就是血瘀是其主要致病因素，药如三七、丹参、川芎、红花等等，故活血化瘀为其主要成分。但引起血瘀的原因颇多，每个患者不尽相同，有寒凝，有痰阻，有热痹，有气滞，有饮渍……如不从源头去辨识，去治疗，仅靠这些大同小异的活血化瘀成药予服，一段时日无效后，则换另一种成药，一年之中，由甲换乙，非此即彼者，不知要换多少种，收效稀微者不知其数，患者迷惘无知，医者不求甚解，岂不令人悲哉！

自古而今之中成药，之所以能得到医患之认可，是经过医者在千百次之临床运用中锤炼而成的行之有效的产品，其组方严谨，配伍合理，质量是有保证的，对证服用是安全有效的。从中医的辨证观，分析一种产品只适合一种病证，绝对不可使用该病的所有证型。就拿胃脘痛的病证来说，他有脾胃虚寒，中气不足，肝胃不和，气滞血瘀，痰热内蕴等诸多证型，甚至还有更多的是几种证型之复合体。如脾胃虚寒又气滞血瘀，肝胃不和又痰热内蕴等等，那么一种治胃病的中成药能适应如此复杂的证型吗？医者如不知成品的药物组成、功用、主治，见到胃痛患者，不辨属哪种证型，何种机因，病之久暂，体之强弱，什么温胃舒、养胃舒、四磨合剂、九龙胃药等随意开出，能愈病痛吗？无效，甚至加重者，比比皆是，此非药之错，乃医之过也。

本人也喜欢运用中成药，但在使用之前一定要熟谙该药之配方、功效、主治的全部内容，还要尽可能地搞深搞透方药之综合作用。是否能异病同治，甚或可以超出该方药的功用，主治的范围。如十多年前一肺结核的青年患者，住专病医院行抗痨西药治疗不到一个月后肝功异常，西药保肝药少效，且形色虚惫，其他副作用也相继出现，不得已来我处求中医治疗。见其各种检查报告单，不但肝功损害严重，胃镜也示胃窦部充血糜烂，两肺上部之结核灶明显，形瘦面黄，焦躁不安，纳差溲黄，口干苦，肝区不适，隐痛，乏力多汗，舌淡红苔薄白微黄，脉细数。建议西药抗痨药继服的同时配以补脾土，益气阴，养肺金的中草药。嘱其另购人们常用其治疗风热感冒之清开灵胶囊，每次二粒，一日三次吞服。本人曾细考其产品配方时，发现该成药由胆酸、珍珠母、猪去氧胆酸、栀子、水牛角、板蓝根、黄芩苷、金银花等组成，不但能清热解毒，镇静安神，并能增强肝脏酶类活性，提高肝脏解毒能力，起到治疗肝脏疾病的作用，有一定的保肝护肝功能。该患者在接受中草药及清开灵胶囊的治疗后，临床症状迅速缓解，肝功能也逐步得到恢复，直至正常。肺结核病灶在中药西药的治疗中逐日向愈。清开灵用于保肝护肝是从其配方成分中得到启发与肯定，是其功能主治以外的另一功效。但一定要是气阴两虚，热毒偏胜者方可配用。若属气阳不足，或脾虚湿浊内甚或寒湿内凝者，则非此药之所宜。

成药之用，自古有之，运用忌宜，全在医者操纵之下而为之。然辨证论治，辨证用药包括成品药，为中医治病之精髓，万变不离其宗，知此者得道，昧此者失道，是故中成药的运用也当不离其道，不悖其理，才能发挥其临床的最大效用。

机械煎药亟待优化

　　自从南韩中药煎药机传至我国后，因其方便、快捷、包装精美，尚可携带，服用便捷，颇受医院药店及患者之青睐，一些单身在外，工作繁忙，不会煎药，没有煎具，怕麻烦者更是由衷地欢迎。因不知道其操作规范及流程，开始时我也好奇，曾介绍一位经我诊断为肝肾阴虚，湿热下蕴腰腿痛患者，处以加味知柏地黄汤用煎药机代煎。当他将代煎好的 10 袋（5 剂×2）中药包装袋拿到我面前时，发现倒入玻璃杯中的药液澄清淡黄，如同淡爽啤酒一般，且气味也清薄不浓，毫无传统煎熬后的那种深褐浓厚沉重的感觉，心中顿感不悦。如此重浊浓厚的知柏地黄汤加味的中草药，怎么煎成如此清淡无味的药液呢？难怪许多患者服药后效果平平，似效非效，疗程又如此之长呢。药物的有效成分大多尚未煎出，30 分钟的煎煮时间过短，且无先大火后小火的"慢工出细活"的过程，机械地定时，断火滤药，装液打包，看似现代化，科学化，流程控制，有条不紊，表像无可非议，但有效成分流失太多，也导致临床疗效大打折扣，疗程长，费用高，造成了极大的药材浪费，给病人也带来不言而喻的经济和身心负担。如此煎药机械之设施尚有许多探讨与改进提高的地方，值得商榷。

　　如果是伤风感冒的方药，大多辛散发表轻清宣透，煎煮时间本就不要太长，30 分钟也就足够了，且多以急火快煎，煎出之汁也都清淡不浓，很适应这种煎煮方法。如要是滋养肝肾，温补肾督或大补气血之方药，这种煎煮方式就显得力不从心，无能为力了。

再如一付中药里有先煎后下之味，用这种机械煎煮时，就无法执行了。该先煎的如介、贝、矿石及乌头附子等无法先煎，这就不能有效地将介、贝、矿石等有效成分煎出，也不能煎煮掉乌头附子的有毒成分。该后下的如薄荷、钩藤、肉桂也无法后下，在与其他药一道入锅后，其芳香辛透之宣发功效也被煎煮殆尽，必须的有效成分也没有了，这付药将起到什么作用？再则阿胶、龟板胶、鹿角胶本应要另器烊化，再兑入煎好的汤剂中一道服用，不知这是怎样操作的，凡此种种有悖于中药之煎煮法则，大打折扣的临床疗效，医者患者都尚蒙在鼓里。一时间中医之疗效怎么这样不显著，其疗效去哪儿啦？这种煎煮方式不能不是其中一个重要环节，余认为这种机械煎药的代煎方法，虽现代化、科学化、但尚亟待优越化！

小儿用药琐谈

　　小儿生疾就诊中医儿科及中医各专科门诊者日益增多，大者 10 岁左右，小的尚在襁褓之中，许多也由西医诊治少效，或由西医直接推荐介绍而来。这些小儿大多病久体弱，或为一些疑难病证。疗治起来也非旦夕见功。但口服中药也确为一道难题。煎者麻烦，喂药艰难，喝者推拒，诚为医生与家长头痛之事。再看看喂药时刻那种紧张，哄、吓，怒，打及患儿哭、闹、吐、罤等场面，不忍心再煮、喂下一剂了。余临证以来，每日皆有小儿就诊，对小儿用药常尊景岳"小儿用药应精简轻锐"之训外，还得加上少用难闻有异味之品，避过辛辣过苦涩之味。尽量使患儿少惊恐拒服之感，力求做到药味少，剂量轻，疗效专，奏效速，少异味，易入口的中药。对于小儿急重症时，我处方用药以精简锐为主，大胆施方，果敢用药，不因幼小体弱而瞻前顾后，畏首畏尾，常收一剂知，再剂已之效。如一 3 岁男孩，发热咳嗽痰鸣五日，服药输液少效，来诊时面颊烘热发红，唇略紫绀，喉间痰声漉漉，咳喘颇甚。口渴，大便三日未解，见其舌红苔黄腻，脉浮滑数。此痰热蕴肺，肠腑壅堵，肺失宣肃，治节不能，亟拟上清下泻，速战速决为之。大黄 3g，葶苈子 6g，射干 6g，炙麻黄 4g，浙贝 10g，桑皮 10g，二剂。一剂服后，便通咳减，痰鸣少闻。二剂后诸症霍然。本方旨在清宣肺气，通降腑热，药虽峻烈，但方药精简力锐，奏效必在意理之中。小儿服药期间，首先要考虑到喂药之艰难，不可能像成人一样使其大口大口地吞下。大多数是在一边哭一边喂，一边拒绝，一边勉强吞服之中。泼撒遗漏在口外碗边者肯定不少，能进一剂之一半量者也就很不错了。所以首诊处方之剂量不可太轻，否则的话，能进口有效药量则会更少，而达不到理想之效果。此峻猛之剂得效后，可嘱家长减量缓投，即减少服用剂量，拉长服用时间，以免猛药有伤体之弊。此殆重药缓投之诀也，这是余在临床实践中取得的一点经验。

对于一些慢性疑难病证之小儿，则应在精简轻的同时，更要照顾到长期服药的艰难，尽量少些异味苦涩之药或佐以矫味之药以辅之。如常诊治一些再障、重症肌无力、慢性肾病及肺纤维化的患儿，服药时间常在一年半载或更长，要想取得一定疗效，首先还是要解决服药进口难的问题。因这些病不像上面那种急性病证，两三天或三五天就解决问题，用药仍是不可庞杂，好的口感甚为重要，汤药治疗一段时间后，丸、散、膏剂就十分理想。如治疗一例被西医诊断为肺慢性机化性炎症还不足二岁的患儿，在服用一夏煎煮的中药后，即采用散剂坚持三年而愈。一例13岁的重症肌无力的女孩首诊时症状颇重，四肢无力，眼皮下垂，张口困难，说话无力，刷牙梳头、吃饭全由其母帮助。经用中药颗粒剂一年治疗后，上述症状痊愈，并已上学读书，生活完全可以自理。此儿能坚持一年多的治疗，如果不是颗粒剂，殆也难坚持。试想再好的治疗方药，如果难以入口，不能坚持服药，哪来这些意想不到的效果。治小儿病难，诚有诸多原因，但解决了用药服药等问题后，治小儿病难也可从中解决一小半了吧。

成败在此一"药"

中医治病，辨病识证固然重要，但医者书写病历，侍者抄写处方，药师配剂称药，患者煎煮服药及他人代购选药，每一道程序都要谨慎缜密从事，来不得半点马虎，否则将有差之毫厘，失之千里之误，甚或铸成大错。

曾见某医为治疗一慢性胃炎患者，中医之诊断为中阳式微，脾胃虚寒，处以温中健脾益气和胃之处方，五剂。一剂尚未服完，患者即腹痛便溏，一日四五次之多，饮食不思，畏寒更甚，神形极疲。急停二煎未服，第二日急来询诊。该医也不知何故无法向患者解释，在查阅处方时突然触目之"甘遂"跃然眼前，始悟所现腹痛且泻之症皆是 10 克甘松误写成 10 克甘遂所致。好在方中尚无甘草，无反药合方，未铸成大错。急令将未服四剂，请中药师拣出甘遂，还原甘松。四剂后诸症显减，效不更方，守原方再十剂，临床症状基本向愈。事后在一次闲聊时，当我问及如何出现这样的差错时，她回忆说在诊疗此人之前有一位水热互结之便秘腹胀之患者，再三考虑甘遂是否该用，最后还是决定用 5 克甘遂配宽中下气之药合方，但这一思虑一直在脑际中盘旋未泯。在接下来诊治此人时，这一甘遂之阴影还时有浮起，谁知将此方一重要的甘温理气悦脾之甘松竟写成了甘遂，且剂量还这么大，真是糊涂之至。所幸患者机灵，仅服一煎即停服二煎，就急来我处，及时发现了问题，捡换了药味，化险为夷。考甘松入脾胃之经，理气止痛醒脾健胃，为脾胃虚寒，胀满疼痛常选之药，用于本证是无可非议的。然甘遂甘寒有毒，入肾经，功专泻水攻痰，为利水消积通利二便之峻品，与该证毫无干系，且也是根本不能入方之药。一药之差，险酿不可收拾局面，业医者处方写药能不慎乎！

药房配方之药师在纷繁忙乱紧张疲劳的工作中，差错诚难幸免。有经验的老药师在配方时，只要一看到所有药味，就基本上知道该方是治哪一类的疾病，某药应在哪一类方中，配方称药时就很少出错。然一些刚刚出道的年轻药师们，于匆忙配方时，或与人讲话或思想不集中，虽按方抓配，无暇思及该方药证相应之话题，只图尽快调配为己任，差错之机率要较老药师为多，或将五倍子配成五味子，吴茱萸配成了山茱萸，檀香配成了松香。

本人曾就有这么一次经历，李某，男，35岁。腰痛绵绵，头昏耳鸣，常有早泄滑精之症，舌淡脉沉细，诊为肾虚失摄，拟补肾温阳固摄止遗。方为熟地30g，山茱萸15g，山药30g，金樱子15g，芡实20g，杜仲10g，川断10g，炒白术15g，鹿角胶10g（另炖），菟丝子10g，巴戟天15g，七剂。患者服完三剂后即来复诊，云此方煎服气味颇重难闻，服时更是与前两次不同，不知道什么怪怪的味道，早泄滑精有增，特将尚未煎煮的四付中药带来请检阅一下。我当时即将一付均匀地摊开一看，那吴茱萸的气味扑鼻而来，我就知道错在吴茱萸一味上了，当即去药房责药师配方之马虎，造成患者之不良影响。好在患者是我一位老病人，尚能相互谅解，向其赔礼道歉，在沟通中化干戈为玉帛。捡出吴茱萸重新配上山茱萸，了此窘境。

煎服中药时，虽无药味张冠李戴之差误，但某药先煮，某药后下，还是有讲究的，特别是一定要单独先煎30分钟或一小时之乌附有毒性的药物。在开完处方后，必须要交待清楚，剂量轻者，尚无多大反应，如剂量重时（30－60g之间），往往会产生不同的毒副作用，那就晚了。本人40年前出道之初，有点初生牛犊不怕虎的气概，曾诊治一坐骨神经痛的患者，系一中学校长，半年来屡治无效。来诊时右腰及右腿寒痛颇甚，夜间尤重，在确认为肾阳亏虚，寒湿久袭，痹阻脉络，开出了温肾散寒蠲痹化湿通络之处方，方中有制附片60g，但为慎重起见，特将此药另包，嘱其回家先将60g附片单独先煎2小时，再将其余已用冷水浸泡一小时的中药倒入锅中同煎40分钟，煎后倒下来，每次少喝一点，一付药一日作三四次服完，如无不适，第二日再如法煎服第二剂。患者按我之嘱咐，一周后痛减大半，欣喜来诊，要求再服原方以盼全愈。根据病情附片减为45g，又开15剂，嘱其隔日一付，煎煮方法同前，一月后竟彻底痊愈。此患附片之用，轻则乏效，重则易毒，故煎煮之法非常重要，成功之例，也在谨慎，不拘一丝，道道工序讲解清楚，就连服法也应从小量开始，继之隔日一服等，才会无毒副作用之出现，而收逐日缓解之显效。本文所述之事，或为本人亲历或为本人耳闻，无一虚构。细想起来业医之难，除自己谨慎外，还得要求与医药密切相关的人也得缜密从事，来不得半点马虎，因在某些情况下成败确在此一"药"也。

瘿瘤验方临证一得

瘿瘤验方为先父在早年临床实践中自拟之方，主治颈项耳侧瘿瘤结节，腺肿等疾，相当于现代医学之甲状腺瘤，颈淋巴结核，何杰金氏病及肿瘤与其转移病灶等病，随症化裁疗效自非一般。方由夏枯草 30g，浙贝 15g，生牡蛎 30g，玄参 15g，连翘 15g，龙葵 15g，蛇舌草 30g，半边莲 30g，柴胡 10g，山慈菇 15g，地栗 10 枚（拍碎），鲜海蜇皮 50g，天葵子 20g，猫爪草 15g。如坚硬肿痛加地鳖虫 10g，鳖甲 30g，红热肿痛加蒲公英 30g，赤芍 15g；按之漫肿不痛加香附 10g，白芥子 10g，去地栗、海蜇皮；病久气血两虚者加太子参 15g，石斛 15g。

本方在《外科真铨》的消瘰丸的基础上增加了清热解毒、软坚散结、化痰理气之品而成，对上述病证诚有较好疗效。余近治某男性，50 余岁，患甲状腺瘤，经化疗后，病情控制，未及半月发现左侧颈部连及耳后肿痛，颜色紫黯，坚硬如石，影响回顾，左睡不能，深知放化疗伤体，要求中医治疗。余宗家父之方出入坚持三月治疗，患侧之肿痛消，坚硬减，回顾左睡自如，神色也大为改观。

再如颈淋巴结核，颈项部有大小不一如串珠样之瘰疬无数枚，形瘦低热盗汗，小儿发育迟缓，妇女大多月经不调或闭经，寐差，手心灼热，予上方出入可在一二月能控制发展，解决问题。曾治一 10 岁男孩，形瘦神疲，长期低热盗汗，口干唇红，便秘，手心灼热，两侧颈部有多枚大如鸽卵，小如蚕豆的淋巴结核。畏西药有毒副作用，要求中药治疗，见其舌红瘦，苔薄黄，脉沉细数，一派营阴亏虚，痰热互蕴，结为瘰疬，非养阴无以扶正强体，非清化无以清解痰热。拟上方加百部15g，一剂服二日，坚持治疗二月后，临床症状已愈，颈部之瘰疬也消失殆尽，纳馨汗止，面色红润，形体较丰。一得之方，供大家参考运用，对此类病患将是福音。

温病名方"升降散"在内伤
杂病中的运用

　　升降散为清代温病学家杨栗山《伤寒瘟疫条辨》疗治温病十五方之核心处方，他传承吴又可《瘟疫论》之学术，并在其之基础上大胆创新地将伤寒与温病进行了因证脉治的详细分析。结合自己多年的丰富实践经验，冶伤寒与温病与一炉，著成《伤寒瘟疫条辨》一书。认为疗治伏气温病若用辛温解表无异于抱薪投火，轻者必重，重者必死。唯有运用辛凉苦寒，一以升散透邪，一以苦寒清里，务必升降双解，使得有济。他的这种主导思想，既有仲景伤寒六经辨治的主导思想，也有天士温病卫气营血之辨治灵魂，适时适证之辨治思维可谓师古不泥，自有创新，为伏气温病证治创立了前所未有的一种大法，一首方剂功不可没。

　　早年本人运用此方，宗其意旨，寒温化裁，内清外疏或辛温方中辅以清解之品，或辛凉剂中佐以温散之药，对一些外感热病，远较纯辛温解表或单辛凉透邪者为佳，常收一剂知，再剂已之效。

　　近来发现一些内伤杂病，其症状繁多，机因复杂，常上下兼病，内外合邪，涉五脏侵六腑，数病一体，给辨证带来一定困难，治疗方药一时亦难措手，而投以此方化裁无不收立竿见影之效。

一、咳嗽变异性哮喘

　　李某，男性，26岁。反复咳嗽二月不已，屡治少效。咽痒胸闷，气促，鼻塞，涕多时清时黄，喷嚏常作，口干且苦，大便秘结，舌边红尖赤，苔薄白微黄腻，两脉沉滑数。此风热内伏，肺气郁闭，肠腑壅塞，传导不利，上下郁闭，表里不通，亟拟轻清宣上，苦寒通下，以冀风透热清而收咳已便畅之效。方为：僵蚕10g，蝉衣10g，杏仁10g，桔梗10g，黄芩10g，大黄6g，瓜蒌皮15g，甘草6g，三剂。二诊时患者云，一剂后便通咳减，三剂服完诸症若失，真奇方妙法也。后遇此疾，属此机因者投以该方加减，无不灵验也。

二、眨目弄舌

梁某，男，38岁。形体丰硕，面色萎黄，且稍臃肿，半年来两眼不由自主地频眨不已，嘴唇也不时左右抽动，胸闷，心烦，畏热，多汗出，以头部为主，口干黏，纳差，脘腹胀满，大便干结如栗，时又黏滞难下，曾中西医屡治无效。舌淡红胖润，苔白微黄且腻，脉浮濡，显示风邪上扰肝脾两经，湿热又郁结肠腑不化，非祛风化湿通幽洁腑不为功。考僵蚕蝉衣非但是疏风透邪之良药，更有解痉化痰，止抽镇静之功能，决意仿升降散法一试。蝉衣15g，僵蚕15g，薏苡仁30g，酒军10g，苍术10g，天麻10g，郁金10g，全虫6g，防风10g，黄芩10g，七剂。

二诊：此方服后诸症有减，目眨唇抽较前改善，大便虽日解三次，但颇感舒适，头汗亦少，食欲增，脉舌同前。守上方出入再进，加太子参10g，炒白术15g，减酒军为6g，去防风，七剂。

三诊时云，目眨唇抽已减十之七八，余症均已，既效之方，毋庸更张，继予上方半月而已。

三、荨麻疹

胡某，女，18岁。身痒有斑疹，成片色红搔之不已三月余，服西药有效，但停药又发。来诊时遍身仍是红色斑疹片片，瘙痒不已，且划痕也现明显红条隆起，口干喜饮，月经常提前而至，量多，大便偏干，常三五日一次难排，舌红苔薄黄，脉沉细数。伏风内蕴，扰及血分，湿热不攘，闭遏肠腑，治当疏风清热，凉血润肠，通便洁腑。方拟升降散化裁：蝉衣10g，僵蚕10g，大黄6g，姜黄10g，丹皮10g，生地15g，紫草10g，黄芩10g，旱莲草20g，女贞子20g，白蒺藜20g，甘草10g，七剂。

二诊：药后诸症好转，痒减六七，便畅，斑片色浅，口不甚干，舌淡红苔薄白微黄，脉细数。上方去大黄，加当归10g，白芍15g，制首乌20g，十剂。

三诊：痒已，片斑不见，诸症向愈。经内清外疏后，内伏之风热积滞已基本消解，为防再发，以杜后患，拟养血清热洁肠祛风法善后。上方去姜黄、紫草、黄芩，加瓜蒌仁10g，秦艽15g，豨莶草20g，熟地20g，鸡血藤20g，十五剂。

四、不明原因发热

江某，男，56岁。农民，半年多来发热常作，一月之中有二十日在午前发热，体温一般在37.8℃－38.5℃之间，微恶寒，口干苦，头痛昏沉，纳少，大便秘结，脘腹胀满。历经西医检查治疗，既无特殊发现，也无满意疗效，困惑之余来我处诊治，见其形瘦神疲，目光呆滞，面色萎黄，口干频饮，溲黄，胸膈憋闷，时汗出，舌淡红苔薄白，脉弦细数，先予小柴胡合生脉散一周。

二诊时云低热依然，且喜咯咳，以清嗓为快，大便三日未解，胸闷腹胀，脉舌同前。此内闭外遏，非和解少阳不能解决问题也，治当升降气机，以利伏邪之上下分解，决意改投杨氏升降散化裁之：僵蚕 10g，蝉衣 10g，大黄 10g，姜黄 10g，柴胡 10g，桔梗 10g，枳壳 10g，太子参 15g，甘草 10g，生姜 4 片，大枣 3 枚，五剂试投。岂知三剂后，不但大便通畅，半年之久的发热化为乌有，纳馨、脘腹舒泰，精神亦为之一振。继予上方去大黄、姜黄，加石斛 15g，天花粉 20g，瓜蒌仁 15g，建曲 15g。七剂即愈。

升降散之原方由僵蚕、蝉衣、大黄、姜黄并辅以米酒，蜂蜜而成，旨在辛凉宣泄，升清降浊，对外感瘟疫乃"杂气由口鼻入三焦"治宜"郁热自里达表，亦宜解散，但以辛凉为妙"。考僵蚕辛咸入肝肺胃经，功有祛风解痉化痰散结之用。《本草经疏》谓其："气味俱薄浮而升，阳也……肺主皮毛，而风邪客之，则面色不光润，辛温入肺，去皮肤诸风，故能灭黑䵟及诸疮瘢痕也。男子阴疡，风湿浸淫也。辛平能散风热，兼能燥湿，足以主之。"可见僵蚕气味轻薄，轻浮而上，既使疏风透邪，清热解郁，又能散结降逆，更有胜湿化痰之效。蝉蜕甘咸凉入肺肝二经，功擅疏风散热，宣肺透疹，定痉止痒之效，臣于本方以增僵蚕清散升透之力，为方中不可缺如之品。大黄苦寒入胃、大肠、肝经，泻热毒，破积滞，行瘀血是其独擅。《汤液本草》谓："大黄阴中之阴药，泄满，推陈致新，去陈垢而安五脏，谓如戡定祸乱以致太平无异，所以有将军之名。"姜黄辛苦温入脾肝二经，有通经行气破血之功，于本方之用，配大黄以增其破结辟秽，消瘀下气之力。配辛甘温热之米酒助药力，以增宣散无处不到，而起驱逐稽留伏邪之效。蜂蜜之加亦在甘凉清润，且助不足之正气，加强托邪外出之用。

吾用此方，旨在上可轻清宣透，既清热驱风，止痒定痉，又宣肺化痰止咳平喘；下能消积导滞，既清热通便，活血化瘀，又通经散结，止痛洁腑。临证时只要符合上述机理之病证，皆以升降散为主，稍事化裁都可收理想之效。上述几例病案实为诸多病案中之一隅。只要吃透本方配伍之旨及药物的功用，再结合当时具体病证之特点，灵活增损，效验是肯定的，诚是一张不可多得的妙配佳方。

骨碎补治肾虚久泻者有效

骨碎补，苦温入肝肾两经，秉补肾活血止血之功，对跌打损伤、风湿骨痛有独擅。因其能主伤折，补骨碎，故得命此名，又因其外披许多柔软黄赤之毛茸，故又有毛姜、猴姜之异名。

骨碎补因其功用及主治以疗伤痛、续折骨为骨伤科常用之品。古代医疗伤续骨之方大多君以此药，如《圣惠方》以骨碎补一两，桂心一两半，牛膝三分，槟榔二两，补骨脂三两（微灼），安息香二两，捣罗为末，炼蜜为丸，疗治腰脚疼痛不止之恙。其"骨碎补散"也以此为君，伍以自然铜、虎骨、龟板、没药，治金疮伤筋断骨疼痛不可忍者。《百选一方》以猴姜不具多少，生姜半之，一同捣烂以置损处，用片帛包，干即易之，治疗跌仆损伤甚效等。直至今日，在中医骨伤科之复方配制中，也少不了可以疗伤续骨之骨碎补一药。

一次，余在治疗一例因腰扭伤而致腰腿疼痛伴有大便溏泄半年之患者，因其素体肾阳偏虚，加之外伤而致之血凝气滞，故在活血理气止痛方中重用骨碎补后，非但腰肌之伤痛好转，竟将其久罹之慢性腹泄治愈。治此愈彼之意外所得，提醒我对骨碎补的重新认识。在所处之方中除骨碎补能入肝肾温补其不足之肾阳外，其他诸药无一味具有这种效能。在尔后的时日里，本人凡遇肾阳亏虚或下元虚冷而致之腹泻病症，在相应之方药中均加骨碎补为佐辅，收效当在无此药之上。常于四神丸中加此，疗治五更泻及肾阳亏虚泄泻者；理中汤加此治疗脾阳不足之泄泻，以此补火生土，更有止泻之用等，增效无不见功。

此药治泄，其实古即有之，在一次《本草纲目》阅读中，见李氏在该药下有"骨碎补，能入骨治牙，及久泄痢。昔有魏某久泄，诸医不效，垂殆，予用此药末入猪肾中煨热与食顿住。盖肾主大小便，久泄属肾虚，不可专从脾胃也"的记载，可谓先人之慧眼，早已识得此药之另外之佳功。是故余疗治因肾虚阳弱或阴寒痼冷而致之久痢腹泄，均以主主辅此药而奏捷也。

如治李某，女，42岁。患溃疡性结肠炎三年，中西诸药屡治少效，来诊时腹痛绵绵，大便一日三四次，量少，时挟有白色黏液，畏寒肢冷，口微干，纳可，舌淡红苔薄白，脉沉细略数。此阳虚之质，寒湿凝滞，肠腑失传导之职，肾阳乏温煦之能，然久而热化络瘀不可不知。治当温肾阳、解寒凝、清蕴热、化瘀络为之。补骨脂15g，骨碎补15g，吴萸8g，干姜10g，川连10g，薤白10g，肉豆蔻10g，五味子10g，木香10g，炒白芍10g，炙甘草10g，地锦草10g，马齿苋20g，制附片10g。十五剂。

二诊，药后腹痛已，白色黏液无，但大便一日尚有二次，不实。脉舌同前，守上方出入继之，加炒白术10g，茯苓20g，砂仁6g，去地锦草，减川连为6g，十五剂。

三诊，临床症状基本向愈，脉舌同前，嘱其欲要彻底治愈此病，还得继续服药半年后再作一次检查为好。上方继续隔日一次煎服，半年后随访临床症状未犯，肠镜也示痊愈。

本案之治全以四神丸合骨碎补为温补肾阳之基本大法，辅以活血化瘀清化之品而奏肾虚得补，弱阳有充，寒凝解，络瘀消，郁热化之佳效。骨碎补有其不可缺如之功也。

话温病邪入血分之佳药——白茅根

白茅根为最常见最廉价的草本药物之一，因其多生长在山坡、草地、路旁，分布几乎遍及全国，故随时可掘，垂手可得。它性味甘寒，入肺胃小肠；功主凉血止血，清热利水；治热病烦渴，吐血衄血，肺热喘急，胃热哕逆，淋病，小便不利，水肿等。

历代医家对上述病证之治疗皆有论及，其清热凉血止血之效已被共识，但于温病之热由营入血，血液受劫、心神不安、夜烦无寐，或斑点隐隐而致高热不退，神识昏蒙，吐衄时作，或溲便也有下血之证时，一时难觅"三宝"，如紫雪丹、至宝丹、安宫牛黄丸及犀角时，直须凉血散血之白茅根则为最佳之首选。它既能清热凉血又能养阴止血，更有生津止渴，除烦、利尿、泄热之效。集此数法于身，对温病之邪由营入热者，为不可多得之品。再与水牛角、生地为伍，则效更佳。此药之用吾父胡翘武先生用之精准，且奏效甚捷，特录病案二则以飨同仁。

例一，二十世纪八十年代初，夏末秋初之时，一男性农民患者，年约 30 岁上下，因高热稽留 10 日不退，虽住院诊断为伤寒，经西医检查治疗少效，因高热不退，要求中医会诊。身困且痛，神识昏蒙，高热 39.9℃ 持续不退，口干喜饮，心烦意乱，夜不能寐，面颊潮红，便秘溲少，发热晨轻午重入夜尤甚。肤热无汗，可见蔷薇疹，以胸腹部较多，舌红少苔乏津，脉沉细缓。此温热之邪已由营入血，亟拟清热凉血散血为法。鲜白茅根 100g，生地 30g，大黄 10g，丹皮 10g，水牛角 30g，赤芍 10g，玄参 20g，知母 10g，连翘 15g，竹叶心 6g，三剂。

一剂药服后，热退至 37.8℃，三剂药服完，热退至 37.2℃，身感轻松，神识清爽，能食稀粥，大便通畅，舌淡红苔薄，脉沉细。守上方增益气阴，扶正托邪善后，去大黄、水牛角，加太子参 10g，麦冬 10g，减鲜白茅根为 60g，七剂服完即告热退身凉痊愈出院。

本案白茅根之用一要量重，二要新鲜。因此药遍地皆有，随时可采，不存在稀缺紧张之顾虑。再则新鲜之药材较干陈之品要味甘汁多，除清热凉血之佳效外，更具养阴、生津、止渴之用。其利尿而不伤阴，清热又不苦寒，诚入血络凉血分之热，散血分之郁之佳品。其有利尿之功能，故又有利血分热之兼职。故吾父尝谓此为清解热入血分不可多得之佳品。

例二，张某，女，44 岁。1996 年 8 月 12 日患绿脓杆菌败血症住院四十余日，症状不见缓解，且有逐日加重之势。曾欲转沪求治，因体弱病重，只得将病情由院方书面记述交其夫携沪咨询有无最佳治疗方案。谁知所得方案是：1、就地治疗，无须转院；2、请中医会诊。我去会诊时，见其颜面紫黯，人事昏蒙，少气乏力，无力答话，发热稽留不退在 39℃ 以上。无汗，口干，纳差少食，大便秘结，手心灼热，月经淋漓不净，终日卧床不起，但也难入寐。其主管医师告我说，四十余日来，因诊断明确，就是疗效差，目前最好的抗生素对她已无效果，只得对症治疗及支持疗法以维持现状。见其舌红无苔乏津，脉沉细数无力，肌肤灼热，此热毒久稽由气入血，由经入络，治当清热养阴凉血败毒，待热清退后再作清养之治。虽非温病，法应按温病治法治之：白茅根 80g，茜草 20g，生地 30g，知母 10g，二花 30g，玄参 30g，水牛角 30g，丹皮 10g，麦冬 10g，大黄 8g，连翘 10g，莲心 3g。三剂后热退身凉，大便畅，有食欲，淋漓之月经亦净。此热毒清减，但气阴伤耗过甚，亟拟清养善后。上方去大黄、茜草、水牛角，加西洋参10g，麦冬10g，白芍10g，太子参10g，十剂后即瘥。

本案虽非温病范畴，但病邪由气入血，证已昭然若揭，中医辨证全从临床症状，探得其病因病机，而按理、法、方、药去处置之，也即异病可以同治也。白茅根在此方之用，主在清四十余日不退之高热，止久而淋漓不净之月经。此皆血分热邪之作祟也，不速清解渗泄血分之热毒，则深入血分之邪无以分解，其高热之恙，虚羸之体，昏蒙之神识，岂有如此迅速得以向愈。遍地皆是物廉价美的白茅根，可作温病之"三宝"及价昂犀角之替代品，值得举荐，望广而用之。

仓猝散的临床运用

仓卒散为《金匮翼》方，由附子、山栀二味组成。主治因寒热互结而致气机痹阻，引起之腹痛病证。所表现之症状大多为既有寒凝气滞之症，又有热结络阻之症。如腹痛剧烈，畏寒，痞胀且满，脘腹不通，按之不减，温之不缓，口干苦而不欲饮，舌红苔薄白，脉沉紧或弦略滑数。治当寒者温之，热者清之，方无顾此失彼之弊。仓卒散则为最佳首选之方，使用得当，往往可收神奇之效。细思此方之制，颇费周章，既无止痛之药也无解痉之品，竟选择两种性味迥异、功能差别特大的药物组成一方，粗看不可思意，细看则寓意精深，非医门高手不可制也。

附子，辛甘热，入心、脾、肾，功擅回阳补火，散寒除湿。治阴盛格阳、大汗亡阳、吐利厥逆、心腹冷痛、风寒湿痹、小儿慢惊……一切沉寒痼冷之疾非常有效。因其性辛热且烈，故对阴冷寒湿之痹阻，气机之郁滞皆有散寒化湿、辛开通痹，而达痹畅痛止之效。故由阴寒痼冷而致之痛非此不除。

山栀，苦寒入心、肺、三焦，功擅泻火清热凉血解毒，善入血分。朱丹溪谓有"泻三焦火，清胃脘血，治热厥心痛，解热郁，行结气"之功效。故对邪热郁结脘腹而致之疼痛者颇有殊功。故清代名医尤在泾在补充其所著之《金匮心典》之后再作之《金匮翼》中载有此方。对寒热互结而致之脘腹剧痛选用大辛热之附子与大苦寒之山栀，相使为用，并行不悖。旨在各显其能，以解其陈寒痼冷与郁热积火，付诸临床诚收他方难收之效，奏他方难奏之捷。故有仓卒散之名，意在仓卒时配药，在仓卒之中获效。

先父对此方情有独钟，认为该方小而精，简而灵，甚赞此方配伍之妙，对剧烈腹痛用之对证，常复杯即愈。因受其影响，并目睹耳闻其治验甚多，故在我的脑海中也有深刻之印象。

余运用此方多年，凡寒热交错，气机郁闭之腹痛胃痛，常以此为主方或伍于他方之中，收效甚捷。二十年前曾治安徽医科大学一女性老干部，韩某，年在六十上下，因脘腹剧痛多日，查无特异，就是原因不明，疼痛不已，全院大会诊，也无结果。其难以忍受之剧烈腹痛，日甚一日，该校准备急诊送沪查治，我院门诊部主任黄某因是其老邻居熟人，在看望她时，建议其既然西医治疗无效，不如去我院看看中医，或许能解决问题。翌日即由安医护送来我处，见其神色疲惫，满脸愁容，弯腰捧腹，谓其痛剧按之不减，熨之不缓，口干苦，便秘，时或整腹绞痛，时或上下窜痛，但总以脐之上下为主，各种解痉止痛制剂毫无寸效，弄得口干舌燥，夜不能寐，难坏了全院医师们。我见其舌淡红苔薄白，脉沉细弦，口微干苦，痛甚时四肢冷凉，有泛泛欲呕之状。此寒热互结，气机郁遏，上下阻隔不通，亟拟仓卒散以辛热与苦寒独甚之品，温通清泄并投，再辅以四逆散疏调气机，缓急解痉试投。制附片10，焦山栀10，柴胡10，炒白芍15，枳壳15，甘草10。一剂痛缓，再剂痛止。后予运中和胃理气解郁之方调治一周即愈。此案之治愈在安医影响颇大，也掀起了一阵轰动。多少年后韩某还反复谈及此事，并经常推荐他人有病应想到中医，多看中医，否则会贻误病情，造成意想不到及不可挽回的后果。

议治水热互结之大陷胸汤

大陷胸汤为张仲景治疗伤寒邪热与痰水互结之结胸证之方。以心下硬满而痛，手不可近，大便秘结，日晡小有潮热，短气烦躁，口干舌燥，脉沉紧有力之代表方剂。由大黄 6 两，芒硝 1 升，甘遂 1 钱匕组成，水煎服，有泻下逐水，荡涤邪热之功。因方中既有大黄、芒硝之荡涤泻下，又有甘遂攻痰逐水，如此剽悍峻猛药味组成之方诚有虎狼之性，常被医者视而生畏，患者闻之心悸，置之高阁，少用不用者久矣。

余初视该方也有畏其峻烈，不敢轻投之感，也将其置之高阁，不闻不问久矣。二十多年前，遇一极度胃下垂患者，钡餐透视谓其下垂 13 公分，因胃恙许久，屡治少效，纳少便秘，故形瘦神疲，口干欲饮，小便涩少，终日胃中水声振振，什么补气升提，健脾和胃，疏肝理气之法交替使用，皆无寸效。

因体虚形羸，行动不便，邀我去其家中诊治时，见其形瘦且削，面黄无华，嗳气频作，纳少便秘，三五日一次，干结难下。因胃中胀满且坠痛，有振水之声不已，口干而不敢多饮，只能漱水润口而已。纳谷亦少，夜寐欠安，舌红苔薄黄，脉弦细数。此水热之邪互结为祟，积于胃中无以消解，胃垂益甚，如此因果循环，终无愈期，且越演越烈。当下之治，亟予清热通便逐水，以消水热之互结，以解胃垂之久困。邪去则正安，水热一旦消解，不管多少，对胃体都是一种释放。故拟大黄 10g，芒硝 20g（冲服），甘遂 4g，枳壳 20g，三剂，水煎服。一日一剂，嘱其每次少量，一日分多次分服，免便泻过度而伤正。如首日便泻，水减，症轻，体舒时，后二三剂可二日一剂，重药轻投，以去水热而无胃损正伤之弊。四日后临床症状大减其八，身体特感轻松，这是多年来未有的快感。如大便通畅，小便正常，振水声不闻，自觉胃垂之感亦不复存在。口干能饮，胃饥可食，一下子如释重负。后期调治当根据其脾虚胃弱，气阴耗伤，缓缓调治一年渐渐向愈。中途遇水热互结，停积胃中时，仍拟该方小剂予服或重药缓投。

一则被视为虎狼峻猛之方，竟使用在形体尪羸、胃下垂13公分病人之身上，非但没有想象的那克体伤正之弊，反获邪去正安，临床症状迅速得到缓解之佳效，全在辨证之准，用药之精，制方之妙也。之后凡遇胃之急慢性炎症或胃下垂及胸腹腔之炎症积液而被诊为水热互结，蓄积不消者，皆予本方化裁，或配于其他方中都能收满意之效。其用量之大小，服药多少及间隔时间之长短，则应视患者之具体情况而作具体决定，总之应奏效而不伤正，做到邪去之日即是正复之开始则佳。

巴豆壳运用小议

巴豆辛热有毒，功擅泻寒积，通关窍逐痰，行水杀虫，为治冷积凝滞，胸腹胀满急痛，痰癖，泻痢，水肿之要药。因其有毒，又为峻泻之药，故少被临床医家所用。但若用之对证，诚有推墙倒壁之力。如《本草通玄》谓："巴豆，禀阳刚雄猛之性，有斩关夺门之功，气血未衰，积邪坚固者，诚有神功。"但巴豆毕竟是雄猛慓悍泻下之品，如用之不当，或老弱体虚之人也随便用之，辄有"老羸虚弱之人，轻妄投之，祸不旋踵"之弊。余临床用之亦不多，但确实须用之病患，一定要认真炮制，多次去油，取霜配药，从小剂量开始，见好则收，或间断用之，以无毒副反应则佳。

巴豆壳之用，还是我早年行医时一老药师告我，"云巴豆性烈峻猛泻下之力甚强，临床运用一定要慎之又慎，加工炮制不好更会出现问题，不如其壳安全平稳效优。但其壳都被取仁时而弃之不用，殊为可惜。"并随手拿出巴豆壳示余，见其壳体轻薄，无什气味，手碾之易碎。吞服一次可用一克，碾末。煎服一次可用3克配方水煮，无毒副反应。对脘腹胀满气滞疼痛，无矢气者用之特效。得此教诲之后，余常运用于临床，收效颇捷，此药性平气和，绝无巴豆峻烈之性，老弱虚羸之人因气滞而致腹胀支撑，气滞窜痛，无矢气者，用之绝无祸不旋踵之虑，也无不效捷，可研末单独吞服，可配对应方中则更为平稳有效。因其性味辛温，入胃肠两腑，在降气温通之功中，更具兴肠痹利结滞之殊能。二十多年前，余治患麻痹性肠梗阻之姨母，那时其年已76岁，在县医院保守治疗10日无效，腹痛呕吐反复不已，不大便无矢气，病情日益加重，身体每况日下，其本人虑其已无治愈生存之希望，决意出院回家。我赶赴诊治时姨母确已是形体羸弱，倦缩一团，呻吟不已，家中子孙全在床边，为其后事作一些准备工作。因多日未食，又是高龄，脉息沉弱，舌红无苔，此气阴耗竭，腑气痹结，上下不通之恙，如何救治？我考虑再三，不管其能否喝下，决意用西洋参、麦冬、生地、玄参以煎水少少与饮，以充其气阴扶佐点正气，并用中药煎水灌肠，及湿热熨敷腹部以促肠道之蠕动。岂知一昼夜乏效，因此病之治如同救焚拯溺，来不得半点迟缓。翌日下午，急研巴豆壳与甘遂各6克为末，吞服0.6克，但未及半时，全呕吐而出。稍事休息后，又将其装入胶囊内吞服2粒，约0.6克，至午夜，我姨母腹痛大作，翻滚床笫，呕吐再次频作，呻吟不绝，全家惊恐，余切其脉息正常，呼吸均匀，告慰家人无虑。二时许稍定，谓有大便之意，但因体弱正虚，当时无力排出。入睡至天明，第二日上午又服此胶囊2粒，至下午腹痛再作，在全力之努挣之下，解出如石之黑色粪球4枚，继之而下硬稀之便甚多，腹痛至此不作，呕吐也止。

如此濒于危殆，几至不治之高龄体弱，又稽缠许久之麻痹性肠梗阻患者，全得益于"牛溲马勃"被人弃之不用的巴豆壳，岂不神哉。故学医之人，除读经典、阅名著、跟名师外，还要涉各家之术，村野之技及药师之验不可少求也。

疗治肾虚腰痛话续断杜仲蛋

　　一般之肾虚腰痛都以年龄在五十上下，除自觉腰脊酸痛，微感乏力虚软外，别无他症，既无湿热内蕴，也无寒湿凝滞，无明显之肾阳亏虚及营阴不足等，腰脊也无特别异样者。我母辄常教人用杜仲 30g，川断 30g，小茴 10g，加少许食盐与茶叶同煮 30 枚鸡蛋，以文火慢煮半日，每次两枚，半月为期，服之者大多效显。此法之简单，服用方便，味同一般茶叶蛋无异，患者都能接受。余在二十多岁时，因劳伤腰肌受损，疼痛之症虽不甚重，但总感诸多不适，遂遵此方配制，服用半月，腰痛竟愈。

　　考此方平稳安妥，无偏激偏性之弊。杜仲甘微辛温，入肝肾两经，功主补肝肾，强筋骨，并可安胎。为治腰脊酸痛，足膝痿弱之要药。《玉楸药解》谓其"益肝肾，养筋骨，去关节湿淫。治腰膝酸痛，腿足拘挛"。《本草纲目》曰："盖肝主筋，肾主骨，肾充则骨强，肝充则筋健，屈伸利用，皆属于筋。杜仲色紫而润，味甘微辛，其气温平，甘温能补，微辛能润，故能入肝而补肾，子能令母实也。"且现代药理研究认为其有降压作用，对高血压病有一定的治疗作用。

　　川断苦辛微温，也入肝肾两经，功为补肝肾，续筋骨，调血脉，治腰背酸痛，足膝无力，跌打损伤及妇科之崩漏，带下等疾。《本草正义》谓："续断，其气温和，气味俱厚，故兼入气血，能宣通百脉，通利关节，凡经络筋骨血脉诸病，无不主之，而通痹起痿，尤为特长。"与杜仲相须为用，对肝肾亏虚腰脊酸痛之治无不起到益加相辅之效。小茴之加有功同八角，全在增香，也具温补肝肾之功能，对所煮之蛋可起到色香味俱全之效。少许食盐除调味外，尚有引经以咸入肾也。

鸡蛋，即鸡卵，甘平，功擅滋阴润燥养血安胎。《本草纲目》谓："卵白，其气清，其性微寒；卵黄，其气浑，其性温，卵则兼黄白而用之，其性平。精不足者，补之以味，故卵白能清气治伏热，目赤咽痛诸疾；形不足者，温之以气，故卵黄能补血，治下痢，胎产诸疾。"是故，鸡蛋能调补五脏，滋养精血，配于杜仲、川断方中，更起到补养肝肾，调补精血之作用。故对一般之腰脊酸痛，腿膝痿软之人，使用此方可谓药食配制，在既药又食之药膳治疗中而奏强身健体之效，不也善乎。在家乡四邻服此方而愈一般之腰膝疼痛者不乏其人，特荐而广之，希备而用之。

白术治便秘说

习惯性便秘为老年人常患之恙，一些体弱多病及大病后及肿瘤经手术放化疗后之调养期也多此疾。因长期困扰其身，又乏良效，患者辄自购润肠通便之成药，或西药及中药之番泻叶作常备之品。一有便秘就服之，因剂量掌握不住，又乏对证之药品，故不是泻下过度就是排泄不爽，终日头痛，结为心病。

便秘之因甚多，其实者大多为实热闭结肠腑，非清泻不为功，或湿浊壅遏而致传导失职，虽非干结但黏滞难排，非消导无以奏捷；若为气滞郁闭，又当疏调流运为法。虚者之秘当求阴阳之殊，或增液润肠，或补阳温通等等，所治之法当随证而异，以求恰合病机，执准方药为妥。

白术性本苦甘温，入脾胃两经，功擅补脾益胃，燥湿和中。对脾胃虚弱，不思饮食，倦怠少气，虚胀泄泻，痰饮水肿，湿痹及头晕自汗，小便不利，胎气不安者有效。故其对脾虚胃弱、中气不足之症非此则不成方，非此则难愈疾。故《本草求真》谓其"为脾脏补气第一要药"。《本草通玄》也谓："白术补脾胃之药，更无出其右者。土旺则能健运，不能食者，食伤滞者，有痞积者，皆用之也……土旺则清气善升，而精微上奉，浊气善降，而糟粕下输。故对泻者不可阙也。"从两位医家之言可以得出，脾健气足，则能运中而执旁，升清而降浊，可调五脏之失调，六腑之欠运，是故因年迈体弱，病久尪羸，或肿瘤术后治疗，而因脾土亏虚，健运失常，清难升，浊不降，而致大便秘结者非"脏腑补气第一要药"之白术不为功。且量要大，质要优，偏于气阳虚者宜炒白术，偏于气阴亏者宜生白术，或伍于温阳通便方中，或配于滋阴润肠剂内，常收他法难收之效。旨在健脾益气，运中兴肠，俾传导之腑之大肠在对应之配方中辅以足量之白术以复其传导之职，排运结闭许久之粪便，渐渐恢复其正常的"传导之官，变化出也"之功能，而非图一时泻利，移时再秘复结也。余遇此证若由气阳偏虚、中气亏败而致便秘六七日不解者，在温通方中常辅以炒白术50g，三五剂辄效。大便自然排出后，还得再巩固治疗十天半月以恢复大肠之传导功能是目的。若为营阴亏虚，津乏失润而致大便排出困难者，常于滋阴润肠排便方中辅生白术40g，也收同样之效，也得巩固治疗善后。如是湿浊内蕴，壅遏肠腑而致大便黏滞难排，腹胀或二三日不解一次，或一日三五次量少滞下，这种状况之痛苦不亚于数日不解之干燥粪结之秘。治当芳化苦温，消积导滞之中必辅炒白术50g为治，也可收他法难收之效。如治一张某，男性，大便秘结半年，常五七日不解，中西诸药服之少效，只得自购番泻叶以解当日之困，但不服则便秘如故。故其思虑再三，还得请中医调治。来诊时见其面黄少华，神色疲惫，纳差畏寒，舌淡润有痕，苔薄白，脉沉细，显示气阳偏虚，中阳式微，肠失传导之职，拟方调治。党参30g，干姜10g，枳壳10g，炒白术50g，炙甘草6g，黄芪30g，木香10g，从容20g，川朴15g，七剂。药后大便通畅，不硬不溏，纳增神健，脉舌同前，上方增制附片10g，熟地30g，去川朴，十五剂即安。

再如李某，女，便滞难下，一日多次。每次一点烂浊且臭，肛门因常擦而破痛，三月来屡治少效。口黏乏味，身困无力，头昏重，纳少神倦，舌淡润苔白腻，脉浮缓。此湿浊中阻，气机不利，肠腑失传导之职，亟拟苦辛芳化，消积导滞为法。藿梗 10g，川朴花 20g，槟榔 10g，枳壳 10g，川连 10g，干姜 6g，法半夏 10g，炒白术 50g，建曲 15g，白豆蔻 6g，石菖蒲 10g，木香 10g，七剂。

药后大便次数由一日四五次减为一日二次，量较前要多，纳可，腹稍舒泰，既效之方，守之再进，以尽全功。脉舌同前，上方加酒大黄 10g，莱菔子 15g，去石菖蒲、法半夏，七剂。二次服后诸症大为改观，大便成条，一日一二次，纳增神健，舌淡红苔薄白，脉浮缓。再予益气健脾化湿理气善后，党参 15g，苍术 10g，炒白术 30g，木香 10g，砂仁 6g，大腹皮 15g，川朴花 15g，建曲 15g，陈皮 10g。十五剂，服后即愈。

开音宣痹祛风化痰解痉话"二虫"

本题之二虫指蝉蜕、僵蚕二味虫类药物。因其均具有祛风解痉、化痰解结及清轻宣肺、疏散风热之功，故临床适用范围颇广，疗效也佳，余常借二味之性味功能或主或辅地解决了许多顽难痼疾。

蝉蜕为知了之蜕壳，体虚质轻，性味甘咸凉，入肺肝两经，有散风热宣肺定痉功效。主治外感风热咳嗽音哑，麻疹透发不畅，风疹瘙痒及小儿惊痫，目赤翳障，破伤风等疾。

僵蚕为蚕蛾科昆虫家蚕的幼虫感染白僵菌而僵死的干燥全虫。性味辛咸平，入肝肺胃经。祛风解痉化痰散结为其功能，对中风失音，惊痫，头风，喉风，喉痹，瘰疬结核，风疮瘾疹及丹毒乳腺炎有一定的治疗作用。

凡喉痹音哑属风痰郁闭，肺失宣越，或痰热蕴遏，肺气闭阻而致者，蝉蜕僵蚕二药因有轻宣散透，发越肺气之能，在所配对应方中或主或辅地起到开音宣痹之作用。如风痰郁闭者在麻黄、细辛、桔梗、荆芥、防风、甘草方中增此二味，可速增疏风化痰开音之力；若为痰热蕴遏者在黄芩、贝母、桔梗、牛子、芦根、薏苡仁中加此二味，不但可清热化痰，更能清宣散结，开提肺气，对音哑声嘶之恙可起事半功倍之效。

如风痰袭肺，肺气闭阻，其治节失职，宣肃不能，而致咳嗽咽痒、痰涎不绝，甚则痉挛性咳嗽、气憋、胸闷，呼吸困难者，此二味不但可以宣肺开痹，更能解痉化痰，对上述之咳嗽起到有草本药物难以起到的作用。此二味可以配伍辛温解表宣肺止咳方中，也能参于苦寒清热化痰宁咳剂内。除有直接清解宣化解痉外，更能引经报使将辛温宣肺或苦寒清热之药引领上焦肺系，直入病所奏捷。

再如面目抽动，眨眼频作或口角掣跳等疾，此二味有很好的祛风解痉作用。可直接予二味煎服，也可配于养血、柔肝、健脾、益气等方中，可助其一臂之力。

身痒之风疹，荨麻疹及湿疹等证，因二药皆有祛风解痉止痒之功能，也较一般草本药物为优。对结核瘰疬及一些颈项结节，亦皆有十分显著之效。

余临床以来，运用此二药的病证颇多。如音哑声嘶，咽痒咳嗽，瘰疬结节，面目口角抽动，风疹湿疹之身痒，及湿热病之邪热郁遏不解等皆有十分明显之效果。

例一，如治李某，音哑声嘶二月，查为声带息肉伴水肿，经治少效，来诊时发音嘶哑，几不可闻，纳便尚可，口不干，疲乏，咽部不适，舌淡苔薄白，脉浮细滑。此风痰凝涩，结于咽喉之间，亟予辛开化痰散结为之，麻黄 6g，细辛 6g，桔梗 10g，荆芥 10g，蝉蜕 10g，僵蚕 10g，法半夏 10g，甘草 6g。七剂后症减一半，发音可闻，咽部不适之感已消，脉舌同前。守上方加桂枝 10g，生姜 4 片，去细辛，再七剂即愈。

例二，江某，男，45 岁。面颊及口角不时抽动一月，两眼也频眨不已。曾西治少效，来诊时见其面目虚浮，发黄神疲，舌淡润胖有痕，苔薄白，脉浮虚无力。此脾虚木贼，风淫而致也。党参 20g，白术 10g，茯苓 20g，干姜 6g，法半夏 10g，蝉蜕 15g，僵蚕 10g，炒白芍 10g，炙甘草 10g，七剂症减。二诊时守上方加黄芪 30g，防风 10g，去半夏，十五剂即愈。

一味几被遗忘的宣肺化痰良药
——天浆壳

天浆壳又名萝藦荚，为萝藦科植物萝藦的果壳。生于山坡路旁，全国各地几乎皆有生长，三月生苗，秋日采摘果实，晒干即得。

因历代本草对其记述不多，故入药肆及中医院之中药房也常难觅，当今许多临床医生不但未闻此名，而且也未目睹此物，更就谈不上运用了。本人师承先父，学医时就经常见玩此物，并将壳内之绒毛用来止血，效果特佳。在行医期间，不但药房有此品之专屉，还经常采集此物，将壳内之绒毛妥善保存，以备外伤止血之急用。将壳晒干，储入药房天浆壳之抽屉内，故对此物是十分熟悉不过了。可是不知怎的，这一宣肺化痰透疹，具止咳平喘之良药渐渐退出了这一舞台，甚至还难寻觅其踪迹了。

考天浆壳性味甘辛平微温，入肺肝二经，功擅宣肺化痰透疹。治惊痫，疗百日咳等病症。《饮片新参》谓其"软坚化痰，清肺，治肺风痰喘，定惊痫"。江西《本草手册》谓其"治肺风痰喘，损伤出血"，《上海常用中草药》曰"化痰，止咳，平喘，治咳嗽痰多，气喘，百日咳，麻疹透发不畅，发热咳嗽"等病证。早年常将此品伍于宣肺疏风化痰止咳方药之中，或随辨证所需而入自拟的一些辛温、辛凉、解表宣散，疏风化痰方内，疗效甚佳。曾运用于麻疹出之不透，也起到助其一臂之力的作用。余将天浆壳伍于三拗汤中，名曰天浆三拗饮，伍于止嗽散中曰止嗽天浆散，对原方之疗效将增色不少。及将其与虫衣、僵蚕、赤白芍、甘草、杏仁、牛子、谷精草、密蒙花、木贼草、薄荷合方，对过敏性鼻炎及咳嗽皆有一定之疗效。对风热袭肺或痰热蕴肺而致咽痛咳嗽，痰多且黄，口干苦，胸闷气憋，呼吸不利者，可与千金苇茎汤及泻白散等清化痰热方药合参，其宣透清散之作用颇捷，用量一般为 10g 左右。

另外其壳内之绒毛，清净如丝，纤维性强，不易折断，对遇刀割、跌碰，或其他外伤出血，取绒毛敷上，确有立刻止血之效能。本人曾多次使用，并无虚言，且无感染发炎之弊。

其藤蔓即为萝藦，也为草本药物之一。不但药源博，且其功用又十分广泛，既可补虚培元，又能疗伤解毒，尚有下乳之功。诚为不可多得之攻补兼使，作用广泛更是价廉物美之品。诚如《本草纲目》谓："萝藦，三月生苗。篱垣蔓延，极易繁衍。"《本草汇言》："萝藦，补虚劳益精气之药也。此药温平培补，统治一切劳损力役之人，筋骨血脉久为劳力疲惫者，服此立安。然补血生血，功过归地；壮精培元，力堪枸杞。化毒疗伤，与金银花、半枝莲、紫花地丁，其效验亦相等也。"有如此作用功效之品，其补血益精不亚当归、地黄、杞子，其强筋疗伤功同川断、杜仲、骨碎补，其解毒消肿不低上述之品，且更有壮阳下乳等功能，诚非他药之可比也。今特表而彰之，望让这一简、便、廉、验的药物能将其重新被推举，再入这日益兴盛之中医舞台之上，更好地为病患服务，解决看病贵之难题。

药食相兼话雪羹汤

雪羹汤为《绛雪园古方选注》之方，该书属清代王子接所著，由其门人叶桂、吴蒙等校定，也为清代温病学家王士雄最善用之方。

方由漂净海蜇与荸荠两味食物组成，功专清热化痰，软坚散结止疼。对肺蕴痰热之咳喘胸憋，痰热挟瘀之瘿瘤瘰疬，及肝经郁遏痰火互结而致胁肋少腹攻冲作痛诸症，或主或辅，在长期缓图中每建奇功。因其既药又食，价廉物美，菜场超市皆可觅得，深受医患之推崇及常用。考海蜇味咸性平，有清热化痰，消积润肠之功，为治痰嗽、哮喘，痞积胀满，大便燥结，脚肿，痰核之病症。荸荠味甘性寒，清热化痰消积，可治热病消渴，黄痰热淋，痞积，目赤，咽喉肿痛之恙。

王士雄在其《归砚录》中谓："海蜇，妙药也。宣气化瘀，消痰行食而不伤正气。以经盐、矾所制，入煎剂虽须漂净，而软坚开结之勋则固在也。故哮喘胸痞，腹痛癥瘕，胀满，便秘，滞下，疳、疽等病皆可重用。虽宜下之证，而体质柔脆，不能率投硝、黄者，余辄重用海蜇，随机佐以枳、朴之类，无不默收敏效。"其与甘寒之荸荠为伍，清热化痰、消积软坚、润下之力有增无减，且毫无伤体害正之弊，虚实之体皆可使用。尤对体虚痰热交结、瘿瘤瘰疬不消者更为理想。正如《本草新编》谓："乌芋（即荸荠），切片晒干，入药最消痞积，与鳖甲同用最佳，也不耗人真气，近人未知入药，特表而出之。"

余对此方也情有独钟，因当下痰热互结蕴遏肺金，痹阻肌络，再与气血胶结而致之顽咳久哮痰喘，及乳房、颈项甲状腺等处所见之良、恶性肿块而致之顽难痼疾，颇为临床习见。此类患者大多病久体弱，或为恶性肿瘤术后转移所现，又无法再进行化放疗治疗的病人，他们都抱着一线希望来看看中医，想在中医中药之最后治疗中求得意外收获。

近年余用此二药伍于相应之方中，对一些肿瘤转移或复发而致之坚硬症结肿块之治疗，常收到非常满意之疗效。如治陈某，男，颈淋巴结癌虽经手术、放疗后，但右颈侧仍坚硬如石，紫褐疼痛，头颈无法转侧，按之如同木板一样，无一点肌肉之感，在西医治疗结束且再也不能手术放疗的情况来我处求治。见其面色晦滞，神情疲惫，口干舌燥，纳少寐差，大便秘结，舌红苔黄腻，脉浮滑数。当系痰热瘀胶结于少阳之络，痹阻脉络，伤损肌肤（放疗所为），亟拟清热化痰，活血通络，濡润肌肤为法。鲜海蜇 50g，鲜荸荠 10 枚，鳖甲 30g，柴胡 10g，浙贝 15g，玄参 30g，夏枯草 15g，连翘 15g，生牡蛎 50g，山慈姑 15g，薏苡仁 30g，石斛 15g。守上方出入调治三月余，患者肌肤濡软，坚硬如石已不复存在，紫黯之色淡化，几近正常肤色，痛已，颈项转侧也可自如，临床其他症状也一一消失，如此显著之疗效，患者始料未及。

再如由痰热而致之慢性喘息支气管炎患者，因痰热久蕴肺金，肺之治节宣肃失其正常之职责，而致呼吸吐纳困难，痰少咳嗽虽不甚重，但稍动则喘促转甚，呼吸急迫，口干喜饮，便秘溲黄，舌红多裂苔黄腻，脉浮滑数。疗治此疾，清化久蕴之痰热，雪羹与千金苇茎最为适合，再辅以补益气阴、活血通络之品，缓缓调治一年半载，定可在王道调治中收到理想之效。如常治胡某，男，患慢喘支多年，屡治少效，咳喘胸闷气促，喉之鸣痰不绝，多汗出，口干欲饮，因呼吸窘迫，气息憋阻，三日之中曾晕厥两次。患者形体尚可，舌淡暗苔薄腻，脉滑数。此痰热交结，肺络痹阻，肺之治节乏权，宣肃失司，亟拟清化与宣肃同步，理气与通络并行。方拟：鲜海蜇 50g，地栗 10 枚，桃仁 10g，薏苡仁 30g，金沸草 15g，地龙 10g，黄芩 10g，浙贝 10g，枳壳 20g，茯苓 20g，射干 10g。十四剂，症状有减，呼吸稍顺，晕厥未现，脉舌同前，守上方继之，嘱其坚持治疗半年以观后效。

石菖蒲及其在湿热病证中之运用

石菖蒲性味辛微温，入心肝脾经，功擅开窍豁痰理气活血散风去湿。对气闭耳聋，心胸烦闷，痰厥，神昏及风寒湿痹及跌打损伤有一定的治疗作用。因其性味辛微温，故所主之病大都为寒湿、风痰及气闭痰阻之病之机因者。若涉及湿热、湿温及痰热之病则嫌而避之，唯恐有助热增病之弊。

考石菖蒲宜生长在寒凉湿润之气候，以肥沃松软的砂质土壤或黏质土壤的湿地、池边为佳。早年余家之池塘水边就有许多自生之菖蒲围池一周蔓生。农历五月即可采撷，其叶修长似一把绿色之宝剑，端午节家家户户采购三五叶插在大门上以辟邪消灾，儿童常握柄而玩耍，其根茎为作药之用。因其"秉芳香清冽之气，辟秽浊不正之邪，振发清阳，宣窍而聪耳目，化浊辟秽，开塞而省迷惑。凡浊痰蒙闭，神识昏迷，非此芳香不能利窍；耳聋不聪，头目不清，非此清冽不能宣通"。（《中药学讲义》）缪仲淳也认为菖蒲是"通利心脾二经之要药"，故菖蒲提神通窍实为其独擅之功。

然于温热病之湿热初起，留恋气分，湿热之邪交结不解，且上下痞隔，蒸蒸发热，胸闷腹胀，神疲身困，无汗而烦，尿赤便秘或泻而不畅，有热臭气味，或咽痛目赤颐肿，进而神色昏蒙，口中浊气颇重，有汗而热不为汗衰，舌苔黄腻或厚腻，脉浮滑数者，此湿热蕴蒸之邪非清化宣通无以消解。汗之则神昏耳聋，甚则目瞑不欲言；下之则洞泄；润之则病深不解。三仁汤、藿朴夏苓汤为常用之方，但都不及王孟英之甘露消毒丹来得快捷，此方余临床使用颇多，对温病湿热湿温之邪留恋气分蕴结不解，曾运用藿朴夏苓汤及三仁汤而少效无效，即改投甘露消毒丹后，发现其退热宣痹效果特强，随之临床诸症即迎刃而解。细释其方与上述二方稍有不同之处即在运用了辛微温芳香清冽之石菖蒲以辟秽宣痹、振发清阳于湿热困遏之中，透热醒神于痰浊迷蒙之内。清阳有振，神情醒悦，再在清热利湿、芳香化浊、宣透解毒之方药之作用下，故自当收效敏捷也。

石菖蒲除在外感温热病中有如此作用外，对内伤杂病之痰热内蕴或气机郁遏，痰浊痹阻之头额昏痛，胸膈痞堵，脘腹胀满，及因痰浊气闭而致之耳聋、耳鸣及脑鸣者也为必辅佐之品。

尝治姜某，男，54岁。发热身困，头昏耳闭，纳差欲寐，四肢无力，口干黏微苦，伴尿赤便秘月余，屡治少效，查无结果。见其面晦神疲，舌淡红苔黄腻，口中浊气颇重，脉沉细滑数。此痰热中蕴，留恋郁蒸，上蒙清窍，旁及肢络，亟拟清宣芳化，透邪利窍为之。石菖蒲15g，郁金10g，白豆蔻6g，通草6g，茵陈15g，射干10g，黄芩10g，藿香10g，连翘10g，焦山栀10g，鲜竹叶10g，滑石30g，大黄10g，七剂。

二诊，药后热退过半，神情转佳，便通尿清。守上方出入，去大黄、藿香，加石斛15g，薏苡仁30g。七剂后热退身凉，神清耳聪，诸症缓解而愈。

茵陈蒿尚有清香疏透之效应

茵陈入药颇早，如《伤寒杂病论》中之茵陈蒿汤、茵陈五苓散，《玉机微义》之茵陈四逆汤，及《圣济总录》之茵陈汤等皆为祛黄利湿而用，只不过随黄疸之寒热而有阴阳之异，随配伍而入方中。

因其性味苦辛凉，入肝脾膀胱经，功主清热利湿，为疗治湿热黄疸、小便不利，风痒疮疥常用之品。然余在临床中发现其除清热利湿尚有清香疏透之功能。对湿热蕴遏、气机郁闭而致胸膈痞满，两胁胀痛，嗳气纳差，神色疲惫等症时，在清热化湿和胃理气之方药少效无效时，增补茵陈后，其症状即可得到很快之缓解，并出现神清气爽之功能。在多次运用并在涉及诸如胆囊炎、胃炎、肋间神经痛、肠胃炎等，凡由湿热郁滞，气机失于疏调者，于相应方中佐以此品皆有清香疏透，解郁升散作用。此茵陈蒿之另一不被人们所觉察之作用也。

余考茵陈蒿为春季幼苗，高约三寸许即被采摘之品，其质嫩，性味辛甘微苦凉，气味芬芳清香，江南人常在此季节有采摘嫩苗和面粉做饼食之之习俗，谓有除灾灭病，保一岁平安之说。如《本草纲目》也有"今淮扬人二月二日犹采野茵陈苗，和粉面作茵陈饼食之，后人各据方土所传，遂致淆乱"之记载。余细察其苗幼嫩，秉清香辛凉并有透散蕴遏之用，苦虽可泄，但辛更能散，香更能溢，故辛香宣散之力绝不亚于其苦凉之清泻。故于上述病证中配以此品，在清泻中更增清香疏透之力，岂不善事。如治丁某，慢性胆囊炎，胃炎多年，常胁肋胃脘痞满疼痛，纳差口干苦，厌食重荤油，喜泛恶嗳气，溲黄便秘或溏，面目晦滞少华，手心灼热，舌边红苔黄腻，脉弦滑数。此湿热中蕴，伤及少阳之络，非清化两调肝胃不为功，方拟柴胡10g，焦山栀10g，川连10g，黄芩10g，白豆蔻6g，法半夏10g，枳壳10g，建曲15g，瓜蒌皮20g，薤白10g，蒲公英30g，大黄10g，川朴10g。七剂。

二诊，云药后大便畅，口干减，但仍感脘胁不舒，痞满依然，且夜寐差，总觉疲困乏力，脉舌同前。守上方出入以增清香疏透之品襄助之，去大黄、山栀、薤白，加茵陈蒿15g，石菖蒲10g，川朴改川朴花20g，为方七剂。

三诊，药后诸症显然改善，黄腻之苔退之将净，见其神色大有改观，合拍之方守之再进，以竟全功。上方加郁金10g，太子参15g，谷、麦芽各30g，去川连，十五剂后临床诸症即愈。

余在此等病证中常参佐此药，旨在清化之中辅以辛香宣散之品，以助被困遏之肝胆脾胃能迅速摆脱湿热之困遏，伸展其疏条健运、升降和顺之性，恢复其正常之生理功能，加快其对湿热病邪在芳化、苦辛、淡渗中分而解之，可收事半功倍之效也。

话　疗

慢性胃炎辨治经验

慢性胃炎为临床最常见病症之一，因其病程长，机因复杂，故非但疗效不佳，且极易反复。本人在长期的临床实践中，常用以下四法辨治，疗效尚佳，特简述如下。

一、醒脾悦胃，俾助健运

慢性胃炎以中脘不适，纳谷不馨，食而无味，甚或厌食最为多见。病由不忌辛辣，偏嗜肥甘，恣饮酒浆等所致。加之气候之温转，湿浊之偏甚，湿热之邪或由内生，或自外侵，内外合邪，胃腑首当其冲也。胃为水谷之海，也为腐垢纳藏之地。胃喜润恶燥，如湿浊壅遏过甚，影响其正常功能，且与喜燥恶湿之脾又互为表里，湿浊缠绵黏滞，脾失健运又累及胃腑，两土困顿，纳腐运化不力，故脾胃病变在所难免。且伴有精神倦怠，体困无力，头重如裹，口黏乏味，或甘甜，或微苦，不甚喜饮，大便或溏泻不爽，或结而不行，小便淡黄，舌淡润、苔白腻或微黄，脉多濡滑等。治以芳化苦辛，轻宣湿浊之法，醒脾悦胃，助其纳腐运化为要务。常以自拟醒中化湿汤（苍术、石菖蒲、防风、黄连、吴茱萸、苏梗、藿香、半夏、佩兰、砂仁壳）为基本方。如湿浊兼寒者，加干姜，并吴茱萸量大于黄连；如湿浊兼热者，加山栀子，黄连量大于吴茱萸；若寒热互兼者，则干姜、山栀子同用。全方用量不宜过大，每味以6－10g为宜，以轻灵小剂活泼气机，始能醒脾悦胃。煎煮时间不宜过久，旨在取气而不在取味也。方中苍术专入脾胃二经，辛温而燥，芳香之气尤为浓烈，芳化中焦湿浊为其独擅；石菖蒲辛苦且温，芳香行气通窍，功善辟秽泄浊，为宣窍开神之佳品；防风为风中之润剂；佩兰善驱陈气；苏梗、藿香芳化除浊；再合和胃燥湿、温清并用之左金、半夏，及理气化浊之砂仁，全方性偏温运，旨在悦中和胃，芳化醒脾，速解中州之困顿。

二、疏肝肃肺，升调气机

胃脘痞满胀痛，甚或膨膨如鼓状，嗳气不绝，也为慢性胃炎常见之症，然治以和胃降逆，宽中理气之法不应者甚多。因此症虽表现在胃，但与肝肺关系密切。肝主疏泄以助脾运，肺司治节，主一身之气。由于罹此恙者，七情内伤，性情抑郁为其常因，气机失于条达疏畅无不郁遏违逆，肝郁则乏升达之性，肺郁则失肃降之职。虽云脾升胃降，斡旋上下，然胃炎之人，脾胃伤损，其升降之能弱而且减，清浊倒置，或混为一体，中焦闭结不通，故胀满闷痛之症与日俱增。在胃炎未见轻减之时，徒理气降逆，只能取效一时，移时旧故。且辛窜之品无不虚气耗阴，重镇之剂尤多伤脾损胃，故少效或转甚者多矣。于此者应疏肝气以调脾气之升，肃肺气以助胃气之降，俾脾胃在肝疏肺肃之中而具升降斡旋之机，奏除胀消满之效。除上述之症外，亦多兼性情急躁易怒，口干苦，胸胁憋闷或窜痛，剑突下脐上胀痛拒按，甚则裤带不能束紧，纳少，或饥不欲食，大便秘结，舌淡红、苔薄白、脉弦等。常以自拟之肃肺达肝散化裁（枇杷叶、柴胡、紫菀、防风、生麦芽、川贝母、佛手、桔梗）。考枇杷叶苦平，入肺胃二经，功擅下气肃肺，为化痰止咳之妙品，然其肃肺气以降胃气之效少为医家所用，王孟英"保柔金而肃治节，香而不燥……澄浊气而廓中州"，可谓对枇杷叶功用最精辟之评价；柴胡苦平微寒，为肝胆经要药，功擅和解少阳，清胆疏肝，杂病用之为条达厥阴肝木之佳品。因其体轻且扬，具升清上行之用，故东垣补中益气汤，配柴胡借其能鼓舞胃气以达清阳上行之功。本方主以两药，一以杷叶偕川贝、紫菀、桔梗以肃降肺气（桔梗开启肺气，反佐杷叶贝母紫菀之间，以宣中促降也）；一以柴胡领防风、麦芽、佛手以轻升肝气，如斯一肃一疏可促脾胃之一升一降，不治中而达治中之效，痞满胀痛之症遂可逐日轻减。

三、活络消瘀，行血定痛

无规律之钝痛，甚或刺痛是慢性胃炎又一突出症状，能迅速缓解疼痛，是增强治疗信心，提高治疗效果的关键。除散寒、清热、理气、补虚等针对病因治疗外，恰当地配伍活络消瘀之品，可收事半功倍之效。慢性胃炎患者大多累月经年反复发作，由经入络，从气及血，胃络瘀阻是炎症难以消退、疼痛无以缓解的主要矛盾之一。故于该病诊治中，应始终不忘或主或辅活络消瘀之品，然消瘀之品以无碍胃气者为宜。常以海浮失笑散（乳香、没药、五灵脂、蒲黄）为基本方，且剂量不可过大，五灵脂、蒲黄各6g为佳，乳香、没药各3g则宜。兼寒者加泽兰、桂枝，兼热者加丹参、赤芍。乳香、没药均具活血祛瘀、消肿定痛之功，为伤外科常用之品，《医学心悟》以此二药名海浮散，外敷疮疡之妙品；失笑散为行气止痛消瘀之佳方，内伤气血诸痛用之无不奏效，且药味精简，便于吞服。上四药煎剂时气味腥膻浓烈，难闻难服，常有恶心呕吐反应，难于长期服用，应研细末糊丸，或装胶囊吞服，或配合对症方药之中，大有活血祛瘀消肿定痛之效，各种慢性胃炎皆宜。如为萎缩性胃炎，胃酸缺乏者，在服海浮失笑散同时，于煎剂中重用山楂为伍，因其不但能化积助运，且能活血散瘀。张锡纯云"山楂……善入血分，为化瘀血之要药"，张石顽用治"积年胃脘瘀血疼痛"，可见其散结活血止痛之效，临床用之诚如其言。

四、善后巩固，强胃助运

慢性胃炎之临床症状消失后，并不意味着该疾病即已痊愈，诸多患者之所以反复不已，迁延数载，就是中止服药，放弃了善后的巩固疗法。该病能否治愈，除饮食、寒温、精神等方面之自我调节外，坚持善后巩固治疗十分重要。病情多次反复，体虚病深者，预后大多不佳。常以自拟强胃健运汤（黄芪、淮山药、百合、旱莲草、甘草、鸡内金、紫河车、佛手、田三七、蒲公英），或煎服或研末吞服皆可。气阳偏虚者，加桂枝、党参；气阴不足者，加麦冬、石斛。方中黄芪甘草益气，山药百合养阴，均微甘温润，不热不腻，皆合胃土之性，可补胃体以助其用。旱莲草补肾益阴，紫河车大补精血，合上四药，不寒不热，性味平和，为补虚强胃之佳伍。鸡内金消食磨积，田三七行血理劳，佛手快膈悦中，蒲公英清热解毒，四味辅补虚强体之药，补消并行，寓消于补，诚有强胃健运之用。胃炎善后巩固之方，应以微甘温润为主，切忌苦寒滋腻，或辛热呆补之剂，且以小剂，或间日，或两日一剂服用，或碾制细末吞服，持之以恒，坚持 3－6 个月或一年者，大多很少复发。

胃中嘈杂及用药一得

胃少胀痛，仅感胃中不适，似饥非饥、似饱非饱、似痛非痛，烧心灼热，懊憹反复，或整夜不适，无法入睡，按之不减，揉之不增，或有酸水内渍，得食可缓，或嗳气，痞闷，有莫可名状之感，一日数次或连绵数周，中医称之为嘈杂。本人曾病此多年，时愈时犯或轻或重，对此症状深有体会。开始并未介意，谁知症状不减，犯病间隔缩短，症状较前加重，不得已先吃点西药或中成药尚能缓解，症状可求得一时之暂安。时间久了，服药疗效也就平平，莫可名状的症情依然如故。自思历代医家对嘈杂一证早有明训，如《景岳全书》曾谓"嘈杂一证或作或止，其为病也，腹中空空若无一物，似饥非饥，似辣非辣，似痛非痛，胸膈懊憹，莫可名状"。对其成证之因《证治汇补》则谓："有因恣食无节，蓄积痰饮，滞于中宫，而为嘈杂者，属于痰也；有因病后，每于夜分，心嘈如饥，殊难容忍者，此阴虚血少，或阳气下陷，阴火沸腾，属于气血虚而有火也。"朱丹溪则曰："五更嘈杂者，乃思虑伤血所致。"叶天士于《临证指南》中对此更有自己的见解，谓："嘈杂有虚实真伪，其病总在于胃……盖脾属阴主乎血，胃属阳主乎气。胃易燥，全赖脾阴以和之；脾易湿，必赖胃阳以运之。若脾阴一虚，则胃家饮食游溢之精气，全输与脾，不能稍留津液以自润，则胃过于燥而有火矣。故欲得食以自资，稍迟则嘈愈甚，得食则嘈暂止……治当补脾阴养营血，兼补胃阴，甘凉濡润或稍佐微酸。此乃脾阴之虚而致胃家之燥也。更有热病之后，胃气虽渐复，津液尚未充，也有是证，但以饮食调之可以自愈。此二种乃为虚嘈之证也。所谓实嘈者，年岁壮盛，脾胃生发之气，与肾阳充旺，食易消磨，多食易饥而嘈，得食即止，此非病也，不必服药，以上皆是真嘈也。所云伪者，因胃有痰火，以致饮食输化不清，症见恶心、吞酸、微烦、眩晕、少寐。似饥非饥，虽饱食也不能止，此乃痰火为患，治宜清胃，稍佐降痰，苦寒腻滞之药不宜多用。又有胃阳衰微，积饮内聚，凄凄戚戚，似酸非酸，似辣非辣，饮食减少，此属脾胃阳虚，治宜温通。"

考嘈杂一证实为胃部慢性炎症及溃疡所表现的临床症状之一，虽无明显之疼痛胀满，但其反复似痛非痛，似饥非饥，似辣非辣，终日懊恢之莫可名状，实不亚于痛胀之苦。许多患者曾多次胃镜检查，也仅示为慢性浅表性胃炎，胃窦炎或萎缩性炎症伴局部肠化或胃及十二指肠溃疡等病变。按常规治疗，效不如意者多。本人因罹此恙多年，在自治瘥后及临床接诊的病例中，发现该病与叶氏所谓的脾胃阴虚与脾胃阳虚两型为多见，予滋阴润燥和胃降气（生地、石斛、百合、旱莲草、麦冬、枇杷叶、佛手、煅瓦楞、乌梅）与益气温阳助运脾土（黄芪、甘松、白及、桂枝、白术、党参、紫河车、海螵蛸、干姜、炙甘草）两法，再根据临床症状轻重久暂之差异，稍作增损，以适应病机之变，症状之需。其疗效则更显。上法上方虽按两型的机因拟定，除随证化裁稍有出入外，其服药剂型也颇有讲究。属脾胃阴虚燥热内甚者可饴糖熬膏，一日二次，每次15g，开水化服。以餐前为宜。血糖偏高者可予木糖醇收膏。属脾胃阳虚气弱寒凝者，拟研末吞服，一日二次，每次餐前10g开水吞服，但要坚持服用。以三月为一疗程，效显者也要继续善后巩固治疗。不但临床症状可以彻底治愈，胃镜及病理检查也都有明显改善。然此类疾病诚属慢性疾患，要知胃腑有病，在自顾不暇的情况下，不但得不到休息调养，还要承担每日三餐的进食运化工作，或遭辛辣寒冷之刺激，或受滋腻油荤之黏滞，这种带病工作的脏腑，想要在短时间内彻底治愈是十分困难的。再者稍有疗效则停止治疗也是不明智的。上述两型治疗剂型，煎煮的汤药剂型远不如膏、散作用之和缓持久、方便携带等优势，对不能坚持服汤药者，也是一种很好的选择。许多愿意接受又能坚持这种治疗剂型的患者，效果确实不错，故值得推广。曾治张某，男，46岁，教师。胃疾多年，曾多次胃镜检查为慢性浅表性萎缩性胃炎伴轻度肠化，形瘦神疲，纳少便秘，夜寐不安，中脘少胀痛，就是嘈杂懊憹终日不已，时或嗳气口干苦，舌淡红瘦有细裂，苔薄黄，脉沉细数。此营阴暗耗，脾虚胃燥，亟拟清润和降为之，时值初冬，宜膏方缓图。生地300g，太子参200g，麦冬200g，瓜蒌仁300g，百合300g，乌梅300g，南沙参300g，夜交藤300g，焦山栀150g，鸡内金200g，知母300g，黄连150g，石斛200g，谷、麦芽各300g，枇杷叶200g，法半夏200g，玄参300g，山楂300g，阿胶200g，饴糖收膏，餐前每服15g，一日两次。一月后症状显减，纳增便畅，寐佳，形体有丰，脉舌同前，再按上方稍事出入仍作膏方，继服。翌年仲春来诊时，判若两人，面色红润，体重增加，纳可，胃中舒泰，一切嘈杂之症，皆已消失。嘱其胃镜复查再作处理，经胃镜检查示：仅见浅表性胃炎症，未见肠化。患者欣慰之至，要求膏方继服以彻底治愈为目的。

育阴利水消顽难之水肿一例

患者张某，男88岁。高血压多年，近查肾功能衰退，遍体浮肿，曾住某三甲军医院二月，症状不减，反而有增，贫血严重，终日卧床不起，病危通知已下两次，无奈之下只得出院求助中医治疗。患者之婿为吾之宿友，特来我处谈及翁恙，邀我为其一诊。驱车至舍，见患者躺卧床上，一身尽肿，下肢尤甚，不能起床多日，少气懒言，纳少便秘，小溲淡黄，口干欲饮，又不敢多喝，神识朦胧，舌淡红多裂，苔薄黄，脉沉细数。显示肾阴亏虚，水湿内聚。不滋阴补肾，无以复暗耗之阴精，而肾阳也无以得助，膀胱之气化失司，水湿岂有外泄之望；不清化久蕴之水湿，无以撤其对肾气之困遏，而影响主二便、利水湿之功能。故亟拟育阴助肾、利水驱邪，双管齐下：龟板30g，阿胶10g（另炖），猪苓20g，滑石30g，车前子15g（布包），泽泻15g，生地30g，地肤子30g，白茅根30g，黄柏10g，知母10g。七剂。

二诊：上方服后，肿消大半，血压亦趋正常，尿常规除少许蛋白外皆阴性，脉舌同前。合拍之方，毋庸更张，守上方增益气阴、运中州之品，加太子参15g，山药30g，茯苓20g，黄精30g，黄芪30g，去泽泻、地肤子、滑石。七剂。

三诊：二诊之药服后身肿已消十之八九，唯遗两踝尚有微肿，已能下床大、小便，口干饮水不忌，纳谷也增，神情转佳，面色红润，说话声音较前响亮，舌淡红少苔，脉细数。守上方出入善后，加怀牛膝10g，山萸肉15g，菟丝子15g，建曲

15g，去白茅根、猪苓、车前子、黄柏。十四剂。

四诊：肿消尽，神色佳，纳便正常。上方加石斛 15g，淫羊藿 10g。十四剂，作巩固之治。

本案之治全根据中医之思维，中医之辨证去立法处方，西医之诊断仅作参考，不能因其有高血压就不用益气补肾之药，因有肾衰就觅专治肾衰之方。考患者高龄，体弱又多病缠身，加之住院二月皆西医治疗，浮肿反复不已，且越肿越甚，激素药频服，利尿剂常用，气阴无不暗耗，脾肾岂有不损，水湿之邪蕴而不化，郁而化热，更伤气阴。此水肿之甚非利水就能消退，二月西药之治疗已得到证实。此水之积，肿之甚，缘由肾阴暗耗伤及肾阳，肾阳乏肾阴之资助，两虚之肾，其主水、气化功能失司，水液不能正常运化排泄，反复多次利尿无效，且更伤已经亏乏之肾阴，如此因果循环，造成症状日甚，机体益衰，终致窘境。中医从整体出发，求水肿之因，探顽难之机，一旦窥得阴虚水肿之机理后，遂即大胆运用滋育肾阴、清热利水之法，果然效如桴鼓，水肿逐日消退，神色逐日转佳，肾功恢复正常，血压亦趋平稳，生活又可重新自理。当时同意出院的西医们都认为患者回家后无需多日就会终结生命，岂知事实与他们想象相反，经中医一个月的治疗后，竟会如此逆转，出现意想不到的效果，直至今日已三年，仍康健如初，此岐黄医学之妙也。

似虚鼻渊辨治

　　鼻渊包括现代医学的鼻窦炎、过敏性鼻炎等疾，因其长期鼻塞、鼻痒、浊涕连连、不闻香臭及喷嚏时作，伴有头额昏痛，忆力减退，畏寒肢冷，面色萎黄或㿠白无华。由于屡治少效或稍瘥不久，移时又发，丧失了治疗信心，而致神情衰惫，终日困顿不扬，年长者实易丢东落西，年轻者忆力锐减或注意力不集中，在校学子的学习成绩明显下滑。疗治时总认为病久体虚，精力不足，气血两亏，入冬之季要求膏方进补，冀数月之治，以求来年之春有所改善。谁知事与愿违者多，非但虚未得补，脑未得健，体亦未壮，反而更加助其热、增其痰，壅塞闭堵有增无减。如浊涕益多，鼻塞愈甚，嗅觉更差或全无者有之，前额胀痛、昏沉者有加，溲黄便秘尤为习见，并大多伴有口干舌燥，鼻咽冒火，鼻孔交替不通，手心灼热，目眶胀痛，时或心烦意乱，恶梦纷纭，口中臭气，舌红苔黄腻，脉浮滑数。一派痰热湿浊上壅肺窍，蔽塞清阳，使向本清静宁谧之所，遂变为阴霾混浊云雾之乡，终日昏昏厄厄，朦昧不清，也使活泼灵动之人变得懒散困倦，无精打采，饮不思、饭不香、睡不眠之沉默寡言者，总还想觅调补之法，以增补日亏之形体，裨益不足之气血。如斯则四处求医，八方购药，经年下来仍同上述，非但毫无寸效，精神日益崩溃。殊不知此恙实为痰热壅遏肺窍，三阳之络凝阻不畅，久而热耗伤阴，正气日衰，一团混沌重浊有形之邪，蕴蒸痹堵日盛，而致清阳不升，浊阴不降，蔽塞清窍，蒙昧清灵，似虚实实。疗治者亟拟清化宣逐通痹醒脑，使有形之痰热瘀逐日消减，清畅三阳之络，还其清阳之所，清灵之位，临床诸症始有逐日缓解而获向愈之希望。拟《河间六书》之清震汤（升麻、苍术、荷叶）、《阎氏小儿方论》之升麻葛根汤（升麻、葛根、芍药、甘草）及《医林改错》之通窍活血汤（赤芍、川芎、桃仁、红花、麝香、姜、枣）三方化裁，再加胆星、石菖蒲、地龙、黄芩、熊胆粉、土茯苓、桔梗、大黄等，大多在半月或三周左右即有浊涕清、昏痛减、口干已、二便调之效，继予上方出入半月之疗治，临床症状可十愈七八，再随症状之不同，稍予调整以作善后巩固治疗，直至痊愈。

　　如治李某，女，46 岁，出租车司机。鼻塞头痛，浊涕腥臭，喷嚏频作两年余，历经西医治疗，虽有效但难痊。半年来症状依然，头额胀痛，整日昏昏厄厄，鼻塞不闻香臭，喷嚏时作，浊涕不断，时或心烦意乱，口干苦，便秘，时觉鼻咽处冒火，有热气外出。见其形体尚丰，面黄无华，双眉紧锁，舌红苔薄黄腻，脉浮滑数。此次来诊是一位乘客发现她喷嚏连连，鼻塞，口中浊气颇重，特介绍而来。患者自觉体虚头昏，常自购冬虫夏草及治鼻窦炎之鼻渊丸久服无效。西药仍在服用，嘱其一切停用，改用中药试服一段时间再说。此痰热壅遏，肺窍被堵，络脉欠畅，清灵受蒙，亟拟清化宣通以利清阳升浊阴降，还其清阳之所。熊胆粉 0.5g，葛根 20g，升麻 10g，荷叶 10g，藁本 10g，白芷 10g，赤芍 10g，土茯苓 20g，川芎 10g，黄芩 10g，石菖蒲 10g，水牛角 20g，柴胡 10g，玄参 15g，桃仁 10g，生石膏 30g，大黄 10g。十五剂。

　　二诊：药后诸症大减，神色转佳，自觉头额清灵，如释重负，浊涕少，头脑清，纳昌便调，喜悦之色显露于外，脉舌同前，守上方出入再进。上方加石斛 15g，菊花 15g，瓜蒌仁

20g，南沙参 30g，去大黄、生石膏。十五剂。

三诊：诸症再减，宛如常人，舌淡红苔薄白，脉浮略数，守上方出入，尚可增损善后。上方去熊胆粉、川芎，加丹皮 10g，旱莲草 30g，太子参 15g。十五剂，遂瘥。

痛风性关节炎辨治小议

随着生活水平的改善，饮食结构的变化，及生活节奏的加快，酗酒不忌、肥甘恣食，加之寒温失调、疲劳过度，痛风性关节炎多发、频发者业已常见。其发病特点大多于夜间突然发病，痛如刀割，局部红肿热痛伴发热恶寒，经西医治疗后症状可以轻减，须七八日方可缓解。然未多时日，饮食、寒温稍不注意，加劳累过度，痛风性关节炎会再度发作，症状与前次雷同。来中医诊治时，发现这类患者大多在三四十岁左右，自恃年轻体健，整夜应酬、饮食无忌，工作疲惫，在不知不觉中又使病灶之处再发伤痛，故痛风常缠绕不休，苦不堪言。患处红肿热痛，触之灼热，按之痛甚，口干苦，溲黄便结，心烦寐差，头痛身楚，舌红苔薄黄或黄腻，脉沉滑数。此湿热之邪内蕴脉络，痹阻气血之流畅，而有热壅、湿阻、络瘀之病变，治此者急当清解湿热，通络逐痹，流畅气血为法，常三五剂解决问题。拟方为：蚕沙 30g，草薢 20g，土茯苓 30g，川牛膝 15g，苦参 15g，防己 15g，忍冬藤 30g，黄柏 10g，薏苡仁 30g，地龙 15g，鳖甲 30g，大黄 10g 等。症状缓解后再予清热洁络，补益肝肾，化解余蕴善后。以忍冬藤 30g，薏苡仁 30g，防己 20g，豨莶草 20g，海桐皮 20g，旱莲草 20g，女贞子 20g，龟板 30g，丹皮 10g，桑枝 30g，石斛 15g 等出入为方，再调治十天半月。并注意自身保健，少食痛风不利之食物，忌酒避劳，适寒温，则可少犯、小犯或不犯。

若为恶寒肢冷，腰背瘦痛，溲频便溏或关节肿痛而少红肿灼热，舌淡胖，苔薄白或白滑，脉沉细迟者，此气阳不足之体，下元虚冷，加之饮食不忌，寒湿入袭，络脉瘀阻，此非上型湿热瘀壅为患之机也，疗治者非温补下元、散寒祛湿、通络化瘀不为功，方予鸡鸣散化裁则佳：川牛膝10g，附片10g，吴茱萸10g，木瓜15g，槟榔10g，紫苏10g，鹿角片15g，干姜10g，骨碎补15g，泽泻15g，苍术15g，白芥子10g，独活10g等。三五剂症状可缓解，待其症状日渐向愈后，可予益气阳以补肝肾，温脾肾以化寒湿。可予苍、白术各10g，千年健15g，鹿角片15g，菟丝子15g，巴戟天15g，党参15g，茯苓30g，肉桂6g，淫羊藿10g，骨碎补10g等调治一段时日，并嘱慎饮食、适寒温、避疲劳，可保此恙之少犯或不作。

痛风性关节炎现今临床十分常见，且大多为屡犯之例，初犯者大多不知自患何恙，因其发病突然，症状亦重，十分恐惧，经治愈后并解释此病之原因、机理及如何治疗与注意事项后，都能遵守医嘱行事，合理饮食，正常生活并劳逸结合。因血尿酸之正常与否一则取决于摄入有碍饮食之多寡，再则取决于肾脏之排泄功能正常与否。未病时之调治就显得十分重要，除饮食之忌宜外，调补肾脏，恢复其正常的生理功能就显得非常重要。肾虽为阴脏，但内寓元阳，只有在阴阳协调、相互资生、相互助长的状态下才能完成其藏精泄浊、主调二便之正常功能。阳虚者其藏泄功能失调，阴虚者其藏泄功能也不无失职。寻常无痛风症状时，则应虚实求之，有无责之，补其不足，泻其有余，使其阴平阳秘，务使浊能排泻、精可秘藏，血尿酸处在数值之正常范围之内，何愁痛风之患。然寒湿与湿热病因不同，症状各异，论治时则方药悬殊，善后之法也当温清分途、寒热有别。气阳偏虚，寒湿为盛者右归、阳和、鸡鸣散化裁；营阴不足，湿热内蕴者左归、六味、三妙增损。未病先治，防患未然，非但对痛风性关节炎有益，对整体之调理也无不起到燮阴阳、和脏腑、益气血的作用。

一例邪结膜原长期低热验案纪实

　　李某，女，65 岁，农民，2011 年 6 月 26 日初诊。患者来诊是由其子女们搀扶步入诊室，形体清癯矮小，乏力少神，两颧潮红，目光暗淡，语声低微。一年来每日入暮微恶风寒，随即发热，周身不适即卧床，发热时轻时重，四五小时后，至午夜微有汗出可热退身凉，翌日入暮诸症依然。曾多次住院查无异常，仅作"不明原因发热"或"发热待查"作出院之结论，患者痛苦，家人焦虑。如此低热常徘徊 37.5℃ - 38.5℃之间，无冬夏之分，四季皆然，周身困痛，不思谷物，口干舌燥欲饮，手心灼热，心中烦闷，脘腹胀满，大便二三日一次，量少且干，溲少色黄，口中腐臭味颇重，舌边红，苔白黄相兼，厚腻且紧贴舌面，两脉浮濡略滑，沉按不显。此湿热之邪，留恋膜原，在与正气交争，时日许久，正气虚馁，客邪无外生之机，与其胶结而蕴结不去，亟拟苦辛芳化以疏利透达盘结膜原之湿热浊腻之客邪再议：草果 10g，槟榔 10g，川朴 10g，蚕沙 30g，茵陈 30g，藿香 10g，黄芩 10g，黄柏 10g，石菖蒲 10g，郁金 10g，法半夏 10g，白豆蔻 6g。三剂。

　　二诊：药后低热未减，但脘腹较前舒泰，口味开，有思谷之念，大便也通，色黑恶臭，厚浊紧贴之腻苔亦有松浮轻化之象，佳兆也。脉像同前，守上方加建曲 15g，谷、麦芽各 30g，佩兰 10g，去黄柏、草果，以增开胃和脾之效。五剂。

　　三诊：服药期间，低热渐退，也无恶风畏寒之症，咽干喜饮，纳昌，神色转佳，大便通畅，睡眠亦可，舌淡红，苔薄白微腻，脉浮细滑数。此湿热渐去，气阴两伤，脾胃尚未恢复健运转输之常态，继予上方出入转入益气阴、化湿热善后。通草10g，石斛15g，百合15g，茵陈20g，建曲15g，茯苓20g，太子参15g，鸡内金10g，谷、麦芽各30g，藿梗10g，黄芩10g，石菖蒲10g，川贝6g，白豆蔻6g。七剂。

一年之低热经芳化苦辛疏达膜原之治后，日渐见效而痊愈，使六旬开外之老太脱离了病魔之纠缠而进去正常的生活，其本人甚慰，家人甚慰也。

按：温病学虽是研究温病之发生、发展及其预防和诊治方法的一门学科，但于许多内伤杂病门中，有不少涉及到湿温、湿热病邪侵扰而滋生的一些疑难病证，在一般方药少效无效的情况下则要考虑到从温病学中去寻辨证大法，觅调治方药，这诚是当今从事中医内伤杂病医师们的共识，而且必不可缺。本案经年之低热，虽属内伤杂病，似与外感温病无涉，但从其病证之病因病位机理去分析，它不出湿浊化热而郁遏膜原，既不在里，又不在表，实在一身之半里半表之间。诚如吴又可在《温疫论》中对膜原之解释："内不在脏腑，外不在经络，舍于夹脊之内，去表不远，附近于胃，乃表里之分界，即《针经》所谓横连膜原是也。"如此湿热秽浊之邪郁伏膜原之间，阻遏阳气不能外达肌表而恶寒，至阳气渐集到一定时候，郁极而通时则恶寒已而发热重，汗出可热退。邪正反复交争，寒热往来起伏则不已。此寒热且常定在入暮起，午夜止，而息于白昼者，因入暮则阳气渐衰，阴气渐盛，阳不敌阴，故恶风畏寒即起于入暮之时；午夜而后为阴尽阳起之时，故邪退而正胜，寒热之证可已；白昼者阳气隆盛，阴气衰微，邪不胜正，故可相安无事也。因湿浊之邪困扰，阻碍脾胃的运化，纳差而不思谷物，自感身困沉重无力；秽浊内阻，气机不调，故脘腹胀满；

舌苔厚腻，脉浮濡等，皆为湿浊偏胜之象征。既然湿浊郁遏膜原，汗之不透，下之不出，只有芳化苦辛疏利透达为其一法，冀伏遏蕴结之邪由芳化苦辛而分消之、透达之，方取达原饮化裁。首诊既效，虽发热未退，但它症皆有轻减之征，说明方药对证，恰和病机。继予原方出入，俾邪却正复，使交争双方之力量朝理想方向转变，达到奏捷向愈之期望。

温病之方也同伤寒之方一样，不但能治愈外感时邪之重证、大证，对内伤杂病，只要机因合适，其效亦显。用古人之方以疗今病，忌执方不化以治之，定要辨证求因审机而用之，方随证易，药随方变，其法始活。业医者非博览群书，灵活辨用，辄难应对一些复杂疑难之病证，特志之。

慢性前列腺炎(增生)辨治浅析

前列腺炎（增生）为中老年男性同胞较常见的病证之一，随着年龄的增长，临床症状不但多而且十分顽难，较轻者仅见溲频欠畅，会阴处胀痛，溲有白浊外泄或小腹坠胀不适；重者易见溲涩中断尿细如线，淋漓不净，小腹会阴胀坠疼痛，严重时坐卧不安，步履不便，欲溲时又无，刚系上裤带却又尿意。来诊者大多历经治疗而少效、罔效。考慢性前列腺炎（增生）多为四十而后的中老年男子，因肾主二阴，肝脉络阴器，五八之后肾气渐亏，肝脉失濡，加之酒色失调，痰热内蕴，络脉瘀阻，经血不畅，而致亏中有损，损中有瘀，痰热交混，痹阻脉络，致使前列腺肿胀疼痛，肥大增生，稍有劳累或免疫机制低下，或尿路感染则炎症诱发症状加重。如此反复不已，前列腺无不增生肥大而出现一系列排尿困难、尿浊不断而影响正常之性生活。故疗治此疾当标本兼顾或主标顾本，或主本兼标。总得使腺体络脉舒畅，气血调和，痰热瘀交混之状逐日消减。肝肾有助，阴阳燮调，其作强气化有节，疏泄调达自如，临床所现症状就会逐渐缓解或消失。但治疗此恙在临床症状完全消失时期也应继续治疗并应持之以恒，因临床症状减轻缓解消失不等于增生的前列腺就恢复正常，彻底治愈了。一定还得坚持治疗一段时日，可隔日一剂或服三五日停服二日，以求善后之巩固治疗，或制成药丸膏方，缓图更妙。

对肝肾亏虚，亏中有损之证，治当平调阴阳、峻补下元，但无使滋温过激而伤及对方。如滋腻苦寒过量，虽对阴虚内热者效，但年届中老年后，其阴阳者皆有不足，善补阴者当于阳中求之，使阴虚得滋而不伤其阳；若温补辛热过甚，虽对阳虚内寒者利，但无意中伤及元阴，应宗善补阳者当于阴中求之，使阳虚得补而不损及其阴，方可选二仙汤合龟鹿二仙丹化裁。药如淫羊藿、仙茅、巴戟天、鹿角胶、龟板胶、杞子、怀牛膝、肉桂、旱莲草、女贞子、知母、黄柏等，视阴阳偏虚之差异，滋阴温阳之药当随证略有增损，俾肝肾在缓慢调补中受益。其痰热瘀交混痹阻经血脉络之治，则要精选效佳力宏，既有清解通络之力，更有软坚散结之效者，还应避免伤及已亏之肝肾，或损其阳而耗其阴。清解通络有薏苡仁、败酱草、地锦草、石韦、车前子、马鞭草、川牛膝、丹皮、地龙等。软坚散结有皂角刺、炮甲、鳖甲、鸡内金、夏枯草等。于调补肝肾方中，精择上述清解通络与软坚散结之品。或以清解软散为主时，再根据肝肾亏虚之各异，而选择滋养或温补之品参伍其间，缓缓调治坚持时日，临床各症将会日渐缓解而消失。

曾治姜某，男，66岁。宿有咳喘之疾多年，近来溲频涩不畅，淋漓不净，常尿及裤内，小腹胀满，会阴坠痛牵及肛门，有时尿中隐痛，突然中断，夜尿特频，一夜有七八次之多，影响睡眠，口干欲饮，曾住院诊断为慢性前列腺炎症并增生，经治少效，痛苦不堪。形瘦神疲，胸闷气促，痰多，有时上面咳嗽，下面小便则外遗。腰背酸楚，舌红瘦多裂纹，苔薄黄，脉沉细数。良由肝肾阴虚，营阴日耗，肝失疏泄，肾少作强，加之络瘀痰阻，州都失司，而致亏者有损，实者坚结，治当标本兼顾，滋补不足，削其有余，方克有济，还得兼顾咳喘之宿恙。生地20g，知母10g，黄柏10g，川贝10g，肉桂5g，龟板30g，鳖甲30g，皂角刺15g，炮甲10g，玄参20g，鸡内金30g，丹皮20g，炒白芍15g，甘草10g，败酱草30g，地锦草 30g，十五剂。

二诊，云夜尿次数仅三次，也较前通畅，小腹会阴之坠胀疼痛较前大有改善，口干已，夜寐可，脉舌同前。上方合拍，药证相安。守上方出入再予清金滋水，软坚散结为之。上方加南沙参 30g，麦冬 15g，生牡蛎 30g，蛤壳 30g，白茅根 30g，去白芍、地锦草、丹皮，十五剂。

三诊，一月之疗治后，临床症状明显减轻，神情较佳，纳寐可，小便已无淋涩中断之作，尿次恢复正常，尚有咳痰喘促之症，舌淡红少裂纹，苔白薄，脉细数。既效之方，毋庸更张，守上方化裁，金水并调，但清解软坚散结之法不可缺如。上方加冬瓜仁 30g，芦根 30g，薏苡仁 30g，百部 20g，去白茅根、龟板、生地。十五剂。

四诊时诸症平稳，小便症状不显，唯咳喘之症减而未去痊，肝肾得补，肺金也调，但老年之恙贵在调理，还得坚持，嘱其守上方再服半年，随访得知其咳喘少作，小便症状基本正常。

顽固性失眠辨治浅谈

随着社会快节奏的与日俱增，工作压力的日益加大，及餐桌夜生活的不规律，造成思想紊乱，精神高度紧张，神思常处于凌乱失谐的状态。久而久之，茶不思，饭不香，寐不佳，易惊多梦，白昼昏昏厄厄，无精打采，正常工作无法进行，夜间则思想紧张，心神不宁无法入寐，甚则心烦意乱，狂躁激怒，看什么都讨厌，做什么都不悦，轻者三五日后稍有缓解，重者则数周经月失眠，甚则目不交睫，痛苦之情无以言表。尚有年届五旬上下之妇，天癸将绝或已无，失眠之证也随更年期综合征而突显者，亦复不少。只见人瘦神疲，面色萎黄，目光呆滞。虽中西诸药常服收效不佳。考失眠一证，中医分型颇多，证之临床结合理论，如运用宁心养血，交泰心肾，清化痰热、和胃定志，两调心脾、补益气血者较多，疏肝利胆、重镇安神者也复不少，总是见效者少，无效者多，患者常因少效无效，只得依赖西医安眠药以度难熬之夜。近年来本人接诊此病者颇多，曾按历代医家之分型论治，在长期反复少验病案之中，发现单纯按书本上及教科书上之分型去论治，与临床实际有许多难以洽合之处，理想之效者确实稀少。因其证情繁多，病机复杂，且随着年龄、性别及工作学习，生活环境及患者个人禀赋气习之差异，要想按一法，处一方去解决这复杂的问题，就把这一失眠病证看得太简单了，其结果只能是力不从心，无功而返。如一失眠患者既有心脾两虚气血不足，又有痰热内蕴、心肾不交，或既有心肾两虚、气阳不足又有痰瘀胶结、神不守舍，或肝胆郁热上扰心神，又有肾水亏虚不济心火等等。若不加思辨深究机因，泛泛套用既定的某个证型去理法选方，此仅能得其一隅而失去更多，在治疗中或出现一些新的症状而影响疗效。是故疗治此类久治不愈的失眠患者定要有无求之，虚实责之，去深究其机因所在，各证型彼此间之关系，何者为主，何者为次，先解决什么，后解决什么，心中要有底，笔下则不乱，勿囿于一个病因一种病机，而用单纯之方药去治繁杂之病也。

近曾治外省一公司老板，徐某，男，54岁，失眠七八年。屡治少效，曾赴京沪多家高级医院诊治。据其云西药无数种，中药几麻袋，皆以无效而告终。一次偶然机会，由朋友介绍来皖求治。余见其形体清癯，神色憔悴疲惫，面黄无华，整日头昏且痛，口干口苦，纳差，脘腹痞满，常因公司事务而心烦意乱，时或心悸怔忡，健忘，大便干结。一到夜晚则思想紧张，精神过于敏感，毫无睡意，即朦胧一会，也是惊惕而醒，舌红中裂苔黄腻，两脉细数滑而结。细详其机，缘神思过烦过虑伤及心脾，久而热化耗阴，下损肾水上伤心血，又炼津为痰，痰热上扰心神，而致水火不济，心肾不交。治当益心脾，调气血，化痰热，交心肾，重镇浮游烦乱之心神，疏调郁遏失畅之气机，多管齐下，协同调治，方可切中病机或收理想之效。处方：太子参10g，茯神30g，丹参20g，旱莲草20g，女贞子20g，夜交藤30g，远志10g，知母10g，胆星10g，琥珀6g，莲子20g，酸枣仁30g，合欢皮30g，柴胡10g，黄连10g，肉桂3g，生龙、牡各30g，七剂。

二诊：云服药三剂后即可入睡五六个小时，神色立马转佳，信心倍增，七剂服完，多年来无效之失眠证已十愈七八。后予以上方出入调治一月，即彻底治愈。此案之效，全在"谨守病机，各司其属，有者求之，无者求之，甚者责之，虚者责之"去深究机因，得出正确之辨证而处以合拍之方药获效。一些疑难病证并非病证之疑难，而是机因之疑难，如能将其机因层层分解，点点缕析，再予合理方药，奏效应在意理之中。本案所投方药，集柴胡龙骨牡蛎汤、交泰丸、酸枣仁汤、二至丸、丹参饮诸方化裁于一炉，旨在调气血、补心脾、宁心神、交心肾、疏肝气、化痰热。药后果然奏效，说明辨证清晰，大法正确，方药恰题，是治疗疑难病证的关键，失眠者也无不如斯，此即余治失眠辨证的一点心得体会，供同仁参考。

脱发证治再探

细的描述，然疗效甚微，即使近年来风靡一时的各种生发制剂，其疗效亦难令人满意。在多年诊治实践中发现，脱发症的病因病机非一，治疗不可泥于一法一方，只有通过辨证论治，才能收到良好效果。本人曾作"少见脱发证型治析"一文于《胡国俊内科临证精华》之中论述。现就临床所及，对脱发之理法方药再作一探讨如下，以资临床参考。

一、肝肾阴虚

《素问·六节藏象论》曰："肾者主蛰，封藏之本，精之处也，其华在发。"《素问·五脏生成篇》亦曰："肾之合骨也，其荣发也。"肾为癸水主藏精，肝为乙木主藏血，精血相生，乙癸同源，是故肾精不足、肝血亏虚，则发失滋养，乏润枯涩，甚或脱落。此型患者除脱发外，多伴腰膝酸痛、头昏耳鸣、面容憔悴，或潮热失眠、遗精盗汗、五心烦热等症，舌红瘦龟裂、苔薄黄少津，脉细数。治当补益精血、滋养肝肾，俾精血充盛，发得滋沃，庶可再萌，所谓"欲荣其上，必溉其下"也，常用方药以左归饮合二至丸，重用制首乌、紫河车、阿胶等，非大剂重投血肉有情之品不为功。

例一：屠×，女，38岁，1989年9月7日初诊。患者禀赋虚弱，半年前突然后枕部及左侧顶部各有一块圆形脱发区，约1.5×2.0厘米大小，无痛痒。曾用西药及外擦制剂乏效。精神萎靡，头昏耳鸣，视物不清，月经色红、量多而先期，手足心热，便结溲黄，舌红裂纹、苔黄乏津，脉细数。此乃肝肾阴虚、精血不足、发失滋荣，治当溉下荣上。处方：制首乌、女贞子、龟板各 30 克，生地、熟地、旱莲草、黑芝麻、桑椹子、潼蒺藜各 20 克，阿胶（另炖）10 克，生白芍、怀牛膝各 15 克，十剂。

二诊：药后精神转佳，头昏目涩、手足心热等症显减，斑秃尚未见转机，守法继进，上方去怀牛膝，加肉桂 3 克，伍以大队滋阴增液方中，以阳中求阴，启动肾水；藁本 6 克，小量轻扬风动之品冀载药上行。二十剂后秃区萌生纤细茸发，续服上方半月，斑秃逐日向愈。

二、风盛血燥

风者善行速变，内淫之风由血虚燥热所致者甚多。如风邪淫盛日久，又可使阴津耗损、血燥热甚也。若此因果互为，风盛血燥相因为害，发则枯萎，生机泯然，必致脱落。常见斑秃之皮肤皱折不润，未脱之发也枯涩萎黄，极易脱落，面黄无华，形体瘦削，头晕目眩，口干唇燥，或面颊红赤，或胸胁胀痛，纳谷不馨，或溲黄便结，舌红、苔薄黄，脉弦细数，治当滋阴润燥，镇肝息风为法。方用天麻钩藤饮加生地、玄参、代赭石等，俾液增血充，热清风息，久遭液涸淫风而致之脱发始可萌生。

例二：石×，男，43 岁，1989 年 5 月 21 日初诊。患者向来头发枯涩，年前发现头顶右侧有一约 6×7 厘米大小之圆形脱发区，治未获效且逐渐扩大。来诊时，头发稀疏可数，大片头皮乏润干涩，残丝一触即落，微有瘙痒感，面色黄晦少华但口唇红赤，两目干涩羞明，头目眩晕，皮肤燥涩不泽，口干苦喜饮，纳谷不馨，胁肋隐痛，夜寐不安，溲黄，大便三五日一

解如栗状，舌红燥无津、苔薄黄不润，脉弦细数。此为风邪内
淫、血热上燥，亟以养血祛风、增液和营。处方：生地、石决
明（先煎）、代赭石（先煎）、酸枣仁、夜交藤各 30 克，菊
花、苦参、天麻各 10 克，潼蒺藜、白蒺藜、生白芍、夏枯草
各 15 克，玄参、钩藤（后下）各 20 克。十剂。

　　二诊：药后，纳寐佳，眩晕减，不再脱发。上方去代赭
石、夏枯草，加生龟板 30 克，怀牛膝 10 克，以增养阴增液重
镇息风之效，再十剂后，发见茸生。继予上方出入两月，诸症
向愈，新发重还其首。

三、神情躁郁

　　脱发之症与情志怫郁，心系躁急者不无联系。然其躁急怫
郁或发于脱发之前，或发于脱发之后，其症多伴情志不遂、性
情躁急，或郁郁寡欢、喜静少语，或心烦意乱、懊侬易怒，胸
胁痞满，善太息，甚则吞咽不利，口干甚苦，寐差多梦，纳少
乏味，舌淡红、苔薄白，脉弦细涩。此乃心系郁急、神失守
舍、肝木不达、气机郁遏，进为血失流畅，络脉失和，头发失
气血之滋养所致。治宜重镇安神使心行君令，血有所主；疏肝
解郁，俾气机流畅，情怡志悦，躁郁之情志再得宽慰之言语，
逆乱之气血复其常道，诸症始可向愈。方以朱砂安神丸与逍遥
散化裁。

　　例三：史×，男，29 岁，1988 年 1 月 7 日初诊。四月前
因晋升考试，畏恐失利，思想紧张，突击复习，寝食俱废，一
日，其妻发现其头部有三个圆形脱发区，约为 2×2 厘米大小，
乃就诊于余。始予外用酊剂半月罔效，再诊对见其神情怫郁，
思想紧张，表情淡漠，少寐多梦，两目羞涩，头痛且昏，纳少
脘痞，时或心悸怔忡，舌淡红、苔薄白，脉弦细。此乃躁郁之

机扰动心神，郁遏气血，气血失于流畅，毛发失于滋养所致。治以重镇安神，理气解郁。处方：磁石（先煎）、酸枣仁、珍珠母（先煎）各 30 克，茯神、白蒺藜各 20 克，佛手、香附、玫瑰花、炒白芍各 10 克，柴胡、黄连、炙甘草、桔梗各 6 克。七剂。

二诊：药后无进退，舌脉同前，原方去甘草加苏梗、藿梗各 10 克，谷芽、麦芽各 20 克，再十剂，并语以宽慰之言。

三诊：半月来诸症渐减，寐食转佳，斑秃之处虽未生萌新发，但有蚁行微痒之感。此乃气血流通之兆，继予原方再服两周，始见青丝萌生而愈。

四、水温浸渍

发得精血之滋润而荣华，犹雨露之滋禾，然发之脱落由湿浊浸渍，也如水湿之涝禾，此天人一理，诚脱发之又一机因也。名医岳美中以一味茯苓饮治发秃之经验，并谓"发秃的形成多因水气上泛巅顶，侵蚀发根使其根腐而枯落"（《岳美中医案集》）。此类患者多兼面目臃肿，萎黄无华，肢体虚浮，四肢倦怠，斑秃之处皮肤绷急发亮，发脂颇旺，或中脘痞满，纳谷欠馨，口淡乏味，溲少便溏，舌淡润边多齿痕、苔薄白，脉濡滑。此由脾虚失运，清阳不升，水湿之邪泛上淫渍使然，治当疏浚利水、导泻水浊，使脾得健运，清阳复升，脱发始可向愈。方宜四苓散增损。

例四：陈×，男，38 岁，1986 年 5 月 12 日初诊。近二月发落频频渐至稀疏可数。曾服滋补肝肾温养血气之方罔效。患者面目虚浮，萎黄无华，神情困顿，四肢倦怠，头皮湿润多脂，中脘痞满，口淡纳少，大便或溏，舌淡润胖、苔薄白，脉濡弱无力。此为脾虚水湿不化，上渍巅顶而浸渍发根。仿岳氏法，拟健脾利湿之方试投：茯苓50克，泽泻20克，党参、白术各15克，干姜6克，陈皮、苍术、藿香各10克，薏苡仁30克。七剂。

二诊：一周来，神旺腹舒，溲多便调，不再脱发，药合病机，原方继服十剂。

三诊：两周来，巅周已萌新发，面不虚浮，继予原方去藿香、泽泻、苍术，加黄芪20克，炙甘草6克，当归10克，一月后基本痊愈。

五、络脉瘀阻

脱发之由气血凝滞、络脉瘀阻者临床并非少见。因久病之恙，气血虚而易滞，或有邪浊痹阻，脉道不畅，而致血凝瘀阻，新血不生，无以流运，毛发失却滋养而斑斑脱落，甚者全丝脱尽，多伴目眶黯淡，肌肤不泽，或呈甲错，舌质淡润、边多紫斑，脉弦细而涩。凡此证，非滋养温补之方所能治疗，当用通络活血之法。

例五：秦×，女，37岁。1978年12月18日诊。脱发半载，得于产后感染，虽经中西医治疗未效。形体瘦弱，面色晦暗，精神不振，五心烦热，经闭未行，舌淡黯边有紫斑，脉弦细。此久病络瘀，新血不能生发也，拟通络活血为法，处方：益母草30克，赤芍、桃仁、红花、川芎、地骨皮各10克，土鳖虫、白芷各6克，茜草、生地各20克，葱管10枚。十剂。

二诊：药合病机，诸症有减，月经来潮，多见紫块，再拟上方小其剂，去地骨皮、茜草，加当归10克，桔梗6克。连服三十剂后，新发竟茸茸而生。

六、阴寒凝滞

头为诸阳之会，经脉之所聚，得热脉道通畅，血也畅行，遇寒脉道涩滞，血即涩凝。如素体阳气亏虚，又遭寒邪之侵袭，上聚头之络脉一旦被阴邪用事，如严寒隆冬，百草凋谢，发脱之理在焉。此证常兼形寒肢冷，四末不温，腰膝酸冷，溲清且频，甚或口淡多涎，头冷喜裹，遗泄不禁，小腹清凉，舌淡润、苔薄白，脉沉细无力。治当温阳散寒，肾阳衰微者宜金匮肾气丸或阳和汤加麻黄附子细辛汤，肝阳不足者宜当归四逆汤合麻黄附子细辛汤，脾阳亏虚者宜桂枝人参汤合麻黄附子细辛汤。俾阳气复而寒凝散，脱发始可向愈。

例六：李×，男，24 岁，1984 年 10 月 26 日诊。向有痰饮之疾，常咳唾清涎，终日洒淅恶寒，背凉更甚。入秋以来除上述症状加剧外，又现发脱频频，梳触时发落更甚，一月后竟稀疏可数，不得已而来就诊。患者形体消瘦，手足不温，咳唾更甚，清涎增多，恶寒以背脊为主，舌淡、苔薄白，两脉虚细沉迟。一派阳气亏虚、阴寒内凝之征，治从肾督入手。处方：鹿角片 20 克，制附片、白芥子、桂枝各 10 克，麻黄、细辛、干姜各 6 克，熟地、茯苓、紫石英（先煎）各 30 克。七剂。

二诊：药后咳唾大减，畏寒背凉好转，考虑脱发之症虽未见转机，但阴寒有渐撤之象，遂拟上方改鹿角片为鹿角胶（另炖）10 克，减白芥子至 6 克、干姜至 3 克，加当归 10 克，淫羊藿 20 克，原方连服三月。翌年春月非但咳唾已愈，脱落之发亦逐日复还于首。

突发性耳聋治验二则

例一　赵某，男，55岁，1993年10月19日初诊。主诉：两耳突然失聪一周。患者形体清癯，面色晦滞无华，畏寒肢冷，乏力少神，头昏，舌淡润苔薄白，脉沉迟。证为阳虚寒客，气闭清窍，治当温阳散寒，理气通窍为法：麻黄3g，川芎3g，附片、细辛、炮山甲、甘草各6g，制香附、石菖蒲、蝉衣、羌活、当归各10g。五剂。二诊：药后两耳已闻音响，头昏畏寒也减，再予上方加骨碎补30g，补骨脂15g。又五剂遂愈。

例二　杨某，男，30岁，1992年10月24日初诊。左耳突然失聪且闷胀5日，经治未效而来求治。患者形体丰硕，面颊潮红，左耳闷胀牵及左侧头颅亦然，伴鼻塞不闻香臭，时流黄浊涕，头昏重如裹，目微赤，口苦，溲黄便结，舌淡红苔薄黄且腻，脉浮滑。此乃湿热熏蒸，清窍闭遏，拟清热化湿，启闭通窍为法：藿香、石菖蒲、干荷叶、酒炒黄芩、路路通、丝瓜络、苍耳子、白芷、郁金各10g，泽泻、葛根各30g，柴胡6g，五剂。上方服后左耳听力大增，头昏亦减，鼻窍渐通，但脉仍浮滑，此病邪未尽，慎防复发，再予上方继服五剂始痊。

按：突发性耳聋如不能及时疗治，多致终身失听。赵某为阳虚之体，风寒之邪最易客袭。耳为肾窍，足少阴肾经与主一身藩篱之足太阳膀胱经又互为表里，其两耳突然失聪，实系太少两感之变证，不温补肾阳则无以扶正托邪，不散寒祛风则无以开窍启闭，故主以麻黄附子细辛汤以温下启上。然虑启闭之力单薄，又乏理气通窍之品，故伍以《证治准绳》疗治气闭耳聋之通气散（茴香、木通、玄胡、陈皮、石菖蒲、羌活、僵蚕、川芎、蝉衣、山甲、甘草）化裁，以增理气通窍之力。药后果见效应，继予上方加补骨脂、骨碎补，助附片以增补肾温阳之力。汤某形体壮实，脉舌之象全符湿热上熏，三阳受阻，清窍被蒙之证，故径以大队清泄三阳湿热之品，并佐通窍启闭之菖蒲、郁金、苍耳子等，诚收良放。两者虽同为耳聋，但其年龄有别，体质有异，所现之证寒热悬殊，治当不同。

疑难病证治验举例

一、尿道综合征

王某，女，38 岁，1989 年 10 月 18 日初诊。主诉：小便频急涩痛一日数十次三月余，近周加重，形体虚惫，面容憔悴，性情焦虑急躁。三个月来因小便解之不尽，不能自控，昼夜便数十次之多，虽经中西医屡治不验。刻下：寐少纳差，神情困顿，口干苦，唇舌红赤，苔薄黄，两脉细数。证属心火炽盛，肝阴暗耗。治当清心泻热，养肝缓急。处方：川连 6g，莲芯 3g，麦冬 20g，生白芍、珍珠母各 30g（先煎），甘草 6g，生地 20g，鲜竹叶 10g，三剂，水煎服。二诊：药后效显，溲频急涩痛之症减半，继予上方加肉桂 3g，以助膀胱气化。五剂后三诊：连进上方 10 日，溲之频急基本控制，寐纳俱佳，神情悦怡，再拟上方五剂善后。

按：本病属中医淋证范畴，但如此频急重笃诚为少见。多次尿常规培养均为阴性，转由中医治疗也易数人，所投方药非清热通淋，即滋肾利湿之品，刻守常法实识证未精，而不知达变也。细询之后方知，患者因三个月前经济失落颇巨，焦急紧张而罹此恙。此为火热炽盛上燔君主，旁灼将军，故神不守舍，夜寐不安，且下迫小肠，尿液淋涩；肝阴灼耗侮中克土，故食不甘味，躁动之火循经阴器而迫袭州都，故增其频数。方中以黄连、莲芯、竹叶泻心火；珍珠母重镇安神，舒缓心气；生地、麦冬滋阴清热；重用生白芍配甘草，酸甘化阴以柔肝缓急，药后诸症大减，可知热减阴复，继予上方加肉桂更助膀胱气化与交泰心肾，故迅速痊愈。可见识证与用药之非易也。

二、阳痿

张某，男，38岁，1989年7月21日诊。二月前因车祸幸存后即阳事不举，至今二月余。曾予补肾壮阳中药及针灸无效。刻下：面色晦滞，纳谷不甘，时或恶梦纷纭，心有余悸，口干不甚欲饮，小便淡黄，大便不实，舌尖红苔薄黄，脉细数略滑。此殆惊则气乱，心神失守，恐伤肾又下气，证属心神失守，肾虚气陷。治当镇惊安神，补脾运中。处方：珍珠母30g（先煎），远志10g，朱茯神20g，党参10g，白术15g，山药30g，炙草6g，五剂。二诊，服药三剂，阳事可举但不坚，五剂药后痊愈。药已中的，仅以上方去白术，加吴茱萸10g。续服五剂以资巩固。

按：患者因惊恐之后所致阳痿，故投温肾壮阳之药而罔效。张景岳有"凡惊恐不释者，亦致阳痿"之语。惊则气乱，心神失守，气乱无序，阴阳必有偏颇之失；恐则气下，气陷不升，中土亏虚，宗筋不荣。乱而且下之气无不伤损肾经。所见兼症多为心神失守、脾土虚陷之象，故首诊以珍珠母、朱茯神、远志镇惊安神固肾气，党参、白术、山药、炙草补中升清，荣养宗筋，山药强筋骨益肾气，镇心神安魂魄，一药而三用，全合本案，方投五剂即愈。此阳痿少见之疗法，特志之。

三、龈痒

褚某，女，44岁。1991年5月22日诊。主诉：龈痒八年，牙龈萎缩。患者形体虚弱，面色黧黑，牙龈紫黯，萎缩明显，瘙痒不已，入夜尤甚，八年中屡经诊治而无效，白昼只得不时按揉面颊以止龈痒，夜间以安眠药强制镇静入寐，否则终日无安宁之时。查：舌淡暗苔白薄，脉沉细弦。此乃肾虚络空，伏风循经扰袭。法当温肾补虚，搜驱伏风。处方：熟地30g，骨碎补 10g，山药 20g，怀牛膝、独活各 10g，细辛 6g，僵蚕、木贼草各 10g，全蝎 6g，薄荷 10g，乌梅 15g，苦参20g，七剂。二诊，药后龈痒迅速消失，为巩固疗效，继予上方去苦参、木贼草，加当归、山茱萸、肉苁蓉各 10g，以温养久虚之下元。七剂。

按：龈痒八载实属罕见，频治乏效终日不宁，患者被折磨得几不欲生，来诊时也只抱一线希望尝试而已。见其虚赢清癯之形体，萎缩黯黑之牙龈，再结合他症与脉舌，实属肾气不足，少阴亏虚之证。然痒者必为风邪之作祟，且痒只限齿龈，又无外风之征象，当属深伏肾经之风无疑，治此病必温补肾阳，搜逐伏风庶或有效。故以大剂熟地、骨碎补、怀牛膝、山药以温补不足之少阴；细辛、独活统领僵蚕、木贼草、薄荷以入肾驱散内伏之风；唯恐上药未能尽除，故用全蝎入络追逐之。配酸苦性寒之乌梅、苦参，以防辛热温燥之品有伤阴耗液之过，亦可入阴以助祛风止痒之效，与温热祛风之剂并行不悖，故可收桴鼓之效也。

关元药熨治疗生殖泌尿疾病拾零

药物温熨法为我国古代医家所常用方法之一，非但对常见病有效，且于险笃急重病证也常有固脱救危之功。关元位于脐下三寸，又称下丹田，为男子精室，女子胞宫所在，内藏精气，为生命发源之处。笔者与本院理疗科杨翠华主任辨证用药于关元温熨治疗一些生殖泌尿系疑难疾病，收效甚为满意，特介绍数则如下，谨供参考。

一、宫寒不孕证

陆某，女，26 岁，1986 年 10 月 12 日诊。3 年前小产后至今不孕，夫妻同居，情感和谐，夫检正常。妇检除右侧轻微附件炎症外，未发现异常。形体清癯，面色少华，畏寒肢冷，小腹隐痛并有凉风翕翕之状，经行愆期，色淡量少，挟有少许紫块，舌淡暗润苔薄白，两脉沉细且涩。此血虚胞寒，宫寒不孕也。曾以温经汤化裁治疗 2 月罔效。因纳谷不馨，口味淡，惧闻药味，遂改暖胞散寒养血调经之药作温熨关元法试投。艾叶、淫羊藿各 30g，紫石英 50g，桂枝、吴茱萸、细辛各 30g，沉香 6g，川芎 20g，红花 10g，生姜 20g。上药除生姜外共研粗末，分装两个 18 × 12cm 的纱布袋中，置锅隔水蒸热，交换敷熨关元约 1 小时，每日 1 次，以经净后开始连用 10 天。温熨 10 日后，小腹冷感锐减，此次月经如期而汛，其色较红，仍有少许血块。上方去细辛、桂枝，加乌药 15g，肉桂 6g。连用 10 天，方法同前。半年后路遇其人，云第 2 次药熨后诸症已愈，遂停用此法，现已怀孕 4 月。

二、阳痿

李某，男，39 岁，1989 年 1 月 7 日诊。阳痿半年。缘由去年初夏在 1 次游泳受凉后，即感阳举不坚并渐渐加重至今。表情淡漠，面色萎黄，腰膝酸软不温，头昏乏力少神，小腹不时阵阵拘急疼痛，小便淋漓，舌淡苔白薄，脉沉细。曾针药并投治疗两月少效，又气功调治无验。此寒凝下元，肾阳冰遏，作强不能也。又因正患乙肝，温养汤剂频投，非但阳萎不验，反使肝区胀满，中脘疼痛，纳谷锐减而辍服汤药。亟拟小茴 30g，生川、草乌各 10g，细辛、麻黄各 10g，艾叶 20g，独活 10g，毛姜、鹿角片各 20g，干姜 10g，苍、白术各 15g。五剂。上药共研粗末，分 10 次装纱布袋内，每次用水酒各半浸湿加温，每日一次熨关元穴 30 分钟，再用红外线照射半小时。三日后阳痿症状明显改善，十次用完遂告痊愈。

三、输尿管结石

杨某，男，32 岁，1991 年 4 月 25 日诊。左侧少腹疼痛，伴排尿不畅 2 月。经腹部平片诊为左侧输尿管下端结石。曾服排石冲剂及中药 20 余剂未效。现仍感小腹隐隐坠痛，纳便尚可，舌淡润边多齿痕苔薄白，脉弦细数。此肾阳不足，膀胱气化不利，水道不畅。拟通阳理气利尿排石之方，药用：茯苓、泽泻各 30g，王不留行 20g，木贼草 15g，乌药 10g，木香 6g，益智仁、枳壳各 10g，肉桂 6g，金钱草 30g，五剂，一日一剂水煎口服。另以肉桂 10g，附片 20g，细辛 10g，艾叶、炒白芍各 30g，甘草 6g，白芷 10g，独活 30g，食盐 300g，五剂，每剂各研粗末拌匀于锅内文火炒热分装两袋，每用一袋（另一袋保温）外敷关元处，可卧可行，冷却后更换另一袋，一日一剂。并嘱其水煎口服之际可代茶水，多多饮之。三日后忽感小腹绞痛，尿线中断，忍痛排尿，须臾排出黄豆大结石一枚，腹痛遂逝。

四、慢性盆腔炎

陈某，女，31 岁，1992 年 5 月 14 日诊。腹痛绵绵，带下不绝，黄白相兼，气味秽浊年余。经行腹痛，有紫暗之块，按之不减，大便秘结，小便时黄。妇检为"慢性盆腔炎"。虽经针药并投收效甚微。刻诊：形体瘦削，胃中不适，常有泛酸疼痛感，纳谷不馨，口干苦喜饮，舌淡红苔黄腻，脉弦滑数。一派湿热内蕴，脉络瘀阻之征，非清泄通瘀不为功，所投方药并无差池，为何收效不显。询之方知因畏中药之苦涩，不能坚持服用，再则又因胃有宿恙，多服清泄之品更伤胃气，故时有间断，而不能连续服药也。今改为温熨一法，既可避免口服所致诸多不利，又能直接作用患处。大黄 20g，芒硝 40g，败酱草、蒲公英各 30g，桃仁 10g，益母草 30g，乳香、没药各 10g，生山栀 20g，丹参 30g，附片 6g，皂角刺 30g，赤芍、白芍、刘寄奴各 20g，七剂，配制及使用方法除同例一外，每日还加红外线照射一次 30 分钟。一周后，腹痛已无，带下亦少，大便通畅，予上方十日后诸症痊愈，至今未见复发。

体会：药物温熨并非新鲜疗法，但近来使用甚少，目前临床大多以煎剂为主，不分对象，不辨病情，更不问患者接受与否，皆以一日一剂为律或治愈为止。或无效停服，诸多患者或浅尝之即呕，或年幼者艰于入口，或胃疾不便久服，或诸病一体，各种诊治众方并投，对一日一剂之煎方甚为苦恼，故很少有人问津的药物温熨法可解决此类病家的一些痛苦。

生殖泌尿系一些疑难疾病，因其病程长，机因繁杂，故疗效不甚满意。笔者认为关元为精气所聚之处，精室胞宫内居之所，是生命生发之源，与肾的关系甚为密切，生殖泌尿系疾病又属中医肾之疾病范畴。故对此类疾患在辨证的基础上选方择药后直接于此温熨，通过皮肤吸收而产生应有的效应是完全可能的。温熨方式可不拘一格，如红外线照射、湿热敷熨、炒热敷熨皆可，对病因病机的选择也不必拘泥虚寒证型，于湿热证型也能运用。如例四，陈某慢性盆腔炎即为典型病例。故认为温熨之法虽可对虚寒证起到与药物相同作用的温煦散寒的效应，但对湿热病证在清泄药物的作用下，其温熨之法可视作引导反佐作用，将清泄药之作用直接送达病所，而起清热解毒凉血化瘀等效应。临床并未见因温熨而加重湿热症情的。

温熨之法既能单独使用，也能与其他疗法共同使用。如针灸后温熨或煎剂内服同时温熨等。若配合默契，收效往往出人意料。

一例皮肤顽疾之治验

近年来屡治诸多由西医诊治无效而转来求治的皮肤顽疾，如湿疹、神经性皮炎、银屑病及银屑病型关节炎、荨麻疹等。来诊者大多病程颇长，且历经多家医院皮肤专科诊治少效、无效之例。如银屑病之皮损有的局限于一隅，有的辄遍体鳞伤，从头到足没有一块完肤，皮屑呈点、片状，色红，紫黯，不一而足，或见有血迹，或流脂质，其瘙痒为其共性，落屑也十占七八。白昼轻，夜晚重，入被褥遇热更甚，搔抓不已，直至精疲力尽，皮肤出现血迹方可暂缓一时，严重影响患者之睡眠，白日茶不思，饭不香，没精打采，一二日尚可，十天半月或更长的时间如何坚持，痛苦之情，不言而喻。现择一例诊治始末以飨同仁。

一年前曾治一银屑病型关节炎，钱某，男，48岁。由某三甲医院皮肤科住院二月无效自动出院来诊。形体瘦弱修长，遍体银屑，云胸腹腰脊四肢指缝发间无处没有，且白色皮屑重叠很厚，手足关节肿胀僵硬疼痛，手不能握固，足不能步履。来诊时还由其七旬多之老父用轮椅推送，当其解开上衣裸露胸背时，不但我讶然，侍诊之同学及周边候诊者，也无不为其失色，整个肌肤无一块有完好之处，因两手指关节皆已肿痛僵硬，皮屑堆厚，痒甚而无法挠抓腕、肘、肩、膝等大关节也皆肿痛。数月以来难熬之苦，痛不欲生，沮丧神情，无一时改善。纳谷一般，但需他人喂食，口干欲饮，大便干结，小便黄少。痒甚时因无法挠抓有钻心之难受，昼夜无以安宁，舌红中裂苔黄腻，脉未切（两脉处也有堆厚之皮屑，无法按切）。此热毒久蕴，风湿恋留，久病之下入络伤阴，非祛风化湿，清热解毒无以祛其邪，非滋阴养血无以扶其正，但祛风忌辛燥之品，化湿也避苦温之味。蚕沙30g，萆薢20g，土茯苓30g，白蒺藜30g，白鲜皮20g，蝉衣10g，僵蚕10g，生白芍15g，生地30g，乌梢蛇30g，赤小豆30g，连翘30g，薏苡仁30g，苦参30g，鳖甲30g，夜交藤30g，水牛角30g，白茅根30g，地肤子20g。七剂。

二诊：药后无任何不适，也无显著之效，相安之方，守之再进，以观后效，但大便不畅偏干难排。上方加旱莲草30g，玄参30g，大黄10g，去薏苡仁。十四剂。

三诊：二诊后，皮屑见少，痒亦有减，口干已，大便畅，夜寐转佳，但食纳饮水还需父喂，来诊仍由其父推送着轮椅。效不更方，稍事出入再进，上方减大黄为6g，加桑枝30g，海桐皮30g，豨莶草30g，龟板30g，去赤小豆、连翘、苦参。十四剂。

按三诊之方，随证稍事增损药味，临床诸症逐日缓解。六诊（三个月）后瘙痒十减六七，手足关节疼痛明显减轻，并可以稍微握固，拿勺能自进饮食，遍体之银屑减去一半。如此明显之效，始出我之预料。继予上方出入，或以滋阴养血为主，或以补肝肾、活血络为主，共诊五个月，一切恢复正常，重叠多厚的皮屑一扫而光，皮肤完好如初，手足关节活动自如，来诊无需轮椅，还能登梯上楼，现已上班开车。

此例银屑病型关节炎初诊时我也非常吃惊，因是我首次遇见这样严重的皮肤病，遍体无一处完好的皮肤，用"体无完肤"来形容这样的病人一点也不为过，且其银屑叠加堆厚之状也少见，大小关节肿痛，生活不能自理，西医又诊治二月罔效，可见此病之重，此病之难也。因是第一次遇见这样的病证，本人心中无底，开始不知从何处下手，但病人既然奔中医而来，西医已有了明确诊断，余本着"心存其意不为其囿"的观点，一步一步地按中医的辨证思维，去"理、法、方、药"，去灵活辨治。根据临床诸症首先抓住风、湿、热、毒为致病的客邪，极力祛之、化之、清之、解之，同时不忘滋阴养血、扶正补虚，以利托邪外出，补得一份正气，也即消得一份邪气。祛风之品不选辛热温燥之品，如羌活、独活、荆芥、防风等；化湿之药也力避苦温香燥之味，如苍术、白术、厚朴、草果等，以免湿未去而营阴益伤；清热解毒之品也需以甘寒凉血之品为主，如赤小豆、连翘、白茅根、水牛角等，如此配伍则清热不伤阳，解毒不损阴。再辅以生地、白芍、旱莲、龟板、玄参、蚕沙以滋阴养血，以增扶正祛风之效。是故在五个多月的治疗之中，只见一点一点逐步改善症状，未有出现过意想不到的难题。能治愈此疾，虽属首例，竟如此之显效，应归功于祖国医学的博大精深，归功于历代医家为我们提供了许多临症疗疾的辨证思路与用药典范。此疾首诊即按中医的思辨去识证、求因、探机、择药，做自己未做之事，创他医难建之功，结果如愿以偿，乃岐黄之伟大。

小便失禁治验二例

朱某，女，76岁。小便失禁伴气喘胸闷，心悸怔忡八年之久，经治后诸症有减，但溲遗失禁，一动则甚始终未愈，因而怕活动不愿出门，就是去医院门诊也都顾虑重重。形体日益虚浮，纳差，大便干结难下，口干舌燥，不敢饮水，其女携其来诊时，满面愁容，因苦于尿遗失控，步履都蹒跚艰难。自云七八年以来都不敢出门，就是在家也湿裤不已，只好用上尿不湿，但也确实不方便。舌淡红有细裂，苔薄白微黄，脉沉细数。此营阴亏耗，肾气虚惫，二便失调，大便秘而不下，小便遗而失禁。润肠通便，虽为此病不无考虑之治，但滋阴固摄调控溲遗诚为本案首应解决之问题，主从下元兼运中州照顾两者为治也。生地30g，山萸肉15g，知母10g，黄柏10g，玄参30g，五味子10g，生白术50g，生牡蛎30g，肉桂3g，瓜蒌仁30g，覆盆子15g，桑螵蛸15g。七剂。

二诊，药后大便通畅，较前稍有气力，遗尿症状依然，脉舌同前，守上方增固摄强肾为法，辅以益气升提为宜。上方加升麻6g，太子参20g，黄芪30g，龟板30g，金樱子15g，七剂。

三诊，上方服后除大便通畅，纳昌，口干不显外，小便失禁也减之过半。舌淡红苔薄白，脉沉细。合拍之方，毋庸更张，守之出入继之。上方减生白术为30g，去玄参，加芡实30g。十五剂。

四诊，经三次诊治后，尿遗之症十减八九，神色转佳，已无虚浮之象，口干亦敢饮水，纳馨便畅。守上方再十五剂作善后巩固治疗。

例二，张某，女，68岁。患糖尿病多年，刻下除视力显然下降，四肢麻木乏力外，主要是小便失控一直困扰她三年。终日都要带上尿不湿，稍稍疏忽则遗在裤中。不敢饮水而致口干舌燥，纳少，便秘或溏，胸闷气短，常以太息为快，神疲乏力，畏寒肢冷，形体尚丰，不喜活动，舌淡苔薄白，脉沉虚无力。此中气虚惫，陷而不举，肺失治节，主气乏权，肾水失肺金之温煦而致固摄失控，有遗尿之症也。治当健脾运中，补气益肺，而助作强之官复主二便之能事也。

黄芪30g，太子参20g，炒白术15g，茯苓20g，山药30g，干姜6g，肉桂6g，北沙参20g，百合20g，阿胶10g，益智仁10g，乌药15g，砂仁6g，七剂。

二诊，药后神疲改善，胸闷气短也见好转，脉舌同前，守上方出入以增温摄下元之品。上方加淫羊藿15g，覆盆子20g，菟丝子15g，鹿角霜20g，鸡内金30g，山萸肉15g，去阿胶、山药。七剂。

三诊，药后遗尿日见好转，七剂服完几愈一半，效不更方，守之再进。上方增补气益肺之仙鹤草30g，红参15g，去茯苓。十五剂。

四诊，半月以来，遗尿好转，临床其他症状也见改善。嘱其守上方继服一月方可全愈遗尿之疾，且对糖尿病引起的一些并发症也有好处。

例一之治重在中下二焦，以滋阴固肾缩泉为主法之宗旨。因肾主二阴，溲遗之恙从肾论治，无可非议。但应有阴阳虚实之辨，方可洽合病机。本案营阴暗耗，肾阴亏虚，肾乏固摄缩秘之职。故溲遗不已，然大便秘结且干，实为肠腑乏津，失传导变化之职。故在养阴增液，滋壮肾水方中重用生白术 50 克，是借养阴之药而发挥其益气运中补益太阴，以助肠腑传导之力。故大便始得下也。土健则气得周流，津自生矣，而肺金得脾土之滋培，又下荫不足之肾阴，故肾从另一途径得到滋培而有强化，故二阴之主也步入常态矣。

例二之尿遗实为脾肺气虚，陷而不举，肺之治节乏权，殃及下元，而致肾之主水失职。因肾虽主水，但肺为水之上源，故母病及子，诚为病机之常理也。疗治此遗尿之法主以补气益肺，以助肾之作强，与例一之病因病机显然不一，且又偏于阳虚，故理法方药大相径庭。理法有异，方药不同，但都是在殊途同归的调治中，最后达到肾气得充，二阴得主，遗尿自有向愈之望也。

口干舌燥小议

口干舌燥大多为内热津伤，营阴亏虚，津不上承所致，故疗治大法多以清热养阴润燥生津为主，诸如石膏、知母、沙参、花粉、麦冬、玄参、石斛等药为常用首选之品。然证之临床，口干舌燥之程度有轻重之不同，昼夜之差别，饮水有多寡之悬殊等，故其病因病机也有阴阳虚实之不一。疗治之法也绝非清热养阴润燥一法所能顾及。下面就几个不同证型之口干舌燥病例谈点辨治心得体会，仅供参考。

一、营阴亏虚型

例一，金某，女，64岁。患干燥综合征多年，形瘦神疲，终日口干乏津，舌红如开水烫过一样，两内颊也红艳无液，纳差，喜饮但不解其渴，夜寐不安，面颊及手心灼热，大便秘结，两脉沉细数。此营阴亏耗，金水无以相生，虚火内燎，上蒸口舌也。亟拟清滋，两调金水：知母15g，石斛20g，天花粉20g，生地20g，玄参20g，太子参10g，生牡蛎30g，黄芩10g，龟板30g，天、麦冬各15g，川连6g，肉桂3g，夜交藤30g，十剂。

二诊，药后无什么不适反应，口干依然，但自觉舌面似少开水烫过之感，夜寐稍安，合拍之方，守之再进。稍增泻火清热之品。上方加生石膏30g，水牛角30g。十剂。

三诊，服完上药后，口干舌燥始见改善，舌烫之感再减，寐可纳增，舌淡红有薄白之苔，脉沉细数。阴虚得补，邪热有

降，似再增益气而又非温热之品相助为宜。上方加西洋参
10g，怀山药 20g，十五剂。

四诊，连续三诊后，口干舌燥已减一半，神色转佳，脉舌
同前，嘱其守上方出入隔日服一剂，或服一周，停服三日，再
继续服；或服半月停服一周，在缓调中巩固来之不易之疗效。

二、水湿中阻型

例二，沈某，男，58 岁。口干喜饮，但不解其渴半年，
虽多次中西治疗少效，见其形体丰硕，面色晦滞无华，随身总
带有水杯。纳可，大便或溏，溲少身困，舌淡胖有痕，苔薄白
微滑，脉浮虚。曾查血糖正常，血脂偏高。此水湿中蕴，脾阳
式微，气不化津，津不上承，口舌无津液之滋润而致干燥不已
也。疗治此恙不化湿利水则中阳被困，无以伸展，不通阳健脾
则燥土乏运，斡旋无权，亟拟苓桂术甘化裁为之。炒白术
15g，茯苓 30g，泽泻 15g，干姜 6g，桂枝 10g，砂仁 6g，薤白
10g，川朴 10g，藿香 10g，乌药 10g，制附片 10g，瓜蒌根
15g，生姜 4 片。七剂。

二诊，药后口干减轻明显，他症也有改善，舌淡白滑之苔
已无。水湿邪化，中阳有振，守上方出入继之，则有向愈之
望。上方加党参 15g，法半夏 10g，陈皮 10g，苍术 10g，去乌
药、瓜蒌根，十剂。

三诊，经上方十剂服后，口干又有明显好转，纳谷亦增，
大便正常，面色较前有明亮感，脉舌同前，守上方出入，拟方
再服半月以资巩固。党参 10g，白术 10g，茯苓 20g，干姜 6g，
天花粉 10g，法半夏 10g，泽泻 10g，砂仁 6g，桂枝 10g，生牡
蛎 30g。十剂。

三、阳明实热型

例三，赵某，男，48岁。系一家企业单位领导，因常年烟酒，餐饮应酬，近来自觉内火偏盛，口干舌燥，大便秘结，小便黄赤。更感神疲乏力，口出之气秽浊喷人，也感心烦意乱寐差，谷不思茶不香。做过一些检查，除血脂偏高，肝功有轻微损伤外，都还正常。但内火燎绕，口舌干燥弄得他坐卧不安，五心烦乱，曾西医诊治多次少效。见其面红唇绀，舌边红降，满布黄色厚浊之苔，脉滑数有力。此胃肠积热壅遏不解，内灼上熏，伤气耗津，为其必然，一般清化滋养之剂乏效。亟拟大剂清泻消逐为法，或可解其燎原之势。大黄10g，芒硝20g（冲），生石膏30g，知母15g，焦山栀15g，瓜蒌皮20g，枳壳20g，玄参20g，二花30g，蒲公英30g，玄参30g，滑石20g。三剂。

二诊，药后二便通畅，口舌干燥显减，但感全身乏力，不喜活动，纳谷欠馨，欲寐，舌淡红苔薄黄，脉浮濡滑。此内火消解，积热一清，被壮火所食之气及被邪热消耗之阴，显现之症状已暴露表象。治当益气阴以复久伤之正气，清余蕴以防死灰之复燃。太子参20g，石斛15g，麦冬10g，玄参20g，五味子10g，旱莲草30g，女贞子20g，甘草10g，白芍10g，板蓝根30g，丹皮10g。十剂后诸症皆已。

四、络脉瘀阻型

例四，孙某，女，56岁。一位刚退休不久之职工，形瘦神疲，面色鬖黑。云口舌干燥已二年之久，曾去几家医院诊治少效，有说干燥综合征，有说内火偏大等等，皆无效而返。余见其舌淡暗红有瘀斑，苔薄白微腻，脉沉涩。右胁时有针刺之痛，口舌干燥以夜半为甚，影响睡眠，但饮水不多，皮肤粗糙，缺少滋润。此显示血瘀络阻而致气不化津，津不上承也，亟拟活血通络，消瘀血之痹阻，以利气血之周流，而津自生矣，但应避辛热燥烈之品，择清润滋养之味则佳。赤芍15g，当归10g，水蛭10g，白茅根30g，丹皮10g，乌梢蛇20g，丹参30g，鸡血藤30g，阿胶10g，生地30g，桃仁10g，桔梗10g，七剂。

二诊，药后口干显减，二年多来未有之改善，但脉舌同前，未有明显变化，血瘀络阻之恙也非朝夕为功，当守上方出入继之，加天花粉30g，枫果10g，柴胡10g，枳壳10g，去白茅根，十剂。

三诊，上方增养阴理气之品，以增血脉之濡润及血液之流通。服药后，口干舌燥之症又有轻减，舌淡红，暗瘀之色已退掉许多，两脉沉细，既效之方，毋庸更张，守上方再进十剂。

四诊，经近一月之治疗，口干舌燥明显好转，血瘀之脉舌也很少觅见。此诚活血去瘀，理气生津，养血濡络之所为也。是故口干舌燥之证与络脉瘀阻而致气不周流、津无以生也不无关联。临床时，当应顾及之，或主或辅地运用此法，将能解决他法难以解决之难题。上方去赤芍、桃仁，加制首乌20g，杞子15g，夜交藤30g，水蛭减为6g，在活血通络之中增补血养血之品以作善后之治也。十剂后即愈。

同病异治疗汗证三则

例一，邱某，女，58 岁。因咳嗽入院治疗半月，咳喘症稍有缓解，但汗出淋漓始终未已，一日要换衣数次，心烦意乱，口干舌燥，白日阵阵汗出，夜间则汗出不已。虽经调治少效，医患皆无可奈何。一次会诊偶遇此疾，见其形瘦神疲，说话有气无力，唇红，口干，纳少便秘，舌淡红有细裂，苔薄白脉沉细数。此显示营阴亏虚，虚火内灼，逼津外出。加之向本营卫不和，肌腠空虚，故有汗出淋漓，心烦意乱，口干舌燥之症也。亟拟滋阴养液，清敛不靖之虚火，调和失谐之营卫。生地 30g，玄参 20g，生龙、牡各 30g，五味子 10g，黄芩 10g，桂枝 6g，炒白芍 30g，桑叶 30g，地骨皮 20g，龟板 30g，麦冬 30g，浮小麦 30g。七剂。

三诊，药后汗止过半，脉舌同前，守上方加太子参 15g，仙鹤草 30g，去地骨皮，再七剂即已。

例二，周某，女，48 岁，2015 年 7 月初来诊，因肺部肿瘤经手术化疗后身汗不已二月。面色萎黄，身困乏力，四肢发软，头昏，一日夜有无数次出汗，可以说前面刚换下的衣服，未到一时，又因淋漓之汗而湿透再换。口干欲饮，溲少便秘，纳谷不馨，痛苦之极来诊。见其满面愁苦之容，听其言及出汗之极，加之又是肿瘤之体术后，余甚悯之。其舌淡润有痕，苔薄白，脉浮濡无力。此气虚湿蕴，腠理失固，阳不化浊，气不敛阴，亟拟温阳益气化湿利水，调和营卫为法也。制附片 10g，黄芪 30g，苍、白术各 10g，薏苡仁 30g，仙鹤草 30g，茯苓 30g，白豆蔻 10g，通草 8g，桂枝 10g，淮、浮小麦各 30g，生牡蛎 50g。七剂。

二诊，来时喜悦之情显露颜面，言服药三剂时，汗敛过半，七剂服完基本无汗，真神奇也。脉舌同前，守上方去通草、白豆蔻，加炒白芍、桑叶、太子参各 15g，七剂作善后巩固之治。

例三，吕某，男，48 岁。汗出蒸蒸，半年之久。遇热进餐，或活动后则大汗淋漓，特别是满头颈项及前胸后背为主。曾服玉屏风、生脉散及其他诸药，非但无效，且有增势之作，来诊时，只作一试。因丧失治疗之信心，余见其体丰面赤，口味颇重，口干喜饮，纳寐二便一俱正常，喜烟酒，常应酬。故肥甘味美不绝于口，酒醴黏腻也有偏嗜。舌红苔黄腻且厚浊，两脉浮滑数。此湿热内蕴，充斥三焦，熏蒸内外，逼津外出也。不清其内蕴之湿热，无以撤蒸汗之本，不戒忌其口无以断湿热之源。亟拟苦辛芳化合法为之，川连 10g，黄芩 10g，茵陈 20g，滑石 30g，石菖蒲 20g，大黄 10g，枳壳 10g，龙胆草 10g，焦山栀 10g，川贝 10g，白豆蔻 10g，淡竹叶 15g，连翘 15g，五剂。

二诊，药后大便一日三五次泻下，但不感体虚神困，反觉体轻神爽，汗出之症减轻许多，脉舌也改观不少。已不见黄腻厚浊之苔，脉也少滑数之象。既效之方，当守之出入再进。上方去滑石、龙胆草，减大黄为 6g，加石斛 20g，太子参 10g，旱莲草 20g，薏苡仁 30g，以补益湿热之邪因久蕴而伤耗之气阴也。七剂后汗证即已。

上述例案三则诚为临床习见之三种证型。如例一邱某之汗证显示营阴亏虚，内热偏盛，加之腠理亏虚，卫外失固，由阴虚内热所逼之汗，经空虚之肌腠，岂有不出之理哉。唯止汗当然无效,在滋阴清热同时,还得要调和营卫,致密肌腠,双管齐下,故取效则捷也。方中除小量桂枝及白芍、桑叶为和营卫密肌腠外,其余皆为清热滋阴之味。此标本兼顾,内外合方之典范也。例二周某之案则显为气阳偏虚,水湿内渍,也由腠理失固之机因在内,故调治之法与例一则显然不同。因阳虚气弱,非但水湿不化且腠理也失其固,水湿之邪不从下走,反而皆由肌表而出,故出汗之证,岂有向愈之望。对证之治,首战告捷,说明辨证准确,方药精当也。此中医辨治疾病之思维,与西医大相径庭,岐黄之后生定要细心体会,深刻理解之。例三之汗则为当下十分习见之机因,那些无视大汗淋漓之证是由充斥三焦熏蒸逼迫之湿热而致者,竟频投玉屏风、生脉散之类以益气止汗、养阴止汗之品,无异火中添薪,助桀为虐。故非但汗出不止,其他诸症也不无有加无减,在诊得其因,投以大剂清泻后,湿热之邪随清泻而去,出汗之证也即轻减过半。因气阴暗伤于湿热久稽熏灼之中,故待其清泻后,即刻调补,实为先泻有余,后补不足,以平为期也。

习惯性便秘验案三则及疗治心得

例一，陈某，男，43岁。大便常五至七日一次，已五年之久，因坚硬难下，常自用开塞露或泻药内服以图暂安，若不用其药则仍无以外排，终日为其苦恼。曾多方求治乏验，后在病友之推荐下来我处诊治。见其形体尚可，神色一般，云纳寐正常，只或胸膈憋闷，呼吸吐纳不利，或咳喘时作，痰少色黄黏，口干黏，胸片示为支气管炎。有吸烟及嗜酒史多年，刻下烟酒虽少吸饮，但还未戒除。舌红瘦多细裂纹乏津，脉沉细涩。此肺气郁闭，营阴亏耗，津不润腑，大肠乏肺金之推助滋润，故有如此难愈之便秘也。徒泻便通腑，虽图一时之快，诚舍本逐末，无长远之效也。疗此之疾，非从肺论治，无以达到治疗之目的，现拟一方试服，以观后效。紫苑30g，南沙参30g，百合20g，桑皮20g，枇杷叶15g，浙贝15g，瓜蒌仁30g，麦冬20g，太子参20g，旋复花10g，玄参30g，炙麻黄6g，冬瓜仁30g，芦根30g，桃仁15g，桔梗10g。七剂。

二诊，药后胸闷气憋好转，未见咳喘之作，云服药第五日解一次大便，量不多，仍坚硬，脉舌同前，守上方出入增开提肺气，通肠润便为治。加杏仁15g，火麻仁30g，七剂。

三诊，上方服药期间，大便已能隔日一次，呼吸道症状几乎不显。既效之方，嘱其守之，隔日一服，连治一月。以恢复大肠传导功能之正常运作则安。

本案诚求本之治而达治标之效。因肺之配腑大肠也，肺与大肠互为表里，从脏腑言之，则脏为里为本，腑为表为标。其表腑如此结秘干燥不下之大便，病虽在肠腑，但其本其机则在肺气之郁闭，营阴之亏虚，无以推助滋润肠腑之传导也。在求得其原委后，再予从肺论治，而有此佳效，实践证实其表里配腑之实用性与中医理论之可靠性也。

例二，钱某，男，76岁。大便干结，常一周无一次排泄，已六七年之久。脘腹胀满，微痛纳少，终日为不大便而苦闷，除去医院求诊外，经常去药店购买通便润肠之药，但总不得其效，来诊时云别无所求，只求解决大便难这一问题。见其形体虚浮，无精打采，畏寒，腰膝冷凉且痛，舌淡润苔薄白，脉沉细无力。此阳虚气弱，脾肾不足，殃及传导之腑之传导变化之职也。非益气温阳无以振奋肾之作强与脾之健运，非温润通下也不能解决当下久结之粪便。故标本兼治，以解决当下之困，并疗长久之恙也，制附片10g，肉苁蓉20g，黄芪30g，炒白术40g，肉桂6g，菟丝子15g，党参20g，熟地30g，大黄10g，火麻仁20g。三剂。

二诊，上方合拍，药后大便三日连下五次。脘腹舒泰，欲食，脉舌同前，守上方出入继之。上方去大黄，加木香10g，川朴10g，理气以助温阳益气之品，不致呆板而灵动流运也。七剂。

三诊，从上方服后，大便一日一次，非常准时，七年之痛十日彻解，患者欣慰，但嘱其还得要坚持用温阳益气之法调理一段时日之后方无后顾之忧。

本案显示阳虚便秘之证型，故投方用药很快奏效，然炒白术之用也全在益气运中而促大肠重建传导之功能，以达便通腑畅之效也。

例三，方某，女，47岁。大便秘结又常溏滞难下，或三五日不解一次，或一日又三五次艰难之滞下。三年来无一日之正常排便，为此恙伤透脑筋，虽多次赴诊都无效而返。经他人介绍前来就诊，见其形体清癯，神色困顿，纳少寐差，口黏且苦，时干但不欲饮，脘胀腹满，滞下之物黏腻且臭。舌淡有痕，苔黄腻脉濡滑。此湿浊积滞留恋肠腑，壅塞痹阻，气机郁遏而致其变化无能，传导失职，大便或结秘或黏滞也。亟拟消积导滞，苦辛通降以除湿浊之壅遏，辅以行气运中之品，以助肠腑传导变化之力也。枳实10g，莱菔子15g，槟郎10g，木香15g，鸡内金10g，川连10g，川朴花20g，苍、白术各15g，砂仁6g，干姜6g，酒军10g。五剂。

二诊，上方服后，脘胀腹满已去七八，大便畅行三次，皆黏腻溏烂之粪便许多，气味恶臭，此消导苦辛之效应也。舌淡有痕苔薄白，脉浮濡。守上方出入以运中化浊，理气通阳为法，冀复肠腑传导正常之职责也。

上方去酒军、莱菔子、槟郎，枳实改枳壳10g，加党参10g，陈皮10g，藿梗15g，茯苓20g，建曲20g，山楂20g，大腹皮15g。十剂。

三诊，上方服后，脘腹无胀满之感，纳可，大便基本恢复常态，但时有溏烂，口微干苦，舌淡红苔薄白，脉细滑数，有郁热内蕴之象也。上方去党参，苍、白术，砂仁，加薏苡仁30g，滑石30g，通草6g，黄芩10g。十剂后一切恢复正常。

此案之便秘虽不像例一、例二之大便坚硬干结，但秘而滞下，常三五日不解或一日有三五次之滞下又艰难，其痛苦并不亚于例一、例二之干结，故在调治时则要求得机因之所在而予消导，此亦通因通用之法也。不清除肠腑之湿浊积滞，则无以恢复其传导变化之能，其正常之大便岂有向愈之望。

温通厥督治巅痛且冷案一则

金某，女，38 岁。1996 年夏诊，巅痛且冷三年，四季皆然，只不过夏轻冬甚，头额及巅部畏风惧凉，虽夏日也得着帽。痛甚时则反复呕吐，吐出清凉之水或胃内容物。曾屡经中西诸法少效。来诊时见其身着一般，但头上尚戴有一顶布帽。面色萎黄，形体清癯瘦小，纳少，不喜饮，中脘偏凉欠温，喜热熨，口不干，且时泛涎，溲清，便或溏，月事愆期，量少色紫，舌淡嫩有痕苔薄白微黄，两脉沉细弦。此厥阴虚寒，饮邪上逆，络脉瘀阻也。亟拟温厥阴之阴寒，化阳明之水饮，通瘀痹之血脉，吴茱萸汤合真武汤化裁，吴茱萸 10g，党参 30g，制附片 15g（先煎 30 分钟），茯苓 30g，炒白术 15g，川芎 20g，桂枝 15g，炒白芍 15g，细辛 10g，生姜 10g。三剂。

二诊，药后巅之冷痛减之过半，且中脘冷凉也见轻减，神情为之一振，舌淡苔薄白痕浅，脉沉细无力。此阴冷得散，阳虚有补，但久积厥阴之寒及久蕴胃腑之饮只不过刚有轻减，还当守上方继续疗治以煦养与温化并投，才能巩固治疗之效果。上方加干姜 10g，全虫 6g，蜈蚣 2 条。七剂。

三诊，上方颇合病机，冷痛基本未作，纳谷有增，大便无溏，但布帽未摘，脉舌同前，守上方出入再进之。加鹿角片 20g，补骨脂 15g，当归 15g，熟地 30g，肉桂 6g，黄芪 30g，去细辛、茯苓，减吴萸为 6g，附片为 10g。十五剂。

四诊，上方服完后，临床症状不见，布帽已脱，宛如一常态之人。但未知入冬也能如此佳况。余嘱其虽盛夏之时，也应少贪凉饮冷，注意经期前后之保暖。待秋后冬前视病情之进退再议。半年后，于春节期间相遇，云一切尚可，巅之痛冷未作而痊愈。

巅痛之疾临床较为习见，从中医之辨治，有肝阳上逆，风阳上扰，厥阴虚寒，痰浊凝涩及络脉瘀阻等证型，故若止巅之痛，必了痛之因，方可对证下药。但痛止之后还得作善后之调治，以补其不足，去其有余，方可衡平阴阳，活泼气血，流通血脉，作根本之治也。本案之治首诊确认为厥阴虚寒，阳虚饮逆，络脉瘀阻后，投吴茱萸及真武汤化裁即效，此辨证与方药无误也。收效之后，必须守法再进，以尽全功。待症状基本消解之后，还得应从整体调治，从温补肾督，补益气血，煦经养血，作最终之善后调治，方可收真正之效。此中医所谓治本愈疾之真谛也。

偏头痛治验一则

乔某，女，49 岁。职工，2008 年春诊。偏头痛十年，以右侧为主，时或左侧也有小作。痛甚时胀满，似火之灼燎，又似电掣之状，欲呕似吐，心烦意乱，坐卧不安。曾去多家医院求治，并赴京沪诊疗，虽得效于一时，但数日后症状依旧，以春秋两季为甚，什么单方、验方、针灸、拔罐，皆尝试无效。后在同事介绍来我处求治，患者面色黧黯，色素片片，消瘦，神疲，寐差，纳少，口干苦，大便秘结，月经尚有，但已不正常，量少色紫，舌淡暗润苔薄白，脉沉细涩。此显示少阳络瘀，郁热内灼，伤及气阴。亟当清泻少阳郁热，补益久耗气阴，通逐痹阻之经脉，或有缓解向愈之望。柴胡 15g，黄芩 10g，青蒿 15g，茵陈 15g，丹皮 10g，胆星 10g，水蛭 10g，西洋参 10g，天花粉 30g，炒白芍 15g，酒军 10g，枳壳 10g，竹茹 10g，甘草 6g。七剂。

二诊，上方颇合病机，药后偏头痛基本未作，便畅，口少干苦，寐可纳馨，甚喜，脉舌同前，守上方出入，以尽余邪，扶正气，冀有向愈之望也。上方加旱莲草 30g，鸡血藤 30g，丹参 20g，生地 20g，去青蒿、酒军，减水蛭为 6g。十剂。

三诊，上方服完后，患者云一切基本恢复正常，黧黯之面色已褪许多，片片色素也有淡化，神健寐安，唯头之右侧，耳之上部时有闷热之感，舌淡红苔薄白，脉沉细。再予清养活血滋阴濡络为法，作善后之巩固治疗。生地 20g，白芍 15g，丹参 20g，旱莲草 30g，水蛭 6g，女贞子 20g，柴胡 10g，黄芩

10g，胆星 10g，丹皮 10g，焦山栀 10g，知母 10g，甘草 6g，夏枯草 15g。十剂。

　　本案之治，首先应明辨偏头痛之病位，再求其病因、病机及实为何邪作祟，虚为何处有伤，其正邪关系又是邪甚为主还是正虚为主，都应透析明辨，了然心中，处方用药方能恰到好处。方中青蒿、茵陈二药，虽无治头痛之作用，但都入肝胆之经，有清热除蒸，透发厥少之郁热之能，故对偏头痛之属于郁热内蕴少阳者，不失为有清积热透郁邪之捷效。水蛭咸苦平，功擅破瘀结，通血脉，属活血通络之佳品，选入本方，也借其"为使瘀血默消于无形"（张锡纯语），而达到血脉畅通，瘀血消解，共奏热清郁透瘀消之效。后予清滋养血，濡润脉络也属病除症愈瘥后之调理巩固之法，毋要视为可有可无之治疗也。

罕见右肘关节挛缩案治验一则及体会

熊某，女，34 岁。2003 年 7 月初诊。因右上肢肘关节挛缩成约 120 度既不能再度弯屈，更不能伸直已二月。曾去两家西医院多次求治无效。经人介绍来我处诊治，余见其症状也甚丈二和尚摸不着头脑，故将她介绍给我院骨伤科就诊。他们对此症状也不知所措，开些内服药，一周后因无效再次来我处恳请救治。余仔细观察右肘部之肌肉已僵硬无以屈伸，上下臂间有一筋束似一根树枝牵制着两头，摸捏很硬，使肘部活动受限，此症余也是首次遇及。既然患者一再恳求，我只得按中医之理法方药去辨治之。据云二月前在一次感寒后突然出现上述症状，虽积极诊治毫无效果。见其舌淡苔薄白，脉弦紧，断为阴寒凝滞，挛缩肌腱（肱二头肌），病在手三阴之络，亟拟辛温散寒，柔筋通络为之。桂枝 10g，细辛 10g，制川乌 10g，羌活 10g，威灵仙 15g，炒白芍 15g，姜黄 10g，千年健 15g，白芷 10g，川芎 10g，葛根 30g，制乳、没各 10g，炙甘草 10g，夜交藤 20g，伸筋草 20g，蜈蚣 2 条。七剂。另：制川、草乌各 20g，羌、独活各 15g，细辛 15g，制乳、没各 10g，天仙藤 30g，桂枝 15g，丁公藤 30g，骨碎补 20g，白芥子 15g，3 剂。煎水湿热外敷患处，一日三次，每次 30 分钟左右。

二诊，七日后挛缩之症有所缓和，绷紧之筋腱似有柔软，肘之关节稍能活动，但幅度很小。合拍之方，守之再进冀尽全功也。上方加当归 10g，鸡血藤 30g，黄芪 30g，去姜黄、白芷，七剂。外敷药同上再取三剂，煎水湿热敷于患处，一日三次。患者在服药五剂后曾有头晕、心慌、口麻、手麻之感，打电话咨询我时，考虑为制川乌毒副反应，嘱其停内服药，外用药依旧。

二日后反应好转，肘关节突然无僵屈挛缩现象，自觉已彻底全愈，屈伸自如，欣慰之余，特来报喜。余视其右肘关节活动正常，肌肉柔软，也无僵硬疼痛，确已完全全愈。三诊时，拟首诊之方去川乌、制乳、没、细辛、威灵仙、蜈蚣，加桑枝20g、太子参10g、白术10g，七剂善后，并停外敷药。

考本患之恙，余从医半世纪还是首次遇及，当初因不知从何下手，故特请骨伤科诊治，岂知半月下来未见寸效。患者再次返求治疗，在无法退却之下，只得按中医之辨证思维去求发病之因，致症之理，而处疗病之方，择治病之药。在探得阴寒凝涩、筋脉挛急于手之三阴之络后，决意辛温散寒，柔筋通络，理气化痰合法以解寒痰阴凝之痼疾，柔挛急僵直之经脉。于内服之同时，重用散寒蠲痹、化痰通络，缓急柔筋之剂，以湿热外敷，内外同步，其效更显。首诊只见稀微之效，但取效之端倪已见。二诊，跟踪继进，患者服至五剂后出现心慌、头晕、肢麻、口麻之症状及患肘突然好转之疗效，证实了《内经》所云"服药弗瞑眩，厥疾弗瘳也"之名言，是何等之现实。此即川乌之轻微毒副反应，带来的治疗效应也。故在二诊中出现的毒副反应与挛缩之肘恙突然向愈，且在同一时段间出现，不但为古人所言折服，也为本人在实践中得到了一次真实的检验。

养血逐瘀疗下肢血管栓塞腿痛案一则

　　屠某，男，73 岁。2010 年春，一退休职工。因左下肢疼痛伴步履不便三月余来诊。患者形瘦，肌肤少润，面亦淡黯，左下肢较右下肢偏细，曾服中西药少效，外用活血止痛膏也没有什么作用。舌淡暗苔薄白，脉沉细无力。余思为阳虚寒凝，气血不足，曾拟通阳散寒补气养血之方半月少效。再诊时，发现左下肢非但枯细，触之有一种冷凉之感。当即意识到左下肢血管有流运欠畅之可能，建议做一次血管彩超，以作明确诊断。一小时后将检查报告示余，果如我言，超声提示："左下肢动脉硬化伴斑块形成；左侧股总静脉、股浅股深静脉、大隐静脉近端血栓形成。"患者见此报告认为以前无效之治，全在此病灶，只有服中药慢慢调治，别无他求。余根据中医之四诊及 B 超之报告，拟通经活络、消栓化瘀缓调为法。拟方：川牛膝 15g，水蛭 10g，鳖甲 30g，当归 15g，鸡血藤 30g，淫羊藿 20g，红花 10g，炮甲 10g，熟地 30g，赤芍 15g，炙甘草 10g，巴戟天 10g。十五剂。

　　二诊，上方服后，诸症如前，无有进退。告之此疾无近功，需一月之后方可看到端倪，想朝夕见效，根本没有可能，需耐心服药，坚持治疗，自有佳音。上方再加杞子 10g，旱莲草 15g，白芍 15g，以濡润脉络，以期有助脉柔血充瘀散栓消之效。三十剂。

　　三诊，二诊之方服至十剂后，自觉左下肢疼痛轻减，肌肤稍有温润之感，认为药已见效，信心倍增。见其舌淡红，暗色已退，脉沉细。上方再加黄芪30g，川牛膝改为怀牛膝。十五剂。

四诊，来诊时步履正常。左下肢冷痛已无，宛如常人，嘱其再复查B超，看病灶治疗后之情况再议。经B朝提示："左下肢深静脉及左侧大隐静脉起始段血栓伴腘静脉部分再通；双下肢动脉粥样硬化。"血栓不见，粥样硬化大为改善。病治此地步，可谓症减八九，但为今后计，嘱其还得要坚持服药一段时日，非但对腿疾有好处，对全身之血管也不无裨益。拟一防治结合善后巩固之方如下：生地10g，熟地20g，当归10g，黄芪20g，鸡血藤30g，水蛭6g，鳖甲20g，杞子15g，女贞子20g，旱莲草20g，怀牛膝15g，红花10g。可隔日一服，也可服十剂，停半月再服，半年后可止。该患至今左下肢也再未见冷痛之作了。

通过本案之治验，从中得到三种启发，一为通过现代科技之手段，对疾病可有一个明确的诊断，使医患对疾病的治疗预后皆有一个十分清楚的认识；二是活血通络消栓散瘀，在配合濡润柔养之法同步中，可使得瘀栓之吸收消散，粥样硬化血管之改善，能尽快默然实现，有事半功倍之效；三是该类疾病在症状缓解消失之后的预防性治疗，也很重要。一定还得坚持治疗一段时间，既可防治原病灶之复发，也可预防他处有类似病症之发生。

不明原因低热治验三则及体会

例一，周某，女，66 岁，农民。2008 年 7 月初，每日午后发热 37.8℃以上，伴恶寒身困有汗纳差或便溏两年余，曾多次住院查治，少效无果。近来症状有加，体虚神疲，终日无精打采，喜寐，口干但不欲饮，纳谷无味，喜泛恶，脘腹痞满，溲热且黄，大便烂臭，手心灼热，夜不成寐。由家人送来就诊，见其形体矮小单薄，面黄无华，头昏且痛，舌淡红，苔薄黄腻，口黏且苦，两脉沉细滑数，体温常在 37.8℃以上。此湿热之邪郁遏气分，侵袭三焦，亟拟清化苦温宣透为之：石菖蒲 10g，藿香 10g，白豆蔻 6g，滑石 20g，郁金 10g，法半夏 10g，薏苡仁 30g，荷叶 15g，通草 10g，杏仁 10g，桔梗 10g，槟榔 10g，川连 10g，川朴 10g，黄柏 10g，茵陈 20g。七剂。

二诊，上方服药后体温有减，37.4℃。自觉身体较前轻松，稍有食欲，大便能成形。脘腹痞满改善，舌淡红苔薄白微黄腻，脉沉细略数。合拍之方，守之再进，以利湿热之邪上下分解。上方去黄柏、槟榔，加苍、白术各 10g，加蚕沙 30g。七剂。

三诊，低热未作，纳寐、二便症状明显好转，神情为之一振，来诊时面带笑容，舌淡红苔薄白，脉浮弱。湿热之邪，消减殆尽，暗伤之气阴有待补益。今拟益气阴为主，稍佐清化余蕴为辅。石斛 15g，焦山栀 10g，薏苡仁 20g，南沙参 30g，太子参 15g，西洋参 10g，黄精 20g，旱莲草 20g，莲子 20g，淡竹叶 15g，黄芩 10g，麦冬 10g，通草 6g，建曲 15g。十剂。

例二，倪某，女，12 岁。2002 年秋诊，患儿低热二月，常在 38.0℃以上。曾赴多家医院诊治，未得结果，且也少效。面色㿠白神倦，少语，目珠淡蓝，纳少，易汗出。发热前有恶寒之作，随之则体温低热不退，且以上午为甚，午后及入夜逐渐退之。因纳少，发热，故体重有减，形体消瘦。父母甚为焦虑，欲赴沪、京查治，后经朋友介绍，先看看中医，如无效再去不迟，故来我处求治。患儿口不干，多涎，溲清，便或溏，舌淡有痕，苔薄白微滑，脉沉细无力。显示素本气阳偏虚之体，脾土不足，式微之中阳无以奠守中州，而浮于外也。非甘温无以退其发热也，亟拟益气温阳固本，培土镇敛外浮虚阳以退热也。制附片 6g，干姜 6g，生晒参 15g，炒白术 15g，炙甘草 10g，大枣 4 枚，生龙、牡各 30g，益智仁 10g，乌药 10g。三剂。

二诊，药后热退，也无畏寒之感。纳馨便调，言语气力有增，舌脉同前，守上方出入继之。上方去附片，加黄芪 15g，山药 10g，陈皮 10g，茯苓 10g。七剂。

三诊，症状逐日改善，神情也大有好转，脉舌同前。再予培土运中，两调脾胃，以昌纳腐转输，执中运旁也。党参 10g，炒白术 10g，干姜 6g，炙甘草 6g，山药 20g，砂仁 6g，法半夏 10g，百合 20g，炒谷、麦芽各 30g，鸡内金 10g，茯苓 10g。十五剂。

例三，姜某，男，46 岁。职员。二年之不明原因之低热，常在 37.8℃以上。形瘦神疲，面色萎黄，终日困倦在病痛之中，因查不出原因，又得不到有效之治疗，不知身患何疾，而烦恼恐惧、惊慌、食不甘味、夜不成寐、神情抑郁、少言寡语，很少与家人及外人交流，来诊时还是其妻再三劝解而至。其妻介绍，得病之由，是二年前因一次工作失误，经济损失颇重，收到严厉批评及赔偿后，情绪低落，沉默寡言，渐到洒淅恶寒，低热不退，开始还认为是感冒，但服药无效，经查又无结果，本人又不愿治疗，遂弄成这样。余始知其得病之由及发热之机，舌淡黯红苔薄白，脉沉细涩。口干微苦，寐差多梦，两胁肋不舒，胸膈痞闷，喜太息，便秘。此情怀抑闷，气滞肝郁久未释解，使肝络瘀结，遂致气滞络瘀，郁而化热。疗此者，务必疏调肝经之气滞郁热，宣通络脉之瘀血结蕴，并辅宽慰其良言佳语。理气解郁与活血通络相结合，药物治疗与精神疏导能同步，方可收理想之效。柴胡10g，焦山栀10g，香附10g，川芎10g，泽兰10g，丹皮10g，山楂30g，合欢皮30g，赤芍15g，桃仁10g，枳壳10g，瓜蒌仁15g，酒军8g。七剂。

二诊，药后热退至37.4℃左右。口干苦好转，胁肋舒，太息少，大便通畅。神情似有好转，但夜寐仍差多梦，脉舌同前，守上方出入继之。去酒军、川芎、桃仁，加夜交藤30g，远志15g，生龙、牡各30g，白薇10g，茯神30g，知母10g。七剂。

三诊，上方服后热已退尽。寐差改善，神情进一步好转。纳可，已有与人交流之举动。其妻之照顾，家人之宽慰，也是其病很快向愈一大助因。

不明原因低热是现代医学的诊断名称，但从中医来说，其长期低热不解还是有其原因的。因病证之杂，机理之多，故其病因也就不会少了，本篇仅例举三案以示不明原因低热之一隅。例一实为湿热之邪郁遏气分，有袭扰上下中三焦之证情，虽异于外感温热病，但其机理及所涉症状，又非常相似，故可予外感温热病之理法去辨识之，方药去处理之，同样可收理想之效。

例二之证显示气虚阳弱之体，加之中土亏败，而致虚阳失敛，浮于体外之发热，但它又不同于火不归原之肾阳亏虚予肾气丸之例，又有别于中气不足，阴火内生之例。诚为中阳式微，脾土亏虚而致脾失奠守固敛外浮之阳也。虽法宗李氏东垣甘温退大热之说，而方未取补中益气，却以附子理中增益温摄固敛之品，果收三剂热退之效。

例三之气滞郁热加之络瘀血涩而致之低热，临床也不为少见。虽西医查无结果，但中医从其得病之因，生病之历程及四诊之辨见，已有明确之诊断，所投之方洽合病机，效不会差。然神思间病，全由药物疗治，难收全能之效，故心理治疗，精神疏导，也不可小视，除医者当即开释劝慰外，家人亲友同事之思想宽慰也非常重要。本案之治能收到如期之效果，当属医药与心理并治之结果。

巧治烧伤后遍体水疱案一则

韩某，男，57 岁。1995 年 12 月 17 日初诊，三月前因在高压线下钓鱼，不慎被高压电击扑水中，被救上岸后，人已全昏迷无知，除围腰的一根牛质皮带未能击毁外，全身衣裤已全被击烧无遗，烧伤面积高达 80% 以上，急送某医院救治中心，待生命体征平稳后，转入安医烧伤科治疗。在二个月治疗过程中，发现全身上下出现大小不一之水疱无数，且透亮皮薄，一碰即破流水，故衣裤无法穿着，在那样寒冷之冬季，只得开足空调，肩披薄薄的病号衣，在室内踱来踱去，睡觉也很成问题，因躺下就会触破水疱，且易感染。西医经治无效，建议中医会诊，当我随单位工作人员及其妻赴诊时，主管医生告我这是因为大面积烧伤后，淋巴系统受到损害，淋巴液回流受阻，全身被烧伤后的皮肤伤损严重，表皮薄嫩，淋巴液流过时，很容易凸出而成现在之水疱。当下治疗是无效果的，只有待其身体日渐恢复，皮损好转，淋巴液正常流畅，这种症状才会好转，但起码也得半年一载，故目前只有支持疗法，控制感染不让他发生意外，维持现状是我们的主要治疗手段。我听后感到茫然，西医这番解释，中医怎样理解，如何疗治呢？我对韩说，既然你请我来给你治疗，这种病，我既未学过，也未见过，更未治疗过，那只好用中医之思维，中医之辨证去理解它，认识它，治疗它，有效皆大欢喜，无效毋要怪我。见其舌淡红苔薄黄，脉滑数，口干欲饮，纳可，大便秘，小便黄。细忖，此火毒灼伤，湿热内蕴，久而气阴暗耗，而致肌肤损伤，脉络液体又流而不畅，不解毒热无以宁脏腑，不清湿热无以畅脉络，不益气阴无以调和营卫，无以修复伤损之肌肤。遂拟一方试服：石斛30g，生地30g，薏苡仁30g，地骨皮20g，生牡蛎30g，酒军6g，桑白皮10g，二花15g，升麻10g，苦参20g，白茅根50g，赤小豆30g，赤、白芍各15g，通草10g，西洋参15g，七剂；并拟泡浴方：金银花50g，苦参30g，地肤子30g，蛇舌草40g，薏米50g，赤芍30g，大黄15g，蒲公英50g，土茯苓100g，丹参30g，五付。煎水仅作泡浴，不得擦搓，以防将水疱擦破而感染。

二诊，首诊内服外治同步后，水疱渐收，神情较前转佳。云烧伤之瘢痕收缩颇甚，口干不喜饮，大便通畅，舌淡红苔薄黄，脉弦滑数。再拟上方增滋养营阴化瘀软坚为法，加天、麦冬各15g，玄参15g，鳖甲20g，炮甲10g，皂角刺10g，七剂；外洗方同上，七剂。

三诊，岂知经二次内外同治后，全身之水疱一下消之殆尽，衣裤已穿着正常。患者欣喜，那位主管西医师甚感愕然，认为西医无法治疗的疾病竟被中医半月解决了问题，太神奇了。实际上开始治疗此疾，我也是摸索着进行的，心中确实无底。经首诊治疗，药已对症，虽小效出现于临床，这也坚定我的信心。中医治病全在辨证，全在用中医之头脑，中医之思维去分析之，判断之，用中医之理法方药去处理之。这就是中医，这就是中医博大精深之处也。

黄土汤救治一例急性上消化道出血案

　　徐某，男，30岁。1984年初春某日，清晨入厕大便，瞬即昏仆倒地在厕，经家人将其扶出，见有大量稀黑粪便溅满一池，急由同事用车径送我家请予诊治。见其面色惨白，神情困顿，四末清冷，抬到床上安顿下来后，方知其宿有慢性胃病史多年，经常有泛酸胃痛之症，初步判断为急性上消化道出血。舌淡有痕苔薄白，脉沉弱，此中阳式微，络脉伤损，脾虚失统，血溢而下流也。急予温中益气培土固摄为治，急书：制附片10g，炮干姜6g，伏龙肝50g，党参20g，炒白术15g，炙黄芪30g，生地炭20g，阿胶珠10g，炙甘草10g，仙鹤草30g。三剂。取药在家急煎服，翌日血止神清，能进稀粥。三日后大便正常，可下床活动，脉舌同前，守上方增白及15g，茯苓20g，当归10g，三七6g，改阿胶珠为阿胶10g，去生地炭，十五剂，以作善后巩固之治。并做胃镜检查为慢性胃炎、十二指肠球部溃疡。随后再予上方出入调治半年，胃疾之恙彻底治愈。

　　本案徐某系吾之同乡，其兄也为吾之同学，八十年代初被省统一招工而入省测绘局工作。因年轻体壮，刚到一个新单位，整日忙于工作，加之生活没有规律，饮食不知忌宜，对自身之轻微病痛也不在意，故有上述之如厕时突然昏仆倒地之症。送我家住下后，本院同事甚感吃惊，云这种病人放在家中很不安全，如有意外，就麻烦了。言下之意，提醒我赶紧将其收进医院住院治疗。我思古代治病哪来什么医院，不都是在家治疗吗？再说人已送来了，又不能将其送走，寻思着治疗两日看情况再说吧，按上述之法三日后，诸症缓解，身体神色虽与常人稍有差别，但已能下床活动，可纳粥饮乳，半月后，一切基本恢复正常。在胃镜检查确诊为慢性胃炎、十二指肠球部溃疡后，继予上方出入调治半年即愈。通过本例之治验，说明一些急危重疾，传统的医疗虽纯朴简便，但疗效却十分可靠显著。其中医之理法方药是经得起临床之验证，经得起反复实践而代代相传的宝贵财富。如再结合现代医学的各种先进仪器之检查，以明确诊断，对疾病治疗提供确切的依据，这对我岐黄之术在继承的基础上，为发扬创新我国中医药学岂不美哉善乎！

另本方之伏龙肝当时医院无货，嘱其同事急去附近农村寻觅灶心土。因本案诊断明确，机因洞然，非黄土汤无以为治。黄土汤无伏龙肝则此方不立，效从何来。考伏龙肝即灶心土，辛温入脾胃二经，功擅温脾胃止呕止血。诚如《本草汇言》云："伏龙肝，温脾渗湿，性燥而平，气温而和，味甘而敛，以藏为用也，故善主血失所藏。"《本草便读》也谓："伏龙肝即灶心土，须对釜脐下经火久炼而成形者，具土之质，得火之性，化柔为刚，味兼辛苦。其功专入脾胃，有扶阳退阴散结除邪之意。凡诸血病，由脾胃阳虚而不能统摄者，皆可用之。《金匮》黄土汤即此意。"此药因农村灶具的逐渐改造，目前很难觅见，药房中也无其一席之地，只得寻他药替代之。查性味甘涩温，也入脾胃大肠经，功能涩肠、止血、收湿、生肌的赤石脂可为最佳替代之选，特志之。

一例扁平疣的急治验案

陈某，男，24岁。2002年夏初，面额及两颊扁平疣半年。虽经治少效，因急于出国就读，其母及本人十分焦急。如此久治不愈扁平疣，不但影响美观，出国后又无法治疗，且医药费用特别昂贵，眼看离签证之期限仅半月之时日，故特来我处求诊，并由我的一位老病人也是朋友带来。见患者颜面皙白，身体修长，精神状况欠佳，扁平疣多见于前额及两颊，色淡褐色，不痛不痒，微微隆起，触之有碍手之感。纳便正常，口不干，舌淡红润有痕，苔薄黄，脉浮濡缓。此脾虚湿渍，风毒郁遏交结不化而驻于颜面之位也。亟拟健脾化湿、祛风败毒为之：薏苡仁30g，苍、白术各15g，干姜6g，党参20g，木贼草15g，茯苓20g，虫衣15g，僵蚕15g，败酱草30g，蛇舌草20g，野菊花20g，甘草10g，蛇蜕6g，蚕沙20g，防风10g。七剂。另：土茯苓30g，草薢30g，蚕沙30g，羌活15g，独活15g，木贼草30g，野菊花30g，薏苡仁30g。七剂。煎水外用。一日三次，湿热外敷洗颜面，每次不得少于15分钟。

二诊，一周后来诊，颜面之扁平疣消失殆尽。不仔细看，根本看不出来，母子皆悦。继予上方再用5日即愈，而乘机赴美。

考扁平疣俗称"扁瘊"，具有很强的传染性，主要是由于人类乳头状瘤病毒引发的表皮良性赘生物。一般为针头到米粒般的大小，不仅影响美观，还可导致女性发生宫颈病变，与肌体受伤、抵抗力降低，间接直接传染人乳头瘤病毒而引发。中医则认为风湿热毒在正气偏虚，抗病能力低下之人极易染此皮肤之疾，故调治之法在清热解毒疏风化湿之同时，一定要视不足之正气而兼顾之。本案方药则在察得风湿热毒克袭脾虚气弱之体后，扁瘊则驻留颜面不去，祛邪固然主要，但不培土益气扶正，其托邪外出之力不足，收效也不可迅捷。内服方中之参术姜草即为本案最好的扶正托邪之药。外用之方，更着重于化湿败毒散结：如羌、独活，木贼草偏于辛温，有疏风散结之能。土茯苓、萆薢、野菊花重于祛湿败毒之效，蚕沙、薏苡仁则具利湿辟秽之用，煎水湿热外敷，对扁瘊有直接清解散结之功，配合内服之方，诚可谓内外兼施，疏托与清解合力。半年之恙，愈于一周，其母子始料未及，余也深感欣慰也。从中悟出一个道理，中医之治病疗疾，一些要急于求成、速战速决的病患，在辨证正确，方药精准时，如能在内外兼施或诸法同步的治疗中，是完全可以实现的。